Macht der Fürsorge?

T V Z

Frank Mathwig, Torsten Meireis,
Rouven Porz, Markus Zimmermann (Hg.)

Macht der Fürsorge?

Moral und Macht im Kontext von Medizin und Pflege

T V Z
Theologischer Verlag Zürich

Bibliografische Informationen der Deutschen Nationalbibliothek
Die Deutsche Nationalbibliothek verzeichnet diese Publikation in der Deutschen Nationalbibliografie; detaillierte bibliografische Daten sind im Internet über http://dnb.d-nb.de abrufbar.

Umschlaggestaltung
Simone Ackermann, Zürich
unter Verwendung einer Fotografie der Inszenierung «Einer flog über das Kuckucksnest», Burgfestspiele Jagsthausen

Druck
ROSCH BUCH GmbH, Schesslitz

ISBN 978-3-290-17763-8

www.tvz-verlag.ch

Inhalt

Vorwort

Wer anderen Gutes tun möchte, benötigt die Möglichkeit, wirksam tätig zu werden. Dabei kann es um Wissen, um Therapietechniken und -verfahren gehen, um die Kenntnis derjenigen, die man fragen oder konsultieren sollte, aber natürlich auch um finanzielle Mittel, etwa um Spezialisten, ihre Kompetenzen und technologischen Möglichkeiten nutzen zu können. Man kann diese kulturellen, sozialen und ökonomischen Ressourcen mit dem französischen Soziologen Pierre Bourdieu unter dem Begriff des Kapitals zusammenfassen: Kulturelles, soziales und ökonomisches Kapital bezeichnen dann jeweils einen spezifischen Typ von sozialer Gestaltungsmacht. Aber gerade im Gesundheitswesen ist die Frage nach Gestaltungsmacht heikel. Denn einerseits fühlt sich jemand, der unter einer akuten und vielleicht sogar schmerzhaften Krankheit leidet, oft ohnehin schon verletzlich, ohnmächtig und ausgeliefert, sodass die Frage nach der Macht hier unangebracht oder obsolet erscheint. Andererseits wirkt in einem Bereich, in dem es um Fürsorge (*caring*), um Wohltun (*beneficence*), Behandlung und Heilung geht, der Begriff der Macht, den wir oft genug mit Herrschaft und Gewalt verbinden, merkwürdig fehl am Platz.

Klassisch wird die Frage nach der Macht im Bereich des Gesundheitswesens unter dem Etikett des Paternalismus verhandelt und vor allem auf das Verhältnis von Arzt und Patient bezogen, in dem dann das normative Benevolenzprinzip und das Prinzip des Respekts vor der Patientenautonomie miteinander in Konflikt geraten können. Es fragt sich allerdings, ob diese Perspektive nicht eine Engführung darstellt. Denn oft sind nicht nur die unmittelbar kranken oder pflegebedürftigen Patienten und Patientinnen, sondern auch ihre Angehörigen betroffen – bei betagten Patientinnen und Patienten ist das sogar die Regel. Zudem sorgt die zunehmende Bedeutung, Präsenz und nicht zuletzt Verwissenschaftlichung der Pflege für möglichen Konfliktstoff auch zwischen Pflegenden und Ärztinnen wie Ärzten. Schliesslich führt auch der steigende ökonomische Druck in der Gesundheitsversorgung zu Reibungsflächen zwischen den zu Effizienz und ökonomischer Nachhaltigkeit verpflichteten Verwaltenden und den Behandlungsteams.

Der Band, der Beiträge einer interdisziplinären Berner Tagung aufnimmt und durch zusätzliche Perspektiven ergänzt, geht der «Macht der Fürsorge» und ihrer Verteilung im Sechseck von Patienten und Patientinnen, Ärztinnen und Ärzten, Pflegenden, Verwaltenden, Angehörigen und politisch Verantwortlichen in ethischer Perspektive nach.

Bern, im September 2014

Frank Mathwig
Rouven Porz
Torsten Meireis
Markus Zimmermann

I. Theoretische Konzeptionalisierung

Torsten Meireis

Macht der Fürsorge?

Die Verbindung der Konzepte «Fürsorge» und «Macht» scheint zunächst eine höchst unwahrscheinliche Kombination. Lässt doch der Begriff der «Fürsorge» landläufig Assoziationen wie die der liebevollen Zuwendung, der aufopferungsvollen Pflege und Hingabe und der selbstlosen Hilfe aufkommen. Demgegenüber ruft der Begriff der Macht oft Bilder rücksichtsloser Durchsetzung von Interessen und skrupelloser Verfügung über Menschen hervor. Und beides will so gar nicht zusammenpassen.

Allerdings implizieren Situationen der zuwendenden Fürsorge und Hilfe in aller Regel eine grundsätzliche Asymmetrie zwischen Fürsorgebedürftigen und Fürsorgenden, die jedenfalls auch Unterschiede in den Handlungs- und Wirkungsmöglichkeiten mit sich bringen – und bringen müssen. Und natürlich bilden die hier evozierten Vorstellungen nur einen kleinen Ausschnitt des Gesamtbildes. Einerseits nämlich kennzeichnete der Begriff der Fürsorge im deutschen Sprachraum lange eine autoritäre, paternalistische und mit polizeilichen Machtmitteln durchgesetzte politische Praxis des Umgangs mit sozial unterprivilegierten Menschen. Und das Phänomen gibt es nicht nur im deutschprachigen Kontext: In Miloš Formans beeindruckendem Drama «Einer flog über das Kuckucksnest» wurde der sich als Fürsorge gebenden Tyrannei durch die Figur der Schwester Ratched ein filmisches Denkmal gesetzt – auch wenn die Darstellung schon damals mit der Realität psychiatrischer Kliniken nicht viel zu tun hatte. «Macht» andererseits muss nicht notwendig als Durchsetzung des eigenen Willens auch gegen Widerstreben, sondern kann auch als Fähigkeit definiert werden, überhaupt eine Wirkung zu erzielen. Beide Konzepte erweisen sich so bei genauerem Hinsehen als sehr viel uneinheitlicher, als es zunächst scheinen könnte.

Lässt sich also von einer Macht der Fürsorge sprechen? Benötigt Fürsorge vielleicht sogar eine bestimmte Macht? Und können für diesen Fall Kriterien angegeben werden? Oder sollte man besser überhaupt nicht von einer «Macht der Fürsorge» sprechen?

Sowohl der Fürsorge- wie der Machtbegriff können – je nach historischer Situierung und theoretischer Orientierung – sehr unterschiedliche Bedeutungen tragen, deren Gesamtumfang im Rahmen eines solchen einführenden Aufsatzes natürlich nicht vollständig nachgezeichnet werden kann. Aus diesem Grund ist ein – historisch wie theoretisch – exemplarisches Vorgehen angezeigt. Ob «Fürsorge» und «Macht» begrifflich überhaupt verbunden werden können und, wenn ja, wie die Relation sich gestalten könnte, soll hier in drei Schritten geklärt werden. In einem ersten Schritt werden wir uns mit dem Begriff der Fürsorge beschäftigen und dazu exemplarisch die klassischen Konzepte der Fürsorge sowie die neuere ethische Diskussion um Fürsorge als «Care» betrachten. In einem zweiten Schritt widmen wir uns dem Machtbegriff – auch hier werden zunächst historische philosophische Definitionen politischer Macht betrachtet und danach neuere soziologische Machtkonzeptionen erörtert. Schliesslich werden Probleme und Chancen fürsorglicher Macht erörtert. Dabei möchte ich die These vertreten, dass die Praxis der Fürsorge ohne Macht nicht auskommt, genau deswegen aber die «Macht der Fürsorge» steter kritischer Reflexion bedarf.

1. Fürsorge

1.1 Fürsorge, Liebe, Paternalismus: Klassische Konzepte

Die Vorstellung der Fürsorge, die als liebevolle, helfende Zuwendung (*epimeleia*) auch im familiären und freundschaftlichen Rahmen gilt und damit personale Beziehungsgefüge voraussetzt, wird bereits in klassischer Zeit zum Merkmal des wohltätigen Herrschers (*euergetes*) und so Teil der Herrscherethik wie der Herrschaftsideologie,[1] wiewohl sie in klassischer Gräzität und Hellenismus nicht so sehr auf Fürsorge für Kranke, Arme oder sozial Schwache, sondern eher auf die Sorge um das politische Gemeinwesen überhaupt abhebt.[2] In der Jesusbewegung wird die Idee der Fürsorge im

---

1 Vgl. Mohammed Rassem, Wohlfahrt, Wohltat, Wohltätigkeit, Caritas, in: Otto Brunner/Werner Conze/Reinhart Koselleck (Hg.), Geschichtliche Grundbegriffe, Bd. 7 (Verw–Z), Stuttgart 1992, 595–636 (596f.).

2 Vgl. Friedrich Hauck, Art. πτωχός, πτωχεία, πτωχεύω, in: ThWNT 6, Stuttgart 1959, 885–888 (887).

Sinne eines Abwärtstransfers von Oberschichtwerten[3] Teil der Tugendkataloge der Unter- und Mittelschicht: Jeder und jede Glaubende sollte sich wie ein Herrscher als *euergetes*, als Wohltäter oder Wohltäterin fühlen können und entsprechend handeln, wie es etwa die Beispielerzählung vom barmherzigen Samaritaner (Lk 10,25–37) illustriert. Dabei treten die Probleme, die in den unteren Schichten vorrangig sind – Hunger, Krankheit, Verletzung, Armut, Ohnmacht – in den Mittelpunkt der Aufmerksamkeit. An die Stelle der üblicherweise zur Fürsorge notwendigen sozialen Stellung, des Vermögens und der gesellschaftlichen Macht tritt die kontrafaktisch zugesprochene Ermächtigung durch Gott. Im entstehenden Christentum wird diese soziale Fürsorge dann im Konzept der Diakonie als Sorge für die armen Gemeindemitglieder aufgenommen[4] und Zug um Zug ausgedehnt.[5]

Im Rahmen der Etablierung des Christentums und seiner Verbindung mit der politischen Herrschaft, wie sie sich besonders anschaulich in der Entwicklung zur Staatsreligion im Rahmen der spätantiken römischen Reiche im vierten und fünften Jahrhundert vollzogen hat, verfestigt sich diese Fürsorge sowohl organisatorisch wie theoretisch, sofern sie durch die institutionalisierte Kirche, besonders die Orden, verwaltet und in den theologischen Rahmen einer «geistlichen Ökonomie» eingefügt wird: Dieser zufolge sorgen die Reichen und Mächtigen durch Almosen für die Armen, Kranken und Ohnmächtigen, die im Gegenzug für jene Fürbitte bei Gott einlegen.[6] Damit

—

3 Vgl. Gerd Theissen, Die Jesusbewegung. Sozialgeschichte einer Revolution der Werte, Gütersloh 2004, 243–259. Theissen deutet die Verheissungen im Kontext der Jesusbewegung anerkennungstheoretisch im Sinne eines Kampfes um Legitimation, in dem den gesellschaftlich Unterlegenen im Sinne einer Umdeutung der herrschenden Ideologie kontrafaktisch Macht, Anerkennung und Rechte zugesprochen werden – dass die Armen das Reich Gottes erben werden (Lk 6,20) entspricht dann in etwa dem «black is beautiful» der amerikanischen Bürgerrechtsbewegung, einem Slogan, der die in der Herrschaftskultur der Weissen als hässlich geltende dunkle Hautfarbe in revolutionärer Absicht positiv auszeichnet. Der physische und politische Umsturz der Verhältnisse wird dann allerdings von Gott erwartet, vgl. Theissen 2004, 245.

4 Vgl. Hermann Wolfgang Beyer, Art. διακονέω, διακονία, δίακονος in: ThWNT 2, Stuttgart 1935, 81–93.

5 Vgl. hierzu etwa Gerhard Uhlhorn, Die christliche Liebestätigkeit, Darmstadt 1959 (Nachdruck der zweiten überarbeiteten Auflage von 1895).

6 Vgl. hierzu Hermann-Josef Grosse Kracht, Eigentum, Almosen, Investitionen und die «Widmung der Erdengüter an alle». Zur Interpretationsgeschichte von Armut, Reichtum und sozialer Ungleichheit in der ‹Soziallehre› der katholischen Kirche,

verändert sich gegenüber der urchristlichen Praxis ein Doppeltes: Einerseits wird Fürsorge wieder in die gesellschaftliche etablierte Ordnungsstruktur eingebunden, in der die Wohlhabenden eine Pflicht zur Sorge im Sinne des Almosens haben – der revolutionäre Aspekt der Ermächtigung der Armen fällt weitgehend weg und wird in die Bedeutung der Armen innerhalb der Fürbitte überführt. Andererseits aber ist nicht der Bedarf des Armen, sondern der Überschuss des Reichen für die Bemessung der Gabe ausschlaggebend, die Konzentration auf die Lage der Armen, Kranken und Ausgegrenzten weicht einer Perspektive, die vor allem auf die Sicht der Geber fokussiert.[7]

Mit Renaissance und Reformation verändert sich die Konzeption der Fürsorge wiederum – denn nun rückt vor allem die Armut in den Fokus einer neuen Aufmerksamkeit. War für die mittelalterliche Sicht der Fürsorge als *procura* oder *caritas* die Armut und Bedürftigkeit prinzipiell ein gegebener Stand mit den skizzierten geistlichen Aufgaben, tritt Armut nun – im Zuge der säkularen Aufwertung der Arbeit als probates Gegenmittel zur Armut und ihrer religiösen Charakterisierung als Beruf – als etwas prinzipiell Überwindbares in den Blick.[8] Wiewohl diese Sicht in der Vorstellung der Verbesserungsmöglichkeit der Welt die Aufklärung vorwegnimmt, zeitigt sie auch problematische Folgen, weil nun die bedürftigen Personen am Kriterium der Arbeitsbereitschaft und Tugendhaftigkeit in «würdige» und «unwürdige» Arme eingeteilt werden, wobei beides durch die jeweils herrschenden Autoritäten und ihre Agenten – Magistrate, Armenbeauftragte, Pfarrer – beurteilt und entschieden wird. Hintergrund ist die paternalistische, hochproblematische Idee einer Erziehungsberechtigung und -verpflichtung der «Obrigkeit», die familienanalog als väterliche Instanz verstanden wird.[9] Die als «unwürdig» beurteilten Bedürftigen werden dann negativ sanktioniert: Sie werden in den Zuständigkeitsbereich anderer Autoritäten abgeschoben,

---

in: Ernst-Ulrich Huster/Fritz Rüdiger Volz (Hg.), Theorien des Reichtums, Münster 2002, 113–150; vgl. weiterhin Christa Schnabl, Gerecht sorgen. Grundlagen einer sozialethischen Theorie der Fürsorge, Fribourg; Freiburg/Br.; Wien 2005, 23–34.

7 Vgl. Schnabl 2005 (Anm. 6), 23–28.

8 Vgl. Torsten Meireis, Tätigkeit und Erfüllung. Protestantische Ethik im Umbruch der Arbeitsgesellschaft, Tübingen 2008, 92–98.

9 Vgl. Torsten Meireis, ‹Sie waren ein Herz und eine Seele und hatten alles gemeinsam› oder ‹Wer nicht arbeiten will, soll auch nicht essen›? Protestantische Motive im Kontext von Wohlfahrtsstaatlichkeit, in: Karl Gabriel (Hg.), Europäische Wohlfahrtsstaatlichkeit. Soziokulturelle Grundlagen und religiöse Wurzeln, Jahrbuch für Christliche Sozialwissenschaften 46/2005, 15–43.

in Armen- und Arbeitshäusern zwangskaserniert oder gleich in Haft genommen.[10] «Fürsorge» wird so zum Synonym einer entmündigenden Machtausübung gegenüber als hilfsbedürftig Stigmatisierten, denen regelmässig Kriminalität unterstellt wird. Die Modernisierung der Verwaltungen, die zunehmend rationalisierte Abläufe an die Stelle personaler Beziehungen treten lässt, erhöht dabei zusätzlich die Distanz zwischen Subjekten und Objekten der Fürsorge und dementiert damit auch den Aspekt eines persönlichen Beziehungsgeflechts.

Mit der Entwicklung der gewährleistenden Wohlfahrtsstaaten, die, getrieben durch die sozialen Bewegungen des 19. Jahrhunderts, soziale Sicherung im 20. Jahrhundert zunehmend als Bürgerrecht verstehen,[11] ändert sich die Lage. So markiert etwa in Deutschland die Verabschiedung des Sozialhilfegesetzes eine Zäsur, weil die «Hilfe zum Lebensunterhalt» nun als Rechtsanspruch formuliert wird. Damit verschwindet auch der Begriff der Fürsorge aus der Semantik staatlicher Leistungen zur individuellen Sicherung mehr und mehr.

Die Rückkehr eines positiv konnotierten Begriffs der Fürsorge vollzieht sich so auch nicht im Rahmen der kollektiven Daseinssicherung, sondern im Zusammenhang der Moraltheorie. Dabei wird weniger die in der Vorstellung der Fürsorge in der Regel vorliegende Asymmetrie zwischen Subjekten und Objekten der Zuwendung als vielmehr die ebenfalls in der Vorstellung gegebene Idee eines personalen Beziehungsgeflechts thematisch.

1.2 Ethics of care: Carol Gilligan und die Folgen

Den Auftakt einer neuen Beschäftigung mit dem Begriff der Fürsorge (engl. *care*) markiert die Arbeit der amerikanischen Psychologin Carol Gilligan, die ihre Erkenntnisse in dem Buch «Die andere Stimme» (Originaltitel «In a different voice», 1982) dargelegt hatte.[12]

---

10 Vgl. Christoph Sachsse, Florian Tennstedt, Geschichte der Armenfürsorge in Deutschland, Bd. 1. Vom Spätmittelalter bis zum 1. Weltkrieg, 2., verb. und erw. Aufl., Stuttgart 1998, 30–39.85–132.

11 Vgl. Thomas H. Marshall, Staatsbürgerrechte und soziale Klassen, in: ders., Bürgerrechte und soziale Klassen. Zur Soziologie des Wohlfahrtsstaates, Frankfurt/M., New York 1992, 32–94.

12 Carol Gilligan, Die andere Stimme. Lebenskonflikte und Moral der Frau, München 1982.

Gilligans Zugriff ist dabei zunächst empirisch motiviert: Als Mitarbeiterin des Kognitionspsychologen Lawrence Kohlberg nahm sie an dessen berühmten Untersuchungen zur moralischen Entwicklung[13] teil. Er versuchte, diese Entwicklung mit einer Skala zu messen, indem den Probanden Dilemmata vorgelegt wurden, also Situationen, in denen verschiedene Normen kollidierten. So wurden die Teilnehmenden etwa mit dem Fallbeispiel eines Mannes konfrontiert, der sich ein dringend benötigtes Medikament für seine todkranke Frau nicht leisten kann und vor der Wahl steht, einem Apotheker dieses Medikament zu stehlen oder seiner Frau die Hilfe verweigern zu müssen. Kohlberg unterschied dabei unterschiedliche Stufen, die von der blossen Orientierung an Strafe und Belohnung bis zur Ausrichtung an universalistischen Prinzipien reichten. Weil Gilligan festgestellt hatte, dass Frauen auf der Kohlberg'schen Skala von Moralfragen tendenziell schlechtere Resultate erzielten als Männer, entwickelte sie die Hypothese, dass Frauen nicht weniger, sondern anders «moralisch» seien als Männer, sofern sie nicht die Verhältnisse abstrakter Prinzipien, sondern Beziehungen in den Fokus rückten.[14] Obwohl von Gilligan in Berufung auf empirische weibliche Moraleinstellungen entwickelt, lässt sich das Konzept der *care ethics* nicht einfach als feministische Position verstehen – denn wie die feministische Kritik argumentiert, dürften im Hintergrund des genannten empirischen Befundes faktisch wirksame gesellschaftliche Geschlechtskonstruktionen und Rollenzuweisungen stehen, deren moralische Plausibilität durchaus zu hinterfragen ist.[15]

Care im Sinne von Fürsorge erfährt dann aber eine Aufwertung als moralischer Terminus: Während klassische kantianische und liberale Ethiken vor allem auf Handlungsregeln abstellen, die als universalisierbare Prinzipien gedacht werden, zielt Gilligan stärker auf die konkrete Berücksichtigung von vorliegenden Beziehungsgeflechten. Im angelsächsischen Sprachraum findet diese Idee auch deshalb besondere Beachtung, weil dort traditionell rechtlich verfasste und auf die Freiheit des Individuums zentrierte, liberale Positionen von besonderer Bedeutung sind.[16]

---

13 Vgl. etwa Lawrence Kohlberg, Die Psychologie der Moralentwicklung, Frankfurt/M. 1996.

14 Vgl. Nikola Biller-Andorno, Gerechtigkeit und Fürsorge. Zur Möglichkeit einer integrativen Medizinethik, Frankfurt/M., New York 2001, 27–34.

15 Vgl. Biller-Andorno 2001 (Anm. 14), 16f.

16 Vgl. Biller-Andorno 2001 (Anm. 14), 14.

Dabei ist der Begriff der Care nicht einfach mit dem der Fürsorge identisch. Gemeint ist nämlich Care im Sinne des *to care for*, dies lässt Zuwendung im Sinne der Sorge um jemanden und Interesse an dessen Wohlergehen assoziieren. Es ist von der Wendung *to take care of* zu unterscheiden, die eher Problemlösungen in einem technischen Sinne impliziert.[17] Allerdings trägt der Begriff nun gerade nicht die institutionellen, paternalistischen Konnotationen des deutschen Fürsorgebegriffs, die oben skizziert wurden – und diese fehlen verständlicherweise auch in der angelsächsischen Debatte um die Care-Ethik weitgehend. Allerdings ist das Problem der Machtasymmetrie im Kontext von helfender Zuwendung nicht lediglich semantischer Natur, sondern jeder Fürsorgebeziehung inhärent. Insofern macht die Geschichte des Fürsorgebegriffs im deutschsprachigen Raum nur auf eine Schwierigkeit aufmerksam, die jede Beziehung helfender Zuwendung betrifft. In der Diskussion um die Care- oder Fürsorge-Ethik im deutschsprachigen Raum wurde dieser Problematik daher auch grosse Aufmerksamkeit zuteil. Paradigmatisch kann hier die Arbeit der katholischen Sozialethikerin Christina Schnabl herangezogen werden.[18]

In der Bearbeitung der Asymmetrieprobleme sind Schnabl zufolge vor allem drei Strategien zentral. Erstens müssen die Machtasymmetrien im fürsorgenden Handeln wahrgenommen und reflektiert werden. Zweitens ist das fürsorgende Handeln in einer Theorie symmetrischer Beziehungen zu begründen, die eine prinzipielle Gleichheit der Beteiligten zu formulieren erlaubt. Auf dieser Basis sollen Fürsorgebeziehungen dann drittens so angelegt werden, dass sie auf den Ausgleich der Machtasymmetrie zielen.

Hinsichtlich der ersten Strategie, der Wahrnehmung des Asymmetrieproblems, reflektiert Schnabl im Rekurs auf die katholische Moraltheologie des Mittelalters[19] und die Wandlungen des Wohlfahrtsstaates im 20. Jahrhundert[20] ausdrücklich auf das Problem des Paternalismus. Sie konstatiert, dass das paternalistische Moment dem deutschen Fürsorgebegriff auch aktuell noch anhaftet[21] und plädiert für eine paternalismussensitive Reformulierung des Konzepts der Fürsorge,[22] das die Machtasymmetrien ausdrücklich einbezieht: «Fürsorge bedeutet demnach ein aktuell asymmetrisches Handeln

—

17 Vgl. Biller-Andorno 2001 (Anm. 14), 15f.

18 Vgl. Schnabl 2005 (Anm. 6).

19 Vgl. Schnabl 2005 (Anm. 6), 27.

20 Vgl. Schnabl 2005 (Anm. 6), 53.

21 Vgl. Schnabl 2005 (Anm. 6), 57.

22 Vgl. Schnabl 2005 (Anm. 6), 59–85, bes. 64–68.

zugunsten von jemand anderem im Rahmen einer prinzipiell unter den Anspruch von Symmetrisierung stehenden Relation. So gesehen spielen nicht nur Gegenseitigkeit (Reziprozität), sondern auch Ausgleich im Sinne von Symmetrisierung a la longue eine entscheidende Rolle.»[23]

Bezüglich der zweiten Strategie, der Formulierung einer grundlegenden Theorie, sucht sie auch theologisch die Verwurzelung der Fürsorge in Gegenseitigkeitsrelationen und Symmetrie zu betonen[24] sowie die Asymmetrie kritisch zu reflektieren[25] und geht dem auch in den Care-ethischen Debatten anderer Epochen und Sprachräume[26] nach. Selbstverständlich ist sich Schnabl dessen bewusst, dass vollständige Symmetrie in menschlichen Beziehungen nur bedingt zu verwirklichen ist. Zentral ist daher ihr zufolge die Formulierung einer sozialen Anthropologie, die neben der Bindung durch den Vertragsgedanken, der unabhängige Individuen in symmetrischen Relationen voraussetzt,[27] eine Bindung durch das via Natalität und Mortalität konstituierte Beziehungsgewebe postuliert.[28] Zentral ist dabei der Ergänzungsaspekt: «Eine soziale Anthropologie darf nicht nur den vertraglich bedingten freien Zusammenschluss autonomer Individuen, sondern muss auch die Tatsache der aus Gebürtlichkeit, Körperlichkeit und Sterblichkeit resultierenden sozialen Abhängigkeit integrieren können. Erst eine Zusammenführung beider Elemente ermöglicht die Konzeption einer sozialen Theorie der Bindung, die Abhängigkeit und Autonomie, Gebundenheit und Individualität integriert.»[29]

In der konkreten Ausformulierung von Fürsorge mit dem Ziel des Ausgleichs der Asymmetrie, der dritten Strategie, sucht Schnabl dann der von ihr skizzierten Sozialanthropologie der Bindung durch die Unterscheidung von Ebenen und Pflichten der Fürsorge zu entsprechen, weil diese sich je nach Verpflichtungsgrad und Symmetrietypus anders darstellt. Während es ihr zufolge nämlich im Kontext von Staatsbürgerschaft und Zivilgesellschaft um Autonomie als Ziel von Fürsorgebeziehungen gehen muss, die als Rechtspflichten des gewährleistenden Staates zu konzeptualisieren sind, stellt sich

---

23 Schnabl 2005 (Anm. 6), 66.

24 Vgl. Schnabl 2005 (Anm. 6), 176.

25 Vgl. Schnabl 2005 (Anm. 6), 247.

26 Schnabl bezieht sich dabei etwa auf Immanuel Kant (264f.), Nel Noddings (255), Grace Clement (255), Sarah Lucia Hoagland (256) und Emmanuel Levinas (310).

27 Vgl. Schnabl 2005 (Anm. 6), 444–446.

28 Vgl. Schnabl 2005 (Anm. 6), 446–455.

29 Schnabl 2005 (Anm. 6), 455.

die Situation etwa in intimen Nahbeziehungen anders dar. Gegen die Vorstellung einer Übertragung familialer Werte in den öffentlichen Bereich argumentiert Schnabl daher für Fürsorge als demokratische Praxisform[30] und Demokratie als fürsorgende Praxis:[31] «Aus der Perspektive der Fürsorgeethik ist Autonomie etwas zu Erreichendes, denn kein Mensch beginnt sein Leben unabhängig von anderen. Fürsorge hat die Aufgabe, Autonomie zu stärken und wirkt daher demokratisierend. Die Ausbildung von Autonomie, die Abhängigkeit und Bedürfnisse nicht vergisst, stellt die Zielperspektive demokratischer Fürsorgeverhältnisse dar.»[32]

Fürsorge wird von Schnabl dann als abgestufte Pflicht konzipiert. Für die Verwendung des Pflichtbegriffs gibt sie vier Gründe an. Erstens nämlich kann nicht jede Fürsorge als Recht konzipiert werden, wie auch kein Recht auf die Liebe einer bestimmten Person denkbar ist. Zweitens eignet sich der Tugendbegriff nicht, weil er die Gefahr des individualistischen, konventionalistischen und relativistischen Missverständnisses birgt.[33] Drittens möchte Schnabl vom Handelnden ausgehen, um ihre Überlegungen in den Kontext einer Ermächtigungsstrategie einzubetten – dazu aber ist der Pflichtbegriff in höherem Masse geeignet als der Rechtsbegriff. Viertens ist damit auch eine Abstufung denkbar.

Schnabl differenziert dann drei Ebenen der Fürsorgepflicht. Auf einer ersten Ebene wird Fürsorge als Liebespflicht gedacht, die zwar moralisch, aber nicht rechtlich verbindlich ist und somit zur Ethik des guten Lebens zu zählen ist:[34] Fürsorge muss als Liebespflicht gelten, sofern affektive Bindungen im Rahmen einer intimen Nahbeziehung vorliegen. Dabei gibt es sowohl symmetrische wie asymmetrische Beziehungen – während etwa die fürsorgende Beziehung zwischen Partnerinnen und Partnern eher durch Symmetrie und Reziprozität gekennzeichnet ist, kann die zwischen Kindern und Eltern – in unterschiedlichen Phasen und Rollen – asymmetrisch sein. Allerdings gilt umgekehrt nicht, dass intime Nahbeziehungen stets nur Liebespflichten konstituieren: So muss etwa gegenüber kleinen Kindern auch von einer Rechtspflicht der Eltern gesprochen werden – im Hintergrund

—

30 Vgl. Schnabl 2005 (Anm. 6), 414–416. Schnabl bietet hier ein Referat der Position von Joan Tronto (Moral Boundaries. A Political Argument for an Ethic of Care, New York 1994), der sie sich anzuschliessen scheint.

31 Vgl. Schnabl 2005 (Anm. 6), 416–418.

32 Schnabl 2005 (Anm. 6), 417.

33 Vgl. Schnabl 2005 (Anm. 6), 457.

34 Vgl. Schnabl 2005 (Anm. 6), 457–461.

dürfte dabei stehen, dass Kinder sich ihre Situation im Beziehungsgefüge nicht ausgesucht haben.[35]

Auf einer zweiten Ebene des zivilgesellschaftlichen Kontextes konzipiert Schnabl Fürsorge als Tugendpflicht.[36] Auch in diesem Zusammenhang geht es um moralische, nicht rechtliche Pflichten einer Ethik des guten Lebens, allerdings nun in einem weiteren gemeinschaftlichen Rahmen geteilter Vorstellungen eines guten Lebens, die mit der Vorstellung der Personwürde verbunden sind. Dabei geht es um ein grundlegendes Bewusstsein sozialer Verbundenheit, das als Basis von Solidarbeziehungen gelten kann, um symbolische Formen der Anerkennung der Ansprüche von Bedürftigen und Fürsorge als soziale Praxisform: Hier dürfte Schnabl vor allem diakonische und karitative Organisationen im Blick haben, in deren Kontext es weniger um Anspruchsrechte und Rechtsansprüche als um freiwilliges Engagement geht.[37]

Schliesslich entwirft Schnabl Fürsorge auch als Rechtspflicht.[38] Diese versteht sie im Kontext einer universal gültigen Ethik des Richtigen, wobei sich der Rechtsanspruch auf Fürsorge aus Menschenwürde und Menschenrechten[39] begründen soll und aus der grundlegenden *condition humaine* abgeleitet ist, weil «alle Menschen potenziell Abhängige aufgrund der allgemeinen menschlichen Verfassung des bleibenden Ausgespannt-Seins zwischen Geburt und Tod»[40] sind. «Fürsorge in dieser Form ist dem Gehalt nach keine Frage strikter Gegenseitigkeit, keine Handlung, die von einer Gegenleistung abhängt. Ebenso ist die Verpflichtung zu solchen Handlungen nicht an die Existenz vorhergehender emotionaler Bande geknüpft.»[41] Als mögliche Fundierungspfade führt sie dabei eine freiheitsfunktionale, eine bedürfnisethische und eine egalitaristische Begründung auf, deren konkrete Ingeltungsetzung sie jedoch der gesellschaftlichen Diskussion vorbehalten sieht.[42] Die freiheitsfunktionale Begründung leitet den Anspruch auf Fürsorge aus Abhängigkeit aus der Ermöglichung gleicher Freiheit oder gleicher demokratischer Partizipation aller Bürgerinnen und Bürger ab. Die bedürfnisethische

—

35 Vgl. Schnabl 2005 (Anm. 6), 471.

36 Vgl. Schnabl 2005 (Anm. 6), 461–465.

37 Vgl. Schnabl 2005 (Anm. 6), 464.

38 Vgl. Schnabl 2005 (Anm. 6), 466–473.

39 Vgl. Schnabl 2005 (Anm. 6), 468.

40 Schnabl 2005 (Anm. 6), 466.

41 Ebd.

42 Vgl. Schnabl 2005 (Anm. 6), 469–471.

Begründung postuliert einen grundlegenden Lebensstandard, der als unhintergehbar für ein menschenwürdiges Leben angesehen wird. Die egalitaristische Fundierung fordert eine Begründung von Ungleichverteilung und geht ansonsten von einer aus der gleichen Achtung der Menschenwürde resultierenden prinzipiellen Gleichverteilung aus. In der Konkretion zielen die Rechtspflichten auf ordnungspolitische Massnahmen der Umverteilung und Anerkennung auf unterschiedlichen strukturellen Ebenen, wobei Schnabl in der Regel solche Massnahmen bevorzugt, die gegebene Strukturen in Richtung auf zunehmende Symmetrie verändern.[43]

Insgesamt lässt sich die Ethik der Fürsorge so als Reaktion auf die liberale ethische Perspektive verstehen, die auf die Abstraktion von den eigenen Interessen und die Geltung universaler Prinzipien abhebt und für die so unterschiedliche Autoren wie Immanuel Kant oder John Rawls stehen. Im Fokus steht dabei eine Ergänzung dieser Perspektive durch den Hinweis auf die Bedeutung der Empathie und die Betonung der emotionalen Situiertheit des Individuums, besonders auch in Kontexten, wo von Autonomie keine Rede mehr sein kann,[44] wobei der Gilligan'sche Nachweis, dass Menschen immer und zwingend in Kontexten situiert sind, grundlegende Bedeutung besitzt.[45]

Wie an Christa Schnabls Entwurf gezeigt werden kann, sich aber auch an Nikola Biller-Andornos Versuch der Integration der *care ethics* in die Kantische Deontologie nachweisen lässt,[46] gehört die kritische Aufmerksamkeit für Asymmetrien der Macht und paternalistische Züge der Fürsorgekategorie zum Standardrepertoire moderner Fürsorgeethik. «Macht» wird dabei vor allem als Faktor der konstitutiven Asymmetrien im Fürsorgebegriff thematisiert: Es geht vor allem um Ermöglichung und Berücksichtigung von Selbstbestimmung hinsichtlich der Adressaten und Adressatinnen der Fürsorge, allerdings nur in sehr viel geringerem Umfang um Macht als Faktor im Kontext des Vollzuges von Fürsorge.[47] Genau hier aber liegt ein Desiderat: Wer benötigt im Kontext der Fürsorgetätigkeit wie viel Macht? Und was genau soll unter Macht verstanden werden?

—

43 Vgl. Schnabl 2005 (Anm. 6), 473–482.

44 Vgl. Biller-Andorno 2001 (Anm. 14), 174–176.

45 Vgl. Biller-Andorno 2001 (Anm. 14), 19.

46 Vgl. Biller-Andorno 2001 (Anm. 14), 138.

47 Bis zu einem gewissen Grad kommt dies bei Schnabl in den Blick, sofern sie die Anerkennung von Fürsorgetätigkeiten thematisiert, Schnabl 2005 (Anm. 6), 465.

2. Macht

Dass Fürsorge ohne Macht nur schwer zu denken ist, lässt sich so auch im Kontext moderner Care-Ethik bestätigen. Allerdings ist zu fragen, was unter Macht überhaupt verstanden werden soll. Während es in der klassischen Debatte vor allem um die Frage der Herrschaft im politischen Kontext geht, sind die modernen Debatten vielschichtiger geworden. Dies lässt sich erstens damit erklären, dass die Kontrollmechanismen der Herrschaft mit der Entwicklung neuer Organisationsformen und Medien zunehmend dichter und genauer greifen,[48] zweitens aber damit, dass im Zuge der sozialen Emanzipationsbewegungen des 19. und 20. Jahrhunderts das Interesse an den Spuren politischer Machtausübung und Herrschaft sich nun auch auf die vorgängig als privat wahrgenommenen Räume ausdehnt. Drittens schliesslich ist diese Aufmerksamkeit auch durch die zunehmende Komplexität der sich funktional ausdifferenzierenden Gesellschaften bedingt, in deren unterschiedlichen Bereichen – Politik, Wirtschaft, Bildung, Gesundheit etc. – Macht und Einfluss nach sehr unterschiedlichen Prinzipien vergeben und gekoppelt werden.

Auf der Suche nach einem Begriff der Macht, der es erlaubt, die mit der Fürsorge verbundenen Asymmetrien deutlich zu benennen, ohne diese grundsätzlich zu desavouieren, sollen zunächst die klassischen Begriffe von Macht kurz skizziert werden, um dann neuere Konzepte zu erwägen.

2.1 *Potentia und potestas*

Macht lässt sich allgemein zunächst einmal im Sinne eines Wirkungsvermögens verstehen: «M. ist eine Kraft oder Vermögen, das Mögliche wirklich zu machen.»[49] In diesem weiten Sinn lässt sich etwa Francis Bacons Erkenntnis, dass Wissen Macht bedeute,[50] verstehen. Allerdings wird Macht freilich vor allem im Kontext der Politik diskutiert, also der kollektiven Handlungssteuerung im Rahmen von Gemeinwesen.

Differenzen ergeben sich aus dem Beschreibungsgehalt des Machtbegriffs: Schon in der Antike unterscheidet Cicero Macht (*potentia*) als *potestas*

---

48 Vgl. Anthony Giddens, The Nation-State and Violence. Volume Two of A Contemporary Critique of Historical Materialism, Cambridge, Oxford 1985, 57–60.

49 Vgl. Zedlers Universallexikon von 1739 zum Begriff, zitiert in: Kurt Röttgers, Art. Macht I. B: Begriffsgeschichte bis Kant, in: Joachim Ritter u. a. (Hg.), Handwörterbuch der Philosophie, Bd. 5, Basel 1980 (elektron. Edition), 585–604 (585).

50 Vgl. Röttgers 1980 (Anm. 49), 595.

(formelle, institutionalisierte Herrschaftsbefugnis) von Macht als *auctoritas* (durch Ansehen begründete Durchsetzungsfähigkeit). Von beiden hebt sich die in der physischen Kraft und Gewalt (*vis, violentia*) begründete Herrschaftsmacht ab. Im deutschen Sprachraum wird die semantische Lage noch dadurch kompliziert, dass «Gewalt» sowohl physische Zwangsmacht (*vis, violentia*) als auch Verfügungsmacht allgemein bedeuten kann.[51]

Die klassische moralische Frage zielt dabei auf das Verhältnis von Macht und Legitimität und Recht: Während etwa für den antiken griechischen Philosophen Platon nur diejenige Macht akzeptabel ist, die mit der Erkenntnis der Wahrheit zusammenstimmt, ist für den neuzeitlichen englischen politischen Theoretiker Thomas Hobbes die Macht Grundlage der Legitimität.[52]

Mittelalterlich ist dann die politische Herrschaft an die tatsächlichen Machtmittel gekoppelt, sodass die adligen *potentes*, die Vermögenden – im Gegensatz zu den *pauperes*, den Armen – die *potestas* besitzen, wobei die Verfügung über solches Vermögen auf göttliche Anordnung zurückgeführt wird, die die tatsächliche Herrschaft somit sowohl legitimieren wie begrenzen soll.[53]

In der Moderne differenzieren sich mit dem Zerfall des im Westen als einheitlich gedachten christlichen Weltkreises, des *orbis christianus*, dann die Konzepte aus, wobei «Macht» vor allem als Wirkungsvermögen, «Gewalt» vorrangig im Sinne der physischen Zwangseinwirkung, «Herrschaft» als politisch verstandene Weisungsbefugnis und «Recht» als verfahrensgesteuerte Konfliktbewältigung mittels eines Systems von Regeln und Institutionen verstanden wird – wiewohl die Zuordnung stets strittig bleibt.[54] Festzuhalten ist, dass die Bedeutungsklärung der Macht immer im Kontext der anderen drei Begriffe gedacht werden muss – menschliche Macht als Vermögen, eine Wirkung zu erzielen, muss im Verhältnis zu Herrschaft, Gewalt und Recht verstanden und geklärt werden.

—

51 Vgl. hierzu allgemein Wolfgang Lienemann, Kritik der Gewalt, Unterscheidungen und Klärungen, in: Walter Dietrich, Wolfgang Lienemann (Hg.), Gewalt wahrnehmen – Gewalt heilen. Theologische und religionswissenschaftliche Perspektiven, Stuttgart 2004, 10–30.

52 Vgl. Röttgers 1980 (Anm. 49), 586.596.

53 Vgl. Karl-Georg Faber/Karl-Heinz Ilting/Christan Meier, Art. Macht, Gewalt, in: Geschichtliche Grundbegriffe, Bd. 3, Stuttgart 1980, 837–840.

54 Vgl. Klaus Lichtblau, Art. Macht II. Machttheorien vom deutschen Idealismus bis zur Gegenwart, in: Ritter 1980 (Anm. 49), 604–617.

2.2 *Machtbegriffe der Moderne*

Einen der wirkungsvollsten Machtbegriffe der Moderne hat Max Weber geprägt. Ihm zufolge ist Macht «jede Chance, innerhalb einer sozialen Beziehung den eigenen Willen auch gegen Widerstreben durchzuführen, gleichviel worauf diese Chance beruht».[55] Damit sind drei Grundentscheidungen verbunden: Erstens wird Macht für soziale Verfügungsgewalt reserviert, richtet sich also nicht auf das Naturverhältnis. Zweitens wird sie eng mit Zwangsgewalt verknüpft, sofern es um das Überwinden des Widerstrebens geht. Und drittens wird sie auf intentionales Handeln, die Durchsetzung des eigenen Willens, enggeführt. Herrschaft ist für Weber dabei nur eine mögliche Form der Macht, nämlich diejenige, die mit der Chance einhergeht, für einen Befehl Gehorsam zu finden, wobei die Art der Gründe für den Gehorsam den Typus der Herrschaft markiert.[56] Problematisch ist dieser Machtbegriff nicht nur, weil er Verfügungsgewalt gegenüber der Natur – und damit die ökologische Frage – ausblendet, sondern weil er im Kontext der hier erörterten Fragestellung die Motivation der Fürsorgenden vermutlich nur unzureichend zu erfassen erlaubt. Denn erstens würden sich vermutlich nur wenige Helfende in der Beschreibung wiederfinden, die auf das Durchsetzen des eigenen Willens abhebt, steht doch die fürsorgebedürftige Person in aller Regel im Fokus der Aufmerksamkeit. Zudem zielt Fürsorge in der Regel gerade nicht auf das Überwinden von Widerstand, sondern auf die zugewandte Hilfe. Schliesslich vermag das Konzept diejenigen Aspekte handlungsrelevanter Asymmetrie, die sich nicht aus den Absichten der Fürsorgenden ergeben – etwa den Wissensvorsprung einer Pflegenden gegenüber der Gepflegten hinsichtlich der Routineabläufe im Krankenhaus – nur bedingt zu erfassen. Bedeutsam bleibt aber die Unterscheidung von Macht und Herrschaft.

Einen stärker kommunikativ aufgeladenen Machtbegriff vertritt dagegen die Philosophin Hannah Arendt.[57] In ihrer Perspektive ist Macht das aus dem kommunikativen Vermögen von Menschen stammende Vermögen, gemeinsam und so koordiniert zu handeln: Politische Macht stammt so letztlich aus dem kommunizierten Konsens, nicht aber aus der Fähigkeit der Überwindung von Widerstand durch physische Drohung oder Sanktion. Letzteres

---

55 Max Weber, Wirtschaft und Gesellschaft, Tübingen [5]1985, 28.

56 Weber 1985 (Anm. 55), 29.

57 Hannah Arendt, Macht und Gewalt München [19]2009 (On Violence, 1970), bes. 44–58.

nennt sie Gewalt und sieht es als Gegenteil der Macht an, weil die Angewiesenheit auf physischen Zwang bereits die Abwesenheit des freien Konsenses impliziert. Für die Frage nach der Macht der Fürsorge ist jedoch auch dieser Machtbegriff nicht unproblematisch. Erstens und offensichtlich nämlich zielt er vorrangig auf politische Macht, zweitens setzt er verbale Kommunikation voraus, die in Fürsorge- und Pflegebeziehungen keineswegs immer die Regel ist. Allerdings ist die Bedeutung der Kommunikation für Machtbeziehungen auch nicht zu unterschätzen, sofern es etwa um das kommunikativ vermittelte Selbstverständnis von Fürsorgenden zu tun ist.

Insgesamt ist ein politischer Machtbegriff, wie ihn etwa Hannah Arendt und Max Weber im Blick haben, im Kontext der Fürsorge nur eingeschränkt zu verwenden. Er ist vor allem dort von Bedeutung, wo es um die politischen Rahmenbedingungen der Verteilung im Kontext des Umgangs mit Menschen geht, die der Fürsorge bedürfen und also in hoch asymmetrischen Verhältnissen stehen, sodass ihre politische Partizipationsmöglichkeit eingeschränkt ist – zu denken ist an Kleinkinder, akut Kranke, Demenzkranke oder geistig stark eingeschränkte Personen. Daneben ist er dort von Bedeutung, wo sich strukturelle Fragen stellen – etwa diejenige, welche Leistungen über den Markt verteilt und welche als öffentliche Güter behandelt werden sollen, wie sie z. B. in der Entscheidung über die Ausstattung von Krankenhäusern oder der medizinischen und pflegerischen Abdeckung strukturschwacher Gebiete konkret wird. Schliesslich ist er auch dort von Bedeutung, wo es um die rechtliche Regelung der Befugnisse von Behandelnden, Pflegenden und Angehörigen im Gegenüber zu nur eingeschränkt rechtsmündigen Personen geht. Er bedarf aber der Ergänzung durch ein Konzept, das auch die Interaktionen im konkreten Praxiskontext der Fürsorge zu berücksichtigen erlaubt.

Jenseits der handlungstheoretischen Überlegungen von Weber und Arendt bewegt sich der Machtbegriff des französischen Philosophen Michel Foucault, dem es in seinen Analysen der Entstehung der modernen Institutionensysteme vor allem um die von ihm als Macht verstandene gesellschaftliche Prägung geht, die den Individuen nicht bewusst wird, weil sie gerade nicht durch als absichtsvoll erkennbare Handlungen transportiert wird. Macht ist ihm zufolge «die Vielfalt von Kräfteverhältnissen, die ein Gebiet bevölkern und organisieren».[58] Foucault zielt dabei vor allem auf die

58 Michel Foucault, Sexualität und Wahrheit. Der Wille zum Wissen, Frankfurt/M. 1983, 113.

These, dass auch die mit aufklärerischem Pathos vorgetragene Humanisierung und Liberalisierung nur einen Formwandel der Macht bedeute. So argumentiert er in seinem bekannten Werk über die Entstehung des modernen Gefängnisses, dass an die Stelle der öffentlichen qualvollen Hinrichtungen eine Disziplinierung getreten sei, die in architektonischen Strukturen, in Körperhaltungen und Routineabläufen umso wirkungsvoller am Werke ist.[59] Während die in Foucaults Werken transportierte Hermeneutik des Verdachts, die jede Handlung vorrangig als Manifestation der Macht betrachtet, nicht ganz unproblematisch ist, bleibt doch die Aufmerksamkeit für die Strukturen jenseits der Absichten der Handelnden wichtig.

In dieser Hinsicht, wenn auch mit völlig anderen theoretischen Interessen, argumentiert auch der strukturfunktionalistische Soziologe Niklas Luhmann. In seiner Perspektive ist Macht ein symbolisch generalisiertes Kommunikationsmedium, also eine Grösse, die allen, die an Kommunikation teilnehmen, bekannt ist und ähnlich gedeutet wird.[60] Ihr Gehalt ist die Verdopplung der Handlungsmöglichkeiten, wobei eine Alternative (die sanktionsbelegte) für beide Interaktionsteilnehmenden die ungünstigere ist, für den Sanktionsempfänger aber von noch stärkerem Nachteil. Besonders bedeutsam ist dabei freilich nicht so sehr die konkrete Sanktion, sondern das Wissen um die Möglichkeit derselben, die die Handlungsbeteiligten in ihr Handeln einbeziehen. Das bedeutet etwa für die Macht in der sozialen Arbeit: «Dabei wirkt diese Macht am stärksten nicht, wenn eine Sanktion angedroht oder eine Gratifikation in Aussicht gestellt wird, sondern wenn allein das Wissen um diese Möglichkeiten die Klientinnen und Klienten dazu veranlasst, sich hinsichtlich der tatsächlichen oder nur antizipierten Erwartungen konform zu verhalten. Es ist auch nicht ausschlaggebend, ob die jeweiligen Professionellen explizit um ihre Macht wissen und sie zweckrational einsetzen, sondern dass von Seiten der Klientinnen und Klienten diese Machtposition unterstellt wird.»[61] Berücksichtigenswert ist an diesem

—

59 Vgl. Michel Foucault, Überwachen und Strafen. Die Geburt des Gefängnisses, Frankfurt/M. 1977. In ähnliche Richtung sucht sein als historische Untersuchung des Wahnsinns aufbereitete Arbeit über «Wahnsinn und Gesellschaft» (Wahnsinn und Gesellschaft. Eine Geschichte des Wahns im Zeitalter der Vernunft, Frankfurt/M. 1989) den Wahnsinn als soziales Konstrukt der aufklärerischen Moderne zu erweisen.

60 Niklas Luhmann, Die Gesellschaft der Gesellschaft, Frankfurt/M. 1997, 316–395.

61 Hans-Ulrich Dallmann, Macht und Soziale Arbeit – eine systemtheoretische Perspektive, in: Björn Kraus/Wolfgang Krieger (Hg.), Macht in der Sozialen Arbeit.

Machtbegriff vor allem die Aufmerksamkeit für das Wissen um die Macht, das – jenseits der Intentionen der Beteiligten – das Handeln beeinflusst. Monika Bobbert hat dies für das Verhältnis von Behandelten und Behandelnden untersucht und dabei vier Typen der Asymmetrie in der Interaktion unterschieden: Behandelnde haben in der Regel einen fachlichen Wissensvorsprung vor den Behandelten, sie verfügen innerhalb der ihnen bekannten Institutionen über eine Rollensicherheit, die ihnen Überlegenheit verleiht, die Behandelten sind in einer konkreten Krankheits- und damit Notsituation und es ergibt sich der oben bereits erwähnte Anpassungsdruck, weil die Behandelten in der Regel den Erwartungen der Behandelnden zu entsprechen suchen.[62]

Damit ergibt sich, dass im Zusammenhang der Frage nach der Macht der Fürsorge ein Machtbegriff naheliegt, der den benannten Schwierigkeiten entgeht und die erwähnten Phänomene zu erfassen vermag. An dieser Stelle erscheint mir der relativ weite Machtbegriff Anthony Giddens' hilfreich, der soziale Macht als die Fähigkeit, eine Wirkung zu erzeugen, versteht und sie durch autoritative und allokative Ressourcen vermittelt sieht.[63] Unter «autoritativen Ressourcen» versteht Giddens dabei anerkannte Wissensbestände oder geteilte Perspektiven und Auffassungen über den sozialen Raum, unter «allokativen Ressourcen» materielle begehrte Güter. Macht ist somit weder mit Gewalt noch mit Herrschaft einfach identisch, auch wenn sie mit beiden einhergehen kann: Die Macht einer Behandelnden oder Pflegenden kann in Herrschaft umschlagen, wenn die Behandelte etwa auf die professionelle Kompetenz durch die Bereitschaft zum Gehorsam reagiert. Sie kann mit Gewalt einhergehen, wenn der Behandelnde seine situative Stärke missbraucht, um den Behandelten mit physischem Zwang zu bedrohen, selbst wenn dies in therapeutischer Absicht geschehen mag. Die Macht der Fürsorge

---

Interaktionsverhältnisse zwischen Kontrolle, Partizipation und Freisetzung, Düsseldorf 2007, 143–164 (159).

62 Vgl. Monika Bobbert, Patientenautonomie und Pflege, in: Zeitschrift für medizinische Ethik 45/1999, 119–137 (126–128); vgl. auch dies. Patientenautonomie und Pflege. Begründung und Anwendung eines moralischen Rechts, Frankfurt/M., New York 2002, 144–164.

63 Vgl. Anthony Giddens, A Contemporary Critique of Historical Materialism, Vol. 1: Power, Property and the State, London, Basingstoke 1981, 48–52, sowie ders., Die Konstitution der Gesellschaft. Grundzüge einer Theorie der Strukturierung, Frankfurt/M., New York 1988, 65–67.86. Dabei ist die Beschränkung der Ressourcen auf den Herrschaftsbegriff, die Giddens vornimmt, keineswegs zwingend.

ist im institutionellen Kontext von Klinik und Pflegeeinrichtung in der Regel sowohl durch autoritative wie allokative Ressourcen gestützt: Behandelnde und Behandelte bewegen sich in der Regel in einem definierten rechtlichen Rahmen, der etwa die Standards des professionellen Wissens und die damit einhergehenden Berechtigungen definiert. Wiewohl die genauen rechtlichen Regelungen keineswegs allen Akteurinnen und Akteuren en détail bekannt sind, etabliert das Wissen der Behandelten um das rechtlich verbriefte und bestätigte Wissen der Behandelnden und Pflegenden doch eine Handlungssicherheit, die wirksam ist. Macht wird dabei nicht allein intentional ausgeübt, sondern wirkt in den Erwartungen und Unterstellungen und im Wissen um mögliche Einflussinstrumente aller Beteiligten und ist – über die autoritativen Ressourcen – wesentlich kommunikativ vermittelt. Allerdings verfügen Pflegende und Behandelnde im Kontext der Institution auch über allokative Ressourcen, Verteilungsmacht etwa über Medikamente oder Dienstleistungen, die für die Behandelnden bedeutsam sind. Bei aller Asymmetrie verfügen aber auch die Behandelten bzw. Gepflegten über Macht, die nicht zu vernachlässigen ist und ebenfalls auf autoritativen wie allokativen Ressourcen beruhen kann. So können wohlhabende Behandelte als Kunden über ihr Vermögen Macht ausüben, Patientinnen können aber auch – wenn auch in geringerem Mass als die Professionellen – autoritative Ressourcen einsetzen, etwa, wenn sie einer bestimmten Pflegekraft die Kompetenz absprechen oder eigene Einschätzungen über die Qualität einer Einrichtung in öffentlichen Foren wie dem Internet verbreiten – und selbstverständlich können sie die Kooperation explizit oder nonverbal verweigern. Schliesslich ist auch die Frage nach politischer Macht insofern von Bedeutung, als auf der Ebene der politischen Entscheidungssysteme durch die Gesetzgebung die grundlegenden strukturellen Bedingungen des gesellschaftlichen Fürsorgehandelns geprägt werden.

3. Die Macht der Fürsorge

Weil es im Zusammenhang menschlicher Beziehungen durch die Fragilität und Verletzlichkeit der durch Natalität, Mortalität und Krankheit betroffenen Menschen bei gleicher Würde stets Angewiesenheit, Abhängigkeit und Asymmetrien der Macht gibt, ist Fürsorge eine unhintergehbare Konzeption im menschlichen Miteinander. Sie kann nicht ohne Weiteres auf den Bereich intimer Nahbeziehungen eingegrenzt werden, sondern hat auch im Kontext professioneller Zuwendung, etwa im Gesundheitswesen oder in der sozialen

Arbeit, ihren Ort. Obgleich sie nicht auf reziproke Verhältnisse unter in gleichem Mass zur Autonomie Fähigen zurückgeführt werden kann, sondern die Asymmetrie der Bedürftigkeit voraussetzt, ist sie doch für Fragen der Gerechtigkeit offen, sofern von einer prinzipiellen Würdegleichheit aller Menschen auszugehen ist. Doch nicht nur in der Konstitution der Fürsorgebeziehungen, sondern auch in ihrem Vollzug lässt sie sich, und dies sollte die Argumentation des Artikels zeigen, ohne Macht nicht denken. Macht und Fürsorge gehen immer miteinander einher, denn kompetente Fürsorge ist auf ein gewisses Mass an Macht angewiesen – Macht, die aus dem Wissensvorsprung der Fürsorgenden und dem institutionalisierten Setting stammt, die zusammengenommen die zugewandten fürsorglichen Leistungen erst ermöglichen. Insofern impliziert Fürsorge in der für sie typischen Handlungskonstellation zwischen Fürsorgeleistenden und Fürsorgebedürftigen eine Asymmetrie der Macht. Dies bedeutet aber nun weder, dass Fürsorgebedürftige machtlos wären, noch dass die Macht der Fürsorge zwingend Herrschaft konstituiert oder gar mit Gewalt einherginge.

Weil auch asymmetrische Fürsorgebeziehungen auf der gleichen Menschenwürde der Beteiligten basieren, sind sie für Fragen der Gerechtigkeit offen. Daraus ergeben sich in ethischer Hinsicht nun aber zwei Desiderate, die an dieser Stelle im Sinne eines Ausblicks zu benennen sind. Einerseits nämlich ist zu klären, welche Art von Macht für spezifische Typen der Fürsorge notwendig gegeben sein muss, in der Sprache des hier verwendeten Machtbegriffs: über welche autoritativen und allokativen Ressourcen Behandelnde und Pflegende verfügen müssen, um effektive und angemessene Fürsorge leisten zu können und wie diese Ressourcen auf die Protagonisten zu verteilen sind. Andererseits müssen die Grenzen der Macht der Fürsorgenden bestimmt werden – dies lässt sich über eine Beschränkung der autoritativen und allokativen Ressourcen der Behandelnden und Pflegenden und eine Ausweitung der Ressourcen der Behandelten und Gepflegten erreichen. Beides aber ist alles andere als trivial.

Zu den Fragen im Zusammenhang der notwendigen Macht der Fürsorge im institutionellen Kontext gehören zunächst diejenigen nach den autoritativen und allokativen Ressourcen und ihrer Verteilung auf die Protagonisten. Zu den Herausforderungen im Kontext der autoritativen Ressourcen zählen unter anderem die Fragen der Qualitätsstandards in Ausbildung und Praxis und die mit ihnen einhergehenden Eingriffsrechte: Welcher Professionalisierungsgrad etwa ist für Pflegende angemessen? Sollen sie ähnliche Qualifikationen und Eingriffsrechte haben wie Mediziner und Medizinerinnen? Wie lässt sich der Qualitätsstandard häuslicher Pflege durch Angehörige sichern?

Welcher Professionalisierungsgrad ist den Erziehenden im Zusammenhang früher Bildung – also Kinderkrippen, -garten und -horte – angemessen? Wer bestimmt darüber? Wie verhält sich das in den Zusammenhängen sozialer Arbeit? Im Bereich der allokativen Ressourcen geht es dann etwa um die Ausstattung von Kliniken, Behandelnden und Pflegenden, um Pflegeschlüssel, Kassenleistungen und das Verhältnis von Markt und Staat im Gesundheits-, Bildungs- und Sozialwesen. Innerhalb der einzelnen Praxisbereiche sind dabei stets auch die Verteilungsverhältnisse zwischen den Protagonisten von Bedeutung, für die politische Rahmenbedingungen konstitutiv sind, auch wenn sie die Lage keineswegs vollständig determinieren. So stellt sich etwa in einer modernen Klinik die Frage, über welche autoritative und mittelbezogene Gestaltungsmacht jeweils betriebswirtschaftlich Verantwortliche, Behandelnde und Pflegende verfügen und wie diese Macht mit den Rechten von Behandelten und ihren Angehörigen zu korrelieren ist.

Damit ergibt sich bereits der Übergang in die Fragen der Begrenzung der Macht der Fürsorgenden. Bezüglich der autoritativen Ressourcen hat sich in allen Bereichen des Gesundheits-, des Sozial- und des Bildungswesens im letzten Drittel des 20 Jahrhunderts ein erheblicher Wandel vollzogen, der vor allem die Ausweitung der Rechte der Adressaten der Fürsorge betrifft. So hat sich etwa im Gesundheitsbereich eine Betonung der Patientenrechte Bahn gebrochen, die z. B. zur Ergänzung der klassischen medizinisch-berufsethischen Prinzipien von Schadensvermeidung (*primum nil nocere, nonmaleficence*) und Fürsorgeprinzip (*salus aegroti suprema lex, beneficence*) durch das Prinzip der Respektierung der Patientenautonomie (*respect for autonomy*) führte[64] und Konsequenzen in Recht und Alltagspraxis zeitigte: Dies betrifft etwa die Notwendigkeit der Information der Behandelten, der Einholung von Einverständniserklärungen, der Dokumentation von Behandlungsschritten und die Transparenz im Behandlungsverlauf. Allerdings sind auch diese Entwicklungen nicht unabhängig von politischen Rahmenentscheidungen. So hat etwa der Siegeszug derjenigen Richtung, die öffentliche Institutionen nach dem Vorbild von Unternehmen zu leiten sucht, des *new public management*,

---

64 Vgl. etwa Tom L. Beauchamp, James F. Childress, Principles of Biomedical Ethics, Oxford, New York [6]2009, 99–148 und zur Entwicklung der biomedizinischen Ethik insgesamt Markus Zimmermann-Acklin, Bioethik in theologischer Perspektive. Grundlagen, Methoden, Bereiche, Fribourg, Freiburg/Br., Wien [2]2010, 21–26.

durch die Einführung von Quasimärkten im Gesundheitsbereich die Einflusschancen von Patientinnen und Patienten mit wenig Vermögen wieder begrenzt, indem die Basisversorgung immer stärker eingeschränkt und verdichtet wurde. So wird deutlich, dass auch im Kontext der Macht der Fürsorge Brechts altes Wort gilt, demzufolge über den Gehalt der Mahlzeit nur sehr begrenzt in der Küche entschieden wird[65] – gleichwohl aber die dort gegebenen Entscheidungszusammenhänge immer wieder kritisch zu überprüfen sind.

---

65 «Über das Fleisch, das euch in der Küche fehlt, wird nicht in der Küche entschieden.» Bertolt. Brecht, Die Mutter, in: ders., Stücke I, Berlin, Weimar ^{2}1975, 279–353 (283).

Markus Zimmermann

Legitimationskrise des Helfens? Gedanken zur Ambivalenz der christlichen Caritas[1]

«Es gibt eben zweierlei Mitleid. Das eine, das schwachmütige und sentimentale, das eigentlich nur Ungeduld des Herzens ist, sich möglichst schnell freizumachen von der peinlichen Ergriffenheit vor einem fremden Unglück, jenes Mitleid, das gar nicht Mit-leiden ist, sondern nur instinktive Abwehr des fremden Leidens von der eigenen Seele. Und das andere, das einzig zählt – das unsentimentale, aber schöpferische Mitleid, das weiss, was es will, und entschlossen ist, geduldig und mitduldend alles durchzustehen bis zum Letzten seiner Kraft und noch über dies Letzte hinaus.»

Stefan Zweig[2]

«Gott kennen heisst wissen, was zu tun ist.»

Emmanuel Lévinas[3]

I. Helfendes Handeln unter Verdacht

Die Frage nach der Berechtigung oder Legitimation helfenden Handelns steht seit einigen Jahren teilweise verdeckt, teils aber auch ganz offen zur Debatte. In der Sozialarbeitswissenschaft beispielsweise gilt der Begriff «Helfen» als prinzipiell überholt, wie Ralf Hoburg in der Einleitung zu seinem Sammelband «Theologie der helfenden Berufe» schreibt, wobei der mögliche Machtmissbrauch bzw. die grundsätzliche Gefahr der Machtförmigkeit des

—

1 Der Text geht zurück auf einen Vortrag, der an der Fachtagung «Die Macht der Fürsorge – oder: wer braucht wozu welche Macht?» am 6.12.2013 im Inselspital Bern gehalten wurde.

2 Stefan Zweig, Ungeduld des Herzens, Stockholm 1939, 15.

3 Emmanuel Lévinas, Eine Religion für Erwachsene, in: ders., Schwierige Freiheit. Versuch über das Judentum, Frankfurt/M. 1992, 21–37 (29).

Verhältnisses zwischen helfender Person oder Institution und hilfsbedürftigen Menschen im Zentrum der Aufmerksamkeit stehen.[4] Im Rahmen einer kenyanischen Comedy-Serie beispielsweise wird das «Helfersyndrom in Afrika» aufs Korn genommen, wobei die im Zeitalter der Globalisierung zunehmend umstrittenen Formen der Entwicklungshilfe bzw. -zusammenarbeit ironisch kommentiert sowie als paternalistisch und wirkungslos kritisiert werden.[5] Ein weiteres beliebtes Objekt der Kritik ist die Erschöpfungsdepression oder das «Burn-out» bei Helferberufen, welche als Problem der so genannten «hilflosen Helfer»,[6] weniger hingegen als Symptom schwieriger gesellschaftlicher Problemlagen gedeutet wird. Einschlägig bekannt sind zudem die in der Medizinethik omnipräsente Kritik am ärztlichen Paternalismus im Bereich der Gesundheitsversorgung[7] sowie die Infragestellung des staatlichen Paternalismus in der Rechtswissenschaft, beispielsweise in Auseinandersetzung mit den Regulierungen im Bereich des Sozial- und Präventionsrechts. Etwas speziell ist das im Kontext der Impf-Debatten vertretene Argument, die Hilfestellung für Schwache verhindere das, was von Natur aus eigentlich vorgesehen sei, nämlich die Selektion der Schwachen bzw. das «survival of the fittest». Bislang auf zu wenig Beachtung gestossen ist die Infragestellung der Rolle Helfender im Kontext der Suizidhilfe: Dies wäre namentlich in Situationen notwendig, in denen die Urteilsfähigkeit sterbewilliger Menschen – beispielsweise aufgrund einer schweren psychischen Erkrankung – bezweifelt werden kann. Das helfende Handeln wird als bevormundend, kontraproduktiv (die Eigeninitiative der

—

4 Vgl. Ralf Hoburg, Theologie in der Sozialarbeit als andere Perspektive auf den Gegenstand des Helfens, in: ders. (Hg.), Theologie der helfenden Berufe, Stuttgart 2008, 11–22 (18).

5 Vgl. Markus M. Haefliger, Mit Satire gegen das Helfersyndrom in Afrika. Das Projekt einer kenyanischen Comedy-Serie nimmt private Hilfsorganisationen aufs Korn, in: NZZ Nr. 115, 20.5.2014, 54.

6 Vgl. Wolfgang Schmidbauer, Der hilflose Helfer. Über die seelische Problematik der helfenden Berufe, Hamburg 1977; ders., Helfersyndrom und Burnout-Gefahr, München, Jena 2002; ders., Das Helfersyndrom. Hilfe für Helfer, Hamburg 2007.

7 Vgl. z. B. Ulrike Butz, «Vertrauen Sie mir, ich bin Arzt!» – Der Zusammenhang von Vertrauen und Macht in der Arzt-Patienten-Beziehung, in: Reiner Anselm/Julia Inthorn/Lukas Kaelin/Ulrich H. J. Körtner (Hg.), Autonomie und Macht. Interdisziplinäre Perspektiven auf medizinethische Entscheidungen, Göttingen 2014, 51–65.

Hilfesuchenden werde erstickt) und hilflos (im Sinne der Rede von den hilflosen Helfern oder einer Selbstüberforderung mit Burnout-Gefahr) kritisiert. Gewarnt wird vor einem ungerechtfertigten Paternalismus schwächeren Menschen gegenüber, deren Hilfsbedürftigkeit perpetuiert statt beseitigt würde. Gerd Theissen hat es systematisch so formuliert: Das Helfen werde gegenwärtig auf dreifache Weise infrage gestellt, nämlich als dysfunktional gegen die Evolution gerichtet (Biologie), als Ausdruck der psychischen Selbstausbeutung (Psychologie) und als Machtmissbrauch (Soziologie).[8]

Wie lässt sich angesichts dieser Kritik das helfende Handeln, das nicht selten im Namen der christlichen Nächstenliebe, Caritas oder Barmherzigkeit praktiziert wird, überhaupt legitimieren? Und: Unterscheidet sich die durch Nächstenliebe motivierte Arbeit von einem Engagement, das in erster Linie durch Karriereabsichten oder Profitinteresse motiviert ist? Wenn Letzteres der Fall sein sollte: Worin kommen diese Unterschiede dann zum Ausdruck? Generiert die christliche Caritas einen spezifischen Output, einen irgendwie identifizierbaren Mehrwert gegenüber anderweitig motiviertem helfenden Handeln? Auf der Website der Hirslanden-Gruppe, einem führenden privaten Anbieter für Gesundheitsleistungen in der Schweiz, werden beispielsweise als «Grundwerte der Mitarbeitenden» Kundenorientierung, Teamgedanke, Leistungsorientierung, Vertrauen und Respekt angegeben; ein Hinweis auf die Caritas-Tradition, heute gewöhnlich formuliert anhand der Begriffe «Care», «Sorge», «Hilfe», «Unterstützung», «Empowerment» oder «Wohltun», fehlt hingegen, obgleich die Arbeit mit den Patientinnen und Patienten in den Krankenhäusern der Hirslandengruppe ähnlich verlaufen dürfte wie in christlich konfessionell geführten Häusern (zumal dieser Privatanbieter, der inzwischen zu einem südafrikanischen Finanzkonsortium gehört, in den letzten Jahren einige der insgesamt sehr wenigen konfessionell geführten Spitäler in der Schweiz übernommen hat).[9]

Im Zuge der Auseinandersetzung mit den kritischen Anfragen bildete sich in der Theorie der Sozialarbeit ein Hilfe-Verständnis heraus, in welchem der

---

8 Vgl. Gerd Theissen, Die Legitimationskrise des Helfens und der barmherzige Samariter. Ein Versuch, die Bibel diakonisch zu lesen, in: Gerhard Röckle (Hg.), Diakonische Kirche: Sendung – Dienst – Leitung, Neuenkirchen-Vluyn 1990, 46–76, (46–53).

9 Wenn hier von Grundwerten die Rede ist, sind wohl in erster Linie Wert*haltungen* (traditionell Tugenden) gemeint. Zur Bedeutung der Care oder Fürsorge als einer Grundtugend für Pflegende vgl. den Beitrag von Settimio Monteverde in diesem Band.

Prozess der Hilfe auf die funktionale Erbringung von Dienstleistungen und damit auf den gewünschten Output reduziert verstanden wurde.[10] Damit wurde die in Motivation, Intention und Grundhaltungen (Tugenden) zum Ausdruck kommende persönliche Dimension des helfenden Handelns weitgehend ausgeklammert und blieb unbeachtet:

> «Die Entkleidung des Helfens um seine religiösen Motive und Ursprünge produzierte in der Sozialarbeit den Mythos einer rational produzierbaren Hilfeleistung. Dabei degenerierte das ‹Helfen› zu einem funktional beschreibbaren technologischen Vorgang.»[11]

Inzwischen sei diese persönliche Dimension auch in der Sozialarbeitstheorie wieder entdeckt und anerkannt worden, schreibt Ralf Hoburg:[12] Im Bereich helfenden Handelns zwischen Menschen sei von einem anthropologischen Mehrwert die Rede, der Impuls zu helfen werde in Abhängigkeit zu den Wahrnehmungen, die eine Person mache, und auch zu den die helfende Person prägenden Werte verstanden.

Wenn Menschen anderen helfen, besteht grundsätzlich eine Asymmetrie und, damit verbunden, ein Machtgefälle. Dass es in solchen Situationen auch zu Fällen eines Machtmissbrauchs kommt, lässt sich schwer verhindern. Helfendes Handeln gerät darum berechtigterweise unter den Verdacht, dazu beizutragen, Machtverhältnisse zu schaffen oder bestehende zu zementieren. Bereits vor Bekanntwerden der Missbrauchsskandale in der katholischen Kirche hat Hermann Steinkamp aus Sicht der praktischen Theologie die Foucault'sche Beobachtungen zur Pastoralmacht mit Blick auf das seelsorgerliche und diakonische Handeln im Bereich kirchlicher Institutionen analysiert und dabei eine Reihe subtiler, missbrauchsanfälliger Strukturen aufgedeckt.[13] Zu den Merkmalen dieser Pastoralmacht gehöre, dass sie vordergründig nicht als Macht erscheine, sondern sich hinter vielerlei Tarnungen verberge, namentlich als Fürsorge oder aufopfernder Einsatz für die

---

10 Vgl. Hoburg 2008 (Anm. 4), 18.

11 Hoburg 2008 (Anm. 4), 19.

12 Vgl. Hoburg 2008 (Anm. 4), 19.

13 Vgl. Hermann Steinkamp, Die sanfte Macht der Hirten. Die Bedeutung Michel Foucaults für die Praktische Theologie, Mainz 1999. Der Autor setzt seinen Analysen der Pastoralmacht im letzten Kapitel eine Gegenvision christlicher Freiheitspraxis entgegen, einer grundlegenden Solidarität, die sich die Subjektwerdung und Freiheit aller Menschen zum Ziel setzt.

ihr Anvertrauten, als liebevolle Sorge um fremdes Seelenheil.[14] Viele der von ihm genannten Bedenken gelten nicht zuletzt auch für den säkularen Wohlfahrtsstaat mit seinen teilweise starke Abhängigkeiten erzeugenden oder verfestigenden Hilfe-Einrichtungen.[15]

Helfendes Handeln geschieht zum einen spontan im zwischenmenschlichen Bereich, zum andern in institutionalisierten Formen: Der Begriff «Caritas» steht symbolisch für beide Aspekte, sowohl für die christliche Barmherzigkeit im zwischenmenschlichen Bereich, die spontan tätig werdende Nächstenliebe, als auch für eine der grössten Hilfsinstitutionen Deutschlands, nämlich den Deutschen Caritasverband, der mit rund 560'000 Mitarbeiterinnen und Mitarbeitern und etwa ebenso vielen ehrenamtlichen Helferinnen und Helfern einer der grössten öffentlichen deutschen Arbeitgeber ist. Im Folgenden werde ich auf beide Aspekte eingehen.[16]

II. Begriffsklärungen

Fürsorge und *helfendes Handeln* gehören einem Begriffsfeld mit uneindeutigen und fliessenden Übergängen an: Die Begriffe Fürsorge, das englische *care*, Sorgen, Dienen, Dienstleistung, Diakonie, Helfen, soziale Hilfe, Sozialhilfe, professionelle Unterstützung bis hin zu den religiös konnotierten Konzepten

---

14 Vgl. Steinkamp 1999 (Anm. 13), 9f.

15 Kritik an den negativen Seiten sozialstaatlicher Einrichtungen hat auch Jürgen Habermas regelmässig formuliert, vgl. z. B. ders., Die neue Unübersichtlichkeit. Die Krise des Wohlfahrtsstaates und die Erschöpfung der utopischen Energien, in: ders., Die neue Unübersichtlichkeit. Kleine politische Schriften V, Frankfurt/M. 1985, 141–163: Er betont, wie wichtig die eigene Initiative der Bürgerinnen und Bürger sei, der Aufbau eigener Lebensformen; sozialstaatlichen Programmen fehle es oft an einer Skepsis gegenüber der damit verbundenen Macht, insbesondere angesichts von der mit ihnen einhergehenden Bürokratisierung und Verrechtlichung staatlicher Hilfen. So, wie der Sozialstaat heute funktioniere (über die Medien von Macht und Geld), verhindere er das Ziel, das er eigentlich anstrebe, nämlich die Schaffung eigenständiger Lebensformen und die Förderung eigener Initiativen.

16 Dabei habe ich mich durch einen Text des Heidelberger Neutestamentlers Gerd Theissen inspirieren lassen, welcher die Legitimitätskrise des helfenden Handelns zum Thema hat und an zentraler Stelle eine faszinierende Auslegung des Samaritergleichnisses bietet, vgl. Theissen 1990 (Anm. 8).

wie Nächstenliebe, Barmherzigkeit, Mitleid, Mitgefühl (*compassion*) und Liebe bilden ein Begriffsspektrum mit vielfältigen historischen Bedeutungsschichten, unklaren Abgrenzungen und weitreichenden Assoziationen.[17] Heinz Rüegger und Christoph Sigrist haben in ihrer Monographie zur theologischen Begründung helfenden Handelns folgende Definition vorgeschlagen:

> «Helfen beinhaltet dann all jene Aktivitäten, durch die jemand eigene Handlungsmöglichkeiten einsetzt, um den Mangel an Handlungsmöglichkeiten auszugleichen, der aufseiten derjenigen Person besteht, die sich mit dem betreffenden Problem konfrontiert sieht und dessen Lösung wünscht.»[18]

Demnach ist die Grundkonstellation helfenden Handelns von einem Mangel oder Defizit an Handlungsmöglichkeiten beim Hilfesuchenden gekennzeichnet, dem auf unterschiedliche Weise, beispielsweise durch eine spontane Tat, planmässig organisiertes Handeln oder aber auch durch das Dienstleistungsangebot einer Institution begegnet werden kann.[19]

Im «Tractatus logico-suicidalis» unterstreicht der 1989 durch Suizid aus dem Leben geschiedene Aargauer Schriftsteller Hermann Burger an einer zentralen Stelle seiner Abhandlung die Bedeutung der Liebe bzw. der symmetrischen Anerkennung durch die Liebe eines anderen Menschen: Er macht dabei indirekt darauf aufmerksam, wie sehr die Persönlichkeit und Haltung der helfenden Personen und deren Umgang mit den Defiziten des Hilfesuchenden von Bedeutung sind. Auf die Frage, worin eine angemessene Reaktion auf suizidale Absichten eines Menschen bestehen könnte, nennt er fünf Möglichkeiten, von denen er mit Ausnahme einer einzigen alle verwirft:

> «329: Im Verhalten einem Selbstmörder gegenüber gibt es fünf Kategorien von Menschen. Die ersten werden aggressiv und verdammen ihn, nennen ihn auch einen Feigling. Die zweiten partizipieren schweigend an seinem Unglück, schmarotzen davon und sind froh, dass er es an ihrer Stelle tut. Die dritten reden ihm zu und bieten alle Argumente auf, um ihm davon abzuraten. Die vierten handeln kurz entschlossen, eine Frau etwa so, dass sie den Kandidaten auf der Stelle liebt. Die fünften bejahen die Tat, weil sie den Selbstmörder von Grund auf verstehen. 330:

---

17 Vgl. Heinz Rüegger/Christoph Sigrist, Diakonie – eine Einführung. Zur theologischen Begründung helfenden Handelns, Zürich 2011, bes. 36–39.

18 Vgl. Rüegger/Sigrist 2011 (Anm. 17), 38.

19 Zur Komplexität möglicher Interventionen, Umstände und Arten helfenden Handelns vgl. Rüegger/Sigrist 2011 (Anm. 17), 38f.

Die ersten sollte man über den Haufen schiessen, die zweiten lynchen, die dritten anhören, um es dann erstrecht zu tun. 331: Liebe, wie Ingeborg Bachmann sagt, als ‹die stärkste Macht der Welt›, könnte eine Chance sein. 332: Eine Therapie vermittelt aber nie Liebe, sie analysiert den Wunsch des Patienten, auf der Stelle geliebt zu werden.»[20]

In diesen Aussagen im «Tractatus» markiert der Autor sozusagen eine kleine Schwachstelle in seiner ansonsten stringenten Argumentation zugunsten des Suizids als einzig sinnvoller und rationaler Lebensentscheidung angesichts existenziellen Leidens. Dabei unterstreicht er den Unterschied zwischen einem von Asymmetrie und Distanz geprägten institutionalisierten Helfen und der Symmetrie in der Anerkennung zwischen Liebenden. Die Rede von der «Macht der Fürsorge» und der «Macht der Liebe» spielt offensichtlich auf zwei Realitäten an, die in einem eigenartigen oder zumindest ambivalenten Graubereich zwischen paternalistisch-bevormundenden und daher negativ erlebten und schöpferisch-anerkennenden und darum positiv beschriebenen Erfahrungen oszillieren, obgleich beide Erfahrungen nicht nur semantisch eng miteinander zusammenhängen. Entscheidende Bedeutung in der symbolischen Wirkung helfenden Handelns sind offensichtlich Asymmetrie und Distanz bzw. deren Gegenteil, Symmetrie und Nähe.

Der Begriff der Macht verweist zunächst und im Sinne der Handlungsfähigkeit auf ein ethisch neutrales Konzept. Macht ermöglicht das Handeln, wie Hannah Arendt in Abgrenzung zur Realität von «Gewalt» betont hat.[21] In diesem Sinn ist sie auch das explizite Ziel von Empowerment, der Wieder-Befähigung von ohnmächtigen Menschen zum Handeln, welches heute als Ideal vieler helfender Bemühungen gilt. Die involvierte Macht kann offensichtlich zum Guten oder zum Schlechten eingesetzt werden. Problematisch wird es vor allem dann, so geben Heinz Rüegger und Christoph Sigrist zu Recht zu bedenken, wenn das Phänomen der Macht in helfenden Beziehungen gar nicht wahrgenommen wird oder mit moralisierendem Gestus

—

20 Hermann Burger, Tractatus logico-suicidalis. Über die Selbsttötung, Frankfurt/M. 1988, 75. Die gesammelten Werke des Aargauer Schriftstellers sind 2014 erstmals in einer achtbändigen Gesamtedition beim Verlag Nagel & Kimche erschienen, das hier zitierte Werk erscheint am Ende von Bd. 8.

21 Vgl. Hannah Arendt, Macht und Gewalt, München 1971, 47–52, Hinweis zitiert nach: Lukas Kälin, Macht in der Medizin – Eine philosophische Perspektive, in: Anselm u.a. (Hg.) 2014 (Anm. 7), 43–50 (46f.).

bestritten wird.[22] Auch die Medizinethik ist inzwischen zu einem Machtfaktor im Krankenhaus geworden, insofern sie indirekt eine Definitionsmacht ausübt über das gute Leben und Sterben sowie sich direkt in Entscheidungsprozesse einschaltet.[23] Rainer Wettreck verweist zudem auf die Macht der Pflegenden: So machtlos, wie die Pflege manchmal wirke und sich nicht selten selber sehe, sei sie in Wirklichkeit gar nicht: Neben der *Disziplinarmacht*, der Durchsetzung von Ordnungen einer Institution, der *Therapiemacht*, der Kontrolle des Gesundheitszustandes, und der *Sinn-, Wissens- und Deutungsmacht*, dem eigenen systemischen Wissen, nennt er die *Allokationsmacht*, die bei der Verteilung der Zeit, aber auch der Mahlzeiten, der Schmerzmittel, der Körperhygiene und bei vielen kleinen Handreichungen zum Ausdruck komme.[24]

Die Rede von der Legitimationskrise spielt schliesslich darauf an, dass helfendes Handeln seit einigen Jahren der Kritik eines Machtmissbrauchs ausgesetzt ist, so dass in der Sozialarbeitswissenschaft nicht mehr vom Helfen, sondern von sozialer Hilfe die Rede ist, anstelle von Hilfsbedürftigen von Klienten.[25] Das ist auch ein Vorgang, der die Welt der Gesundheitsversorgung erreicht hat, insofern beispielsweise am Eingang der Luzerner Frauenklinik von «Klientinnen» anstelle von «Patientinnen» die Rede ist. Gemäss Duden geht der Begriff «Klient» auf das lateinische *cliens* zurück, was soviel heisst wie «der Hörige» und mit «biegen, beugen, neigen» zu tun hat, also jemanden bezeichnet, der bei einer anderen Person eine Anlehnungsmöglichkeit gefunden hat. Die Wortherkunft von «Klient» ist somit ganz offensichtlich

—

22 Vgl. Rüegger/Sigrist 2011 (Anm. 17), 211. Auf dieser Basis der Verdrängung von Macht beruhen auch weitgehend die Analysen zur Pastoralmacht bei Steinkamp 1999 (Anm. 13).

23 Vgl. Reiner Anselm/Julia Inthorn/Lukas Kaelin/Ulrich H. J. Körtner, Vorwort: Autonomie und Macht in der modernen Medizin, in: Anselm u.a. (Hg.) 2014 (Anm. 7), 7–10 (10).

24 Vgl. Rainer Wettreck, «Am Bett ist alles anders» – Perspektiven professioneller Pflegeethik, Münster 2001, 38–40. Vgl. auch die Beobachtungen zur pflegerischen Ordnungsmacht im Beitrag von Settimio Monteverde in diesem Band.

25 Rolf Hoburg hebt hervor, dass die Kritik am Klientbegriff inzwischen auch in der Sozialarbeitstheorie auf offene Ohren stösst, vgl. ders. 2008 (Anm. 4), 19; er verweist hier auf Reto Eugster, Der Klientbegriff wird keinem Menschen gerecht, in: Horst D. Uecker/Marcel Krebs (Hg.), Beobachtungen der Sozialen Arbeit, Heidelberg 2005, 178–189.

auch nicht über jeden Verdacht erhaben oder paternalismusfrei, darum stellt sie nur vordergründig eine Alternative dar.

III. Ambivalenz der institutionalisierten Caritas

Offensichtlich ist die institutionalisierte Caritas auf dem «Markt des Helfens»[26] besonders der Gefahr ausgesetzt, dass die ursprünglich gute Idee und Motivation in erratische Verhältnisse und Bürokratie umkippt, und damit ins Gegenteil von dem, was eigentlich einmal gedacht war. Offensichtlich müssen diese etablierten Formen von Nächstenliebe immer wieder den kritischen Anfragen nach dem Erhalt der ursprünglichen Idee ausgesetzt werden, damit die Glaubwürdigkeit gegen aussen erhalten werden kann und die Motivation der Mitarbeitenden nicht massiv gefährdet wird.[27]

Die Leitbild-Präambel des Deutschen Caritasverbandes bringt den enorm hohen Anspruch an die eigene Institution und deren Mitarbeitende auf den Punkt:

> «Caritas ist konkrete Hilfe für Menschen in Not. Richtschnur ihrer Arbeit sind Weisung und Beispiel Jesu Christi. Die Hinwendung zu den Hilfebedürftigen und die Solidarität mit ihnen ist praktizierte Nächstenliebe. Sie ist Aufgabe und Verpflichtung eines jeden Christen. Sie ist zugleich Grundauftrag der Kirche. Aus christlicher Verantwortung leistet Caritas vielfältige Hilfe mit und für Menschen. Als Wohlfahrtsverband der katholischen Kirche wirkt der Deutsche Caritasverband an der Gestaltung des kirchlichen und gesellschaftlichen Lebens mit. Massgebend für seine Tätigkeit sind der Anspruch des Evangeliums und der Glaube der Kirche. Durch sein Wirken trägt er zur öffentlichen Beglaubigung der kirchlichen Verkündigung bei. Als Spitzenverband der freien Wohlfahrtspflege steht der Deutsche Caritasverband in der Mitverantwortung für die sozialen Verhältnisse in der Bundesrepublik Deutschland. Er lässt sich vom Bild einer solidarischen und gerechten Gesellschaft leiten, in der auch Arme und Schwache einen Platz mit Lebensperspektiven finden können.»[28]

Trotz dieser hohen Ansprüche an die eigenen Aktivitäten in Kirche und Gesellschaft sind die caritativen Unternehmen seit einiger Zeit dem rauen

—

26 Vgl. Rüegger/Sigrist 2011 (Anm. 17), 241–256.

27 Vgl. Theissen 1990 (Anm. 8), 47.

28 Leitbild des Deutschen Caritasverbandes, Freiburg/Br. 1997 (www.caritas.de, 24.7.2014), 5.

Wind der Konkurrenz, wachsendem finanziellen Druck, der zunehmenden Bedeutung von Rendite, neuen Management-Formen, einer konsequenten Kundenorientierung, der Optimierung von Abläufen, der Forderung nach Transparenz und der Qualitätskontrolle ausgesetzt, um nur einige wichtige Herausforderungen zu nennen. In diesen Punkten unterscheiden sie sich in keiner Weise von anderen, nicht-christlichen Unternehmen. Im Zuge dieser Entwicklungen kann es dazu kommen, dass sich die negativen Seiten dieser Prozesse intern auf die Mitarbeitenden und extern auf Patientinnen und Patienten auswirken. Interne Umstrukturierungen mit massiven Folgen für die Motivation der Mitarbeitenden, Entlassungen, Zeitdruck, Paternalismen als Relikte aus Zeiten, als die caritativen Unternehmen noch nach dem Modell der Grossfamilie strukturiert waren: Phänomene wie diese widersprechen dann unter Umständen eklatant dem christlichen Leitbild caritativer Unternehmen und können zu einem Glaubwürdigkeitsverlust nicht nur der einzelnen Institution und deren Verantwortlichen, sondern auch der Kirchen oder im schlimmsten Fall des christlichen Glaubens bei den Betroffenen führen.[29]

Basina Kloos, Mitglied des Franziskanerinnen-Ordens und mitverantwortlich für die Leitung der Marienhaus Holding GmbH mit Krankenhäusern und Sterbehospizen in Rheinland-Pfalz, Saarland und Nordrhein-Westfalen, zudem der Philosophisch-Theologischen Hochschule in Vallendar (eine katholische Hochschule in freier Trägerschaft im Rang einer Universität, die um eine Pflegefakultät ergänzt wurde), äussert sich seit einigen Jahren zu Fragen der Führung caritativer Unternehmen im Spannungsfeld von Ökonomie, christlichen Werthaltungen und Wettbewerb.[30] Sie unterscheidet zwischen einer Logik der Ökonomie, einer Logik der Wirtschaftswissenschaften und der Logik des Glaubens, wobei sie den verantwortungsvollen und sachkundigen Umgang mit Geld nicht als Gegensatz zu christlichen Werten und zur Spiritualität deutet. Entscheidend sei das Selbstverständnis der Unternehmen als «Anwälte des Menschen in Not».[31] Sie lehnt den Primat der Wirtschaftlichkeit ab und hält Wertschöpfung allein noch für kein

---

29 Vgl. die Gegenüberstellung der Funktionen bei Wettbewerbs- und Bedürftigkeitsorientierung eines Unternehmens in Rüegger/Sigrist 2011, (Anm. 17), 253.

30 Vgl. Basina Kloos, Das kirchliche Krankenhaus im Spannungsfeld von Ökonomie, christlichen Werten und Wettbewerb, in: Zeitschrift für Medizinische Ethik 55 (2009), 85–89.

31 Vgl. Kloos 2009, (Anm. 30), 85.

Kennzeichen einer christlichen Einrichtung. Wesentlich seien die Wertschätzung der Mitarbeiter und eine wertorientierte Führung eines Krankenhauses.[32] Ihre Aufzählung von «Spuren des Evangeliums» in einem christlichen Krankenhaus jedoch lässt nur in einem Punkt, nämlich der Integration von theologisch-ethischen Weiterbildungsangeboten in der Personalentwicklung, eine Spezifität gegenüber nicht-christlichen Unternehmen erkennen; auch die beiden zusätzlich von ihr erwähnten Elemente, an welchen sich die Früchte des Evangeliums erkennen liessen, nämlich ein ausdrückliches Seelsorge-Angebot und die Integration von Gottesdiensten und christlichen Symbolhandlungen, lassen nicht auf eine bestimmte Form, ein Krankenhaus zu führen, rückschliessen;[33] zudem verfügen die meisten grösseren Krankenhäuser in der Schweiz, ob staatlich oder privat geführt, über Seelsorge- und Gottesdienst-Angebote. Hinsichtlich betriebswirtschaftlicher Aspekte ruft Basina Kloos zu Risikofreudigkeit auf, wichtig sei, Neues zu wagen, auch auf die Gefahr hin, dass Projekte (ökonomisch) scheitern könnten. Schliesslich schreibt sie, eine evangeliumsgemässe Leistungserbringung bedeute, in einem gewissen Masse auch Leistungen zu verschenken, also gratis abzugeben, ohne diese Forderung jedoch näher zu präzisieren.[34] Angesichts dessen, dass es bei christlichen Grossunternehmungen, die wie die Marienhaus-Holding im Wettbewerb mit rein wirtschaftlich vorgehenden Unternehmen stehen, um viel Macht, politischen Einfluss und Geld geht, ist die Aufforderung zu Leistungsabgaben ohne Gegenleistungen eine gewagte These, die der Konkretisierung bedarf. Falls mit diesen Gratisleistungen dasjenige gemeint ist, was grosse Unternehmen heute im Bereich sozialen Engagements bzw. «Charity» (sic!) tun, wäre auch diese Geste keine, welche die christliche Gesinnung einer Firma besonders auszeichnen würde. Falls es hingegen geschieht, dass von Mitarbeitenden ein bestimmtes Lebensethos verlangt wird, um im Betrieb mitarbeiten zu dürfen, während sich das gesamte Unternehmen in erster Linie am Markt ausrichtet, droht in christlich

—

32 Rüegger/Sigrist 2011, (Anm. 17), 249, schreiben von einem «normativen Management», welches sich vom operativen und strategischen Management darin unterscheide, dass hier das unternehmerische Tun am Kriterium der Legitimität gemessen werde, d. h. daran, ob die Leistungen auch sinnvoll und nachhaltig seien und den ethischen Standards gerecht würden, welche sich die Leitung einer Einrichtung verpflichtet wüsste.

33 Vgl. Kloos 2009, (Anm. 30), 87f.

34 Vgl. Kloos 2009, (Anm. 30), 88. Sie verweist hier u. a. auf Mt 10,8: «Umsonst habt ihr empfangen, umsonst sollt ihr geben.»

geführten Unternehmen die Karikatur einer evangeliumsgemässen Atmosphäre zu entstehen, insofern Mitarbeitende in nicht explizit christlich geführten Unternehmen arbeitsrechtlich zum Beispiel im Falle einer Wiederverheiratung nach einer Scheidung besser gesichert sind als in ihren christlichen Pendants.

Als Konkurrenzmodell zu den erwähnten Einrichtungen kann beispielsweise eine *for profit*-Aktiengesellschaft wie die Rhön Klinikum AG gelten, welche Krankenhäuser in Deutschland kommerziell betreibt und die, ähnlich wie die erwähnte Hirslanden-Gruppe in der Schweiz, die Erhöhung des Unternehmensgewinns als oberstes Ziel verfolgt. Ein Blick auf die Website des Unternehmens zeigt jedoch, dass die hier als Ideal verfolgten Werte inhaltlich kaum von denjenigen zu unterscheiden sind, welche Basina Kloos für christliche Krankenhäuser einfordert:

> «Wir bekennen uns zu Qualität und nachhaltigem Engagement – als Gesundheitsversorger, als Arbeitgeber und als Unternehmen. Erfolg ist für uns untrennbar mit medizinischer, ökologischer und sozialer Verantwortung verbunden: Denn dauerhaft erfolgreiche Gesundheitsversorgung bedarf neben Qualitätsmedizin auch einer gesunden Arbeits- und Lebensumwelt. Mit Blick auf das Vertrauen unserer Patienten, Mitarbeiter und Anleger haben wir uns ethisch dazu verpflichtet, dass Sein und Schein langfristig übereinstimmen. Neben ausgewogenen und aufrichtigen Leistungsbeziehungen mit unseren Mitarbeiterinnen und Mitarbeitern gründet unsere Wertschöpfung in wesentlichem Masse auf einem umsichtigen und verantwortungsbewussten Umgang mit unserer Umwelt.»[35]

Im Rahmen eines an der Universität Göttingen durchgeführten Forschungsprojekts zum Thema «Autonomie und Vertrauen in der modernen Medizin» wurde in einer theologisch-ethischen Teilstudie gezeigt, dass sich als ein charakteristisches Merkmal konfessioneller Krankenhäuser ein Handeln identifizieren lasse, das «einfach menschlich» sei, «den Menschen Mensch sein lasse», welches schliesslich das Entstehen von Vertrauen ermögliche. Institutionell seien dafür insbesondere die Schaffung von Zeit für Gespräche und Raum für ungezwungene Begegnungen entscheidend wichtig.[36]

---

35 Vgl. http://www.rhoen-klinikum-ag.com (21.7.2014).

36 Reiner Anselm/Ulrike Butz, Teilprojekt Theologie, in: Claudia Wiesemann (Hg.), Autonomie & Vertrauen. Schlüsselbegriffe der modernen Medizin. Broschüre, Göttingen 2013 (vgl. www.autonomie-und-vertrauen.uni-goettingen.de, 21.7.2014), 24–27.

> «Vertrauen und konfessionelle Identifizierbarkeit entstehen in Praktiken, die erkennbar sich dem Patienten ‹einfach als Mensch› zuwenden, ohne die Beschränkungen professionsspezifischer Kommunikation. Eine Organisation kann diese Praxis nicht selbst erzeugen, da sie sich stets in personalen Begegnungen ereignet. Sie muss allerdings in Blick auf Räume und Zeiten die Ressourcen bereitstellen, die eine Kommunikation ‹als Mensch› ermöglichen.»[37]

Werde diese Art der Zuwendung in einer Institution explizit thematisiert, sei dies bereits als ein Krisensymptom zu deuten, so die Erfahrungen aus dem Forschungsprojekt, welches auf qualitativen Interviews mit Mitarbeitenden konfessioneller Häuser beruht. Wenngleich diese Ergebnisse in gewisser Hinsicht einleuchten, insoweit Zeit und Raum für informelle Gespräche zu bestehen scheinen, in denen beispielsweise im Zusammenhang mit Krankheit und Sterben entstehende existenzielle Fragen angesprochen werden können, bleibt zu beantworten, ob solche Oasen nicht auch in nicht-christlichen Einrichtungen im Sinne der Förderung der Kundenorientierung und der Sicherung einer Vertrauensbeziehung zwischen Arzt und Patient bestehen könnten.[38] Ein Blick beispielweise auf die Praxis von Palliative Care legt nahe, dass sich eine gute menschliche Versorgung chronisch Kranker und Sterbender auch ohne expliziten Bezug auf christliche Motive hinsichtlich ihrer Menschlichkeit letztlich nicht von einer Versorgung aus explizit christlicher Motivation unterscheiden lässt.[39]

IV. Spontaneität und Funktionalität helfenden Handelns

Nicht zuletzt im Zuge der Wertschätzung eines relationalen Autonomieverständnisses[40] wird gegenwärtig auch die These vertreten, dass im helfenden

---

37 Anselm/Butz 2013 (Anm. 36), 26.

38 Die Detailergebnisse der Studie wurden meines Wissens noch nicht publiziert. Im Design des Forschungsprojekts scheint eine Beschränkung darin zu bestehen, dass keine Vergleichsgruppe aus nicht-konfessionellen Häusern interviewt wurde, so dass aufgrund der Ergebnisse nur bedingt Aussagen über einen Vergleich beider Gruppen möglich scheint.

39 So auch Rüegger/Sigrist 2011 (Anm. 17), 115–122.

40 Vgl. Claudia Wiesemann/Alfred Simon (Hg.), Patientenautonomie. Theoretische Grundlagen – Praktische Anwendungen, Münster 2013, bes. Teil 1: «Patientenautonomie und Philosophie» (13–75).

Handeln für alle Beteiligten auch eine Chance bestehe. In einem Beitrag der Neuen Zürcher Zeitung wurde unter dem Titel «Helfen hilft» ein Mentoring-Programm von Studierenden für Jugendliche mit Schwierigkeiten vorgestellt, in welchem den Helfenden versprochen wird, sie würden durch ihr Helfen auch selbst profitieren, nämlich ihre eigenen Perspektiven erweitern, soziale Kompetenzen entwickeln und sich den Einstieg ins Berufsleben erleichtern.[41] Zur Begründung des helfenden Handelns wird also auf dessen Funktionalität verwiesen, wie es auch aus der Pflege- und Sozialarbeitswissenschaft bekannt ist: Eine Legitimierung des helfenden Handelns wird über den erreichten positiven Output gesucht, während die Motivation des Handelnden sowie die Befindlichkeit des Hilfesuchenden weitgehend ausgeklammert werden.

Gerd Theissen steht diesem Versuch der Legitimierung über die Folgen zu Recht skeptisch gegenüber. Die Fundierung helfenden Handelns über die Funktionalisierung müsse schon deshalb scheitern, weil «es» – im Nachhinein und von den Folgen aus beurteilt – längst nicht immer funktioniert mit dem Helfen. Was soll dann geschehen, wenn keine Aussicht auf eine Befähigung eines Menschen mehr besteht, was, wenn eine Hilfe einseitig und ohne messbaren Output bleibt? Eine solche Situation dürfte einer gängigen Erfahrung in der Sozialarbeit entsprechen, namentlich in der Obdachlosenhilfe oder in der Betreuung von Menschen im Drogenmilieu. Sollte die Hilfe dann unterlassen werden?[42]

> «Selbst wenn wir […] die Funktion unserer Handlungen in den grossen Systemen des Lebens beurteilen könnten, würde uns das wenig helfen: Denn wir kommen unweigerlich in die Situation, wo wir auf Hilfsbedürftigkeit stossen – aber verpflichtet wären, nein zu sagen, weil Hilfe an diesem Punkt unverkennbar dysfunktional für das Ganze wäre. Wer Hilfe durch deren Funktionalität begründet, endet immer in diesem Dilemma: Entweder bleibt ungewiss, ob unsere Hilfe legitim ist, weil wir nur begrenzte Einblicke in umfassende Zusammenhänge und die zukünftigen Folgen unseres Handeln haben – oder wir trauen uns ein Urteil über Funktionalität und Dysfunktionalität unseres Handelns zu mit dem Ergebnis, dass wir manchmal Hilfe verweigern müssten, wo es uns spontan danach drängt, zu

---

41 Vgl. Matthias Hamann, Helfen hilft. In einem Mentoring-Programm begleiten Studierende Schüler und lernen dabei selber dazu, in: NZZ Nr. 239, 9.9.2013, 39.

42 Zum Konflikt bei Handlungen, die aus guter Absicht heraus getan werden, jedoch schlechte Folgen nach sich ziehen, vgl. Dirk Maxeiner/Michael Miersch, Das Mephisto-Prinzip. Warum es besser ist, nicht gut zu sein, Frankfurt/M. 2001.

helfen. Dieses Dilemma entsteht m. E., weil Hilfe letztlich nicht funktional begründet werden kann.»[43]

Der Heidelberger Neutestamentler bietet eine Alternative an, indem er das helfende Handeln im Anschluss an den dänischen Intuitionisten Knud Løgstrup (1905–1981) als eine «souveräne Lebensäusserung» deutet, die transkulturell verbreitet und intuitiv bei allen Menschen vorgegeben sei. Sie wirke auch dann, wenn unzählige Zweifel bestünden, schlicht spontan und souverän gegenüber möglichen Bedenken.[44] Compassion oder Mitleid, so in der Formulierung von Hermann Steinkamp, sei daher auch kein christliches Sondergut, sondern als «Geschenk des Himmels» an alle Menschen guten Willens zu interpretieren.[45]

Eine mögliche anthropologische und ethische Tiefendeutung dieses Phänomens bietet Emmanuel Lévinas, insofern er die Passivität in der Begegnung mit dem Antlitz eines anderen als Ursprungssituation von uns Menschen deutet, in welcher der andere mich fordert und damit in die Pflicht nimmt, ihm gegenüber in bestimmter Weise zu handeln, beispielsweise in der Not zu helfen oder beizustehen.[46] Klaus Dörner hat den Versuch unternommen, diesen Ansatz für die ärztliche Ethik und das ärztliche Selbstverständnis fruchtbar zu machen.[47] Im Kapitel 1 «Der Patient als der Fremde» schreibt er:

---

43 Theissen 1990 (Anm. 8), 52.

44 Vgl. Theissen 1990 (Anm. 8), 52f. Vgl. auch Rüegger/Sigrist 2011 (Anm. 17), 115–122: Hier wird das helfende Handeln als ein zutiefst menschlicher Akt, als ein intuitiv wirksamer Reflex auf wahrgenommene Not mit Mitleid und Hilfsbereitschaft zu reagieren, bezeichnet. – Einen Schlüssel zur Unterscheidung der Geister gibt Stefan Zweig an die Hand (vgl. sein Motto zu Beginn dieses Beitrags), insofern er zwischen echtem und falschem Mitleid unterscheidet: Das falsche beschreibt er als schwachmütige und sentimentale «Ungeduld des Herzens», die eigentlich Ausdruck einer inneren Abwehr des Leidens eines anderen Menschen sei. Echtes Mitleid sei dagegen mit der Liebe verwandt, die sich letztlich auch nicht funktional erschöpfend verstehen lässt, vgl. Zweig 1939 (Anm. 2), 15.

45 Vgl. Hermann Steinkamp, Compassion als diakonische Basiskompetenz, in: Volker Hermann (Hg.), Diakonische Existenz im Wandel, Heidelberg 2007, 110; hier zitiert nach Rüegger/Sigrist 2011 (Anm. 17), 117.

46 Vgl. Ralf Evers/Louise Mummert, Wer war diesem der Nächste? Oder: Wenn Gott ins Helfen einfällt, in: Hoburg (Hg.) 2008 (Anm. 4), 27–41.

47 Vgl. Klaus Dörner, Der gute Arzt. Lehrbuch der ärztlichen Grundhaltung, Stuttgart 2001.

> «Die Grundhaltung einer solchen Beziehung zwischen mir und dem Fremden ist eine passive, also eine solche, die allen Menschen, besonders dem aktiven abendländischen Menschen und insbesondere den auf das Handeln hin sozialisierten Arzt am schwersten fällt. Aber nur in einer Öffnung durch Passivität kann ich Gewalt und ihre institutionelle Festigung gegenüber dem Fremden vermeiden und mich angemessen als ‹Grenzgänger› in einem ‹Niemandsland› bewegen.»[48]

V. Der unerlöste Charakter helfenden Handelns – theologischer Ausblick

Das helfende Handeln lässt sich – als eine zutiefst menschliche Haltung mit intuitiver Verankerung – schöpfungstheologisch deuten: Auch die christliche Nächstenliebe und das Helfen aus christlicher Motivation ist etwas, das qua Schöpfung allen Menschen gegeben und für alle nachvollziehbar ist. Das betonen aus protestantischer Sicht sowohl Heinz Rüegger und Christoph Sigrist im Anschluss an Gerd Theissen[49] als auch Ulrich Körtner:

> «Hilfsbedürftigkeit und Hilfsbereitschaft sind freilich allgemein menschliche Phänomene, kein christliches Spezifikum. Ein Mensch, der in Not gerät, fragt nicht danach, ob ihm aus christlicher, aus islamischer, buddhistischer oder aus einer säkular-humanistischen Motivation geholfen wird. Und umgekehrt ist es nicht allein ein Gebot des Glaubens, sondern schlicht der Menschlichkeit, anderen zu helfen.»[50]

Allerdings belegen die angestellten Beobachtungen, insbesondere die teils gravierenden Einwände gegen das helfende Handeln, gleichzeitig den *unerlösten Charakter desselben*.[51] Abschliessend möchte ich darum – im Anschluss an Gerd Theissen und unter Anspielung auf das Gleichnis des barmherzigen Samariters in Lukas 10,25–37 – vier Elemente christlich verstandener Nächstenliebe andeuten.

Das biblische Selbstverständnis der Nächstenliebe ist erstens zutiefst *egalitär* und im Kern mit der *Idee des Statusverzichts* verbunden, hat also nicht die

—

48 Dörner 2001 (Anm. 47), 43.

49 Vgl. Rüegger/Sigrist 2011 (Anm. 17), 118f.

50 Ulrich H. J. Körtner, Ethik im Krankenhaus. Diakonie – Seelsorge – Medizin, Göttingen 2007, 26.

51 Vgl. Theissen 1990 (Anm. 8), 71.

Attitude des grosszügigen Herrschers.[52] Ihr sollt anständig umgehen mit den Fremden, mit Sklaven, Witwen, Randständigen, Flüchtlingen, vulnerablen Gruppen im Allgemeinen, heisst es in den einschlägigen Texten zur Gerechtigkeit im Alten Testament, *denn* ihr seid selbst Sklaven, Fremde und Flüchtlinge gewesen in Ägypten:[53]

> «Du sollst das Recht von Fremden, die Waisen sind, nicht beugen; Du sollst das Kleid einer Witwe nicht als Pfand nehmen. Denk daran: Als Du in Ägypten Sklave warst, hat Dich der Herr, Dein Gott, dort freigekauft. Darum mache ich es Dir zur Pflicht, diese Bestimmung einzuhalten.» (Dtn 24,17f.)

Im Philipperhymnus heisst es von Jesus, er habe nicht daran festgehalten, Gott gleich zu sein, sondern sei wie ein Sklave und den Menschen gleich geworden (Phil 2,6–11). Die Armen würden erhöht, die Reichen erniedrigt werden, singen sowohl Hannah, die Mutter des Samuel (1 Sam 2,1–10), als auch Maria, die Mutter Jesu, im so genannten Magnifikat (Lk 1,46–55). Das Helfen in christlicher Deutung verweist gleichsam eschatologisch auf eine Situation, in der keine Ungleichheit mehr bestehen wird.[54]

Die christliche Grundhaltung der Nächstenliebe zeichnet sich zweitens durch die *Wahrnehmung* und das *Sich-berühren-Lassen* von der Not anderer aus. Selbstverständlich ist die professionelle Distanz wichtig, um einen helfenden Beruf ausüben zu können und um zu verhindern, sich von der Not anderer lähmen oder deprimieren zu lassen. Der barmherzige Samariter in der Geschichte des Lukasevangeliums nimmt die Not wahr und lässt sich berühren, aber nicht vereinnahmen.

> «Helfendes Handeln, das sich ethisch am Wert-Axiom der Liebe orientiert, wird stets bestrebt sein, das Gegenüber und seine Bedürfnisse nicht reduktionistisch, sondern mehrdimensional (‹ganzheitlich›) wahrzunehmen. Dazu gehört, den Menschen ebenso im Blick auf seine leibliche wie seine seelische, seine kognitive

---

52 Vgl. ausführlich dazu Gerd Theissen, Die Religion der ersten Christen. Eine Theorie des Urchristentums, Gütersloh ²2001, 101–122.

53 Vgl. Frank Crüsemann, Das Alte Testament als Grundlage der Diakonie, in: Gerhard K. Schäfer/Theodor Strohm (Hg.), Diakonie – biblische Grundlagen und Orientierungen. Ein Arbeitsbuch, Heidelberg ³1998, 67–93; Wilfried Lochbühler, Alttestamentliche Sozialgesetze und kirchliche Caritas, in: Alberto Bondolfi/Hans J. Münk (Hg.), Theologische Ethik heute. Antworten für eine humane Zukunft, Zürich 1999, 427–451.

54 Für viele weitere Belegstellen vgl. Theissen 2001 (Anm. 52), 112–122.

wie seine soziale, seine religiös-spirituelle wie seine kulturelle Identität hin ernst zu nehmen.»[55]

Wenngleich Emmanuel Lévinas auf diese Formulierung sicherlich skeptisch bis ablehnend reagieren würde, da der Andere seines Erachtens nie zu erreichen ist, sondern mir stets als der Fremde begegnet, liegen hier gleichwohl Ansatzpunkte, um an der Bedeutung der *Passivität* in seinem Denken anzuknüpfen.[56]

Drittens fragt Jesus im Samaritergleichnis an entscheidender Stelle: Wer hat sich als der Nächste dessen erwiesen, der verletzt am Boden liegt? Er fragt nicht etwa: Wer war der Nächste für den Samariter? – *Entscheidend also ist die Perspektive desjenigen Menschen, der am Boden liegt*, also des Hilfsbedürftigen, er wird erst ganz Mensch, indem sich ein anderer, eben sein Nächster, ihm zuwendet. Hilfe und Nächstenliebe, die erwiesen werden, machen uns gegenseitig zu Nächsten, nicht umgekehrt.[57] Unsere «Condition humaine» wird hier als die eines hilfsbedürftigen, religiös gesprochen: erlösungsbedürftigen Menschen verstanden:

> «Es gehört zur Grundstruktur erfüllten Menschseins, zugleich auf die Hilfe anderer angewiesen und selbst fähig zu sein, anderen zu helfen. Eine Kultur ist dann human, wenn sie Menschen dazu verhilft, beide Aspekte zu leben. [...] Das Imperfekte, das Verletzliche und Begrenzte gehören konstitutiv zum Menschsein dazu, nicht als dessen Entwertung oder Entwürdigung, sondern als Herausforderung, an der sich Sinnhaftigkeit und ‹Gelingen› gerade zu erweisen haben.»[58]

Letztlich geben wir Menschen einander nur stets das weiter, was wir zuvor bereits empfangen haben, auch und gerade in der Ursituation des Helfens bzw. der Annahme von Hilfe.[59]

—

55 Rüegger/Sigrist 2011 (Anm. 17), 199, zur Deutung des Samaritergleichnisses vgl. auch 65–68.

56 Vgl. dazu die skeptischen Bemerkungen zum Spiritualitätsboom und der Wichtigkeit des «Mut zum Pathos» bei Frank Mathwig, Worum sorgt sich Spiritual Care? Bemerkungen und Anfragen aus theologisch-ethischer Sicht, in: Isabelle Noth/Claudia Kohli Reichenbach (Hg.), Palliative und Spiritual Care. Aktuelle Perspektiven in Medizin und Theologie, Zürich 2014, 23–41.

57 Vgl. Theissen 1990 (Anm. 8), 63.

58 Rüegger/Sigrist 2011 (Anm. 17), 225 und 233.

59 Vgl. ausführlich entfaltet bei Magdalene L. Frettlöh, Der Charme der gerechten Gabe. Motive einer Theologie und Ethik der Gabe am Beispiel der paulinischen Kollekte für Jerusalem, in: Jürgen Ebach/Hans-Martin Gutmann/Magdalene L.

Christliche Nächstenliebe geht schliesslich viertens stets *arbeitsteilig* vor. Die Aufgabe der Pflege des Schwerverletzten teilt sich der Samariter mit dem Wirt, den er für seine Mithilfe bezahlt. Wir Menschen sind nicht dafür zuständig, die Welt zu erlösen. Auch Tom L. Beauchamp und James F. Childress warnen in ihrem Klassiker zur Bioethik vor dem Erschöpfungssyndrom bei Menschen, die Heilige sein möchten und dabei Gefahr laufen, sich selbst zu verfehlen.[60]

Christliche Nächstenliebe oder helfendes Handeln aus christlicher Motivation heraus zeichnen sich also nicht durch eine besondere Funktion, eine Besonderheit im Resultat oder als ein besonderer Glaubenserweis aus, sondern bringen schlicht unsere menschliche Normalität zum Ausdruck. Wir Menschen zeichnen uns durch unsere Hilfs- und Erlösungsbedürftigkeit aus und sind gleichzeitig in der Lage, uns diese Hilfe gegenseitig zu geben. Dass es zu Missbrauch und Überforderung kommt, ist ebenfalls menschlich, widerspricht jedoch unserer grundsätzlichen Gleichheit und der Einsicht, dass wir uns letztlich nicht selbst erlösen können.

Frettlöh/Michael Weinrich (Hg.), «Leget Anmut in das Geben». Zum Verhältnis von Ökonomie und Theologie, Gütersloh 2001, 105–161.

60 Vgl. Tom L. Beauchamp/James F. Childress, Principles of Biomedical Ethics, New York, Oxford [7]2013, 53.

Frank Mathwig

Fürsorge als gesellschaftliche Aufgabe
Die politische Perspektive

I. Fürsorge zwischen Haushalt und Politik

«Warum sollte uns das private Elend anderer Leute kümmern? Warum sollte deren privates Wohlergehen und politische Handlungsfähigkeit in einer «Gesellschaft der Individuen» eine öffentliche Verantwortung auslösen? Wie lässt sich eine wechselseitige Unterstützungspflicht begründen, die darauf angelegt ist, die Bereitschaft aller Bürgerinnen und Bürger einer Republik zu ermöglichen und zu fördern?»[1] Die Fragen des Juristen und Rechtsphilosophen Günter Frankenberg stehen im Zentrum jeder Sozialstaatsbegründung und erscheinen heute entweder völlig überflüssig oder brennend aktuell. Überflüssig, weil sie spätestens durch die Französische Revolutionsverfassung von 1791 und die Verfassung von 1793 grundsätzlich beantwortet worden sind: Beide Dokumente erklären die öffentliche Unterstützung von Hilfsbedürftigen zur «heiligen Schuld» und begründen den Zweck des Staates mit der Förderung der «allgemeinen Wohlfahrt».

Aktuell sind die Fragen Frankenbergs dagegen vor dem Hintergrund der notorischen Finanzknappheit der klassischen Wohlfahrtsstaaten. Im Rahmen der sozialstaatlichen Rationalisierungs-, Rationierungs-, Restrukturierungs- und Redimensionierungsdebatten taucht der – aus verschiedenen Gründen – längere Zeit gemiedene Begriff der Fürsorge wieder auf. Eine gewisse Popularität erlangte das Programm des «Compassionate Conservatism» Marvin Olaskys, des Beraters des US-amerkanischen Präsidenten George W. Bush jr.[2] So alt wie der Ausdruck «Fürsorge» klingt, sind auch die Sachver-

—

1 Günter Frankenberg, Die Verfassung der Republik. Autorität und Solidarität in der Zivilgesellschaft, Frankfurt/M. 1997, 156.

2 Vgl. Marvin Olasky, Compassionate Conservatism. What It Is, What It Does, and How It Can Transform America, New York 2000.

halte, für die er steht. Ursprünglich eng mit der Armutsproblematik verbunden oder damit identisch, wird darunter zunächst die christlich motivierte, persönliche Unterstützung von Armen und Hilfsbedürftigen verstanden. Die Armenfürsorge, das Almosengeben sind Kennzeichen der christlichen Tugend der Caritas bzw. Barmherzigkeit und stehen neben der Pflege von Kranken im Zentrum kirchlich-diakonischen Handelns. Die konstitutive Verbindung zwischen Fürsorge und Christentum hebt beispielhaft Gustav Schmoller in seiner Volkswirtschaftslehre von 1900 hervor: «Die Idee der brüderlichen Liebe, der Nächsten- und Menschenliebe begann alle Lebensverhältnisse zu durchdringen und erzeugte […] eine Fürsorge für die Armen und Schwachen, die man im Altertum vergeblich sucht. Die Idee der Gleichheit vor Gott trat den bestehenden harten Gesellschaftsunterschieden versöhnend, mildernd zur Seite; in jedem, selbst dem Niedrigsten, wurde die Würde des Menschen anerkannt».[3]

Es kommt an dieser Stelle nicht auf die historischen Präzision der Bemerkung des Ökonomen und Sozialwissenschaftlers an, sondern auf die Betonung eines spezifischen moralischen Verhältnisses, das typischerweise mit dem Fürsorgebegriff verbunden wird. Fürsorge wird traditionell – mit Schmollers Zeitgenossen Max Weber gesprochen – als «wertrationales» oder «affektuelles Handeln» aufgefasst, das gegenüber dem «zweckrationalen Handeln» nicht durch eine Erfolgsorientierung gekennzeichnet ist, sondern dessen Witz «in dem bestimmt gearteten Handeln als solchen liegt. Affektuell handelt, wer sein Bedürfnis nach aktueller Rache, aktuellem Genuss, aktueller Hingabe, aktueller kontemplativer Seligkeit oder nach Abreaktion aktueller Affekte (gleichviel wie massiver oder wie sublimer Art) befriedigt. *Rein* wertrational handelt, wer […] im Dienst seiner Ueberzeugung von dem, was Pflicht, Würde, Schönheit, religiöse Weisung, Pietät, oder die Wichtigkeit einer ‹Sache› [handelt]. Stets ist […] wertrationales Handeln ein Handeln nach ‹Geboten› oder gemäss ‹Forderungen›, die der Handelnde an sich gestellt glaubt.»[4]

Die Motivation für fürsorgliches Handeln gründet in einer affektiven Bindung und/oder einer bestimmten – hier christlich geprägten – Wertorientierung resp. -haltung. Allerdings geht Schmollers Verständnis von Fürsorge in einer empathischen oder tugendhaften Lesart des Begriffs nicht ganz auf.

—

3 Gustav Schmoller, Grundriss der Allgemeinen Volkswirtschaftslehre. Erster, grösserer Teil, 1.–3. Aufl., Leipzig 1900, 79f.

4 Max Weber, Gesammelte Aufsätze zur Wissenschaftslehre, hg. von Johannes Winckelmann, 6., durchges. Aufl., Tübingen 1985, 565.

Denn das Fürsorgeethos wird in der Begründung auf die christliche Idee von der Gleichheit aller Menschen bezogen. Die Betonung liegt nicht auf der tugendhaften Haltung der sorgenden, sondern auf der Gleichheit der bedürftigen Person. Das entspricht im Kern der «Logik» christlicher Nächstenliebe, wie sie in der Geschichte vom barmherzigen Samaritaner prototypisch entfaltet wird: Der Samaritaner kam an dem am Boden liegenden Mann vorbei – wörtlich: er «sah und es jammerte ihn» (Lk 10,33). Damit wird noch kein (menschenrechtlicher) Gleichheitsgrundsatz formuliert, aus dem (rechtliche) Forderungen nach fürsorglichen Leistungen zur Ungleichheitskompensation abgeleitet werden können. Stattdessen zielt die Gleichheitsbehauptung auf die universale Reichweite von Geschwisterlichkeit resp. Solidarität. Bedürftige werden dadurch nicht politisch *inkludiert,* aber die Zuständigkeit für ihre Bedürfnisse wird *universalisiert.*

Damit liegt die zentrale Herausforderung einer politischen Betrachtung von Fürsorge auf dem Tisch. Schmollers Bemerkung zum Übergang von der antiken Ethik zum christlichen Ethos enthält eine für die politische Frage wichtige Ortsbestimmung. Pointiert formuliert, hat die athenische Ethik ihren Ort in der Öffentlichkeit der *polis,* während das christliche Ethos in der dyadischen Begegnung zwischen Menschen – im *oikos,* also Haushalt – verortet ist. Im typischen Problemhorizont aktueller Debatten stellt sich diese Differenz – mit den Worten von Christa Schnabl – ungefähr so dar: «Mit Fürsorge konnotiert man heute eher überkommene, nichtprofessionelle Hilfeleistungen, die als paternalistisch, bevormundend oder kontrollierend erlebt werden. [… Der Begriff] lässt sich mit den modernen Kategorien wie Autonomie, Selbstbestimmung und Gerechtigkeit nicht so einfach verbinden.»[5] Darüber hinaus ist «Fürsorge in ihrer klassischen Form […] asymmetrisch, weil Geben und Nehmen nicht austauschbar sind».[6] Die Asymmetrie besteht darin, dass die Art und Weise, wie einer fürsorglichen Handlung entsprochen wird, nicht die «gleiche Form wie die Handlung selbst» haben kann.[7]

—

5 Christa Schnabl, Gerecht sorgen. Grundlagen einer sozialethischen Theorie der Fürsorge, Fribourg; Freiburg/Br.; Wien 2005, 57.

6 Schnabl 2005 (Anm. 5), 60.

7 Ebd.

II. Fürsorgliche Asymmetrien

Die Moraltheologin lenkt den Blick auf vier Konfliktfelder, mit denen aktuelle Fürsorgekonzepte konfrontiert sind: 1. die zunehmende Professionalisierung von Fürsorgetätigkeiten; 2. die durch Autonomie und Selbstbestimmung gekennzeichneten Interaktionszusammenhänge; 3. die zentrale Bedeutung der Gerechtigkeit als «erste Tugend sozialer Institutionen»[8] und 4. die in der Asymmetrie von Geben und Nehmen begründete «Machtungleichheit».[9]

Im Hinblick auf die Frage nach dem Verhältnis von Fürsorge und Macht rückt die in der Care-Ethik betonte Asymmetrie von Sorgebeziehungen in den Mittelpunkt. Asymmetrie kann im Kontext von Pflege- und anderen Sorgeverhältnissen als Angewiesenheits- oder Abhängigkeitsrelation verstanden werden, die aus einer phänomenologischen Differenz leiblicher Zustände resultiert – mit dem Rätselbild der der thebanischen Sphinx: Zweibeinerin trifft auf Drei- oder Vierbeiner. Das krabbelnde Kind und der auf einen Stock gestützte Greis sind auf kompensatorische und advokatorische Leistungen von Menschen ohne relevante leibliche Einschränkungen angewiesen. Aber was ist daran asymmetrisch? Dass ein Kind eben kein Greis ist und ein Greis nicht seine Tochter in der Blüte ihres Lebens, verweist nicht auf eine Ungleichheit, sondern auf typische Aktivitätsressourcen verschiedener Alterskohorten. Nicht die Tatsache der Kontingenz leiblicher Zustände *selbst*, sondern ihre Bedeutung im Rahmen gesellschaftlicher Interaktionen wirft Fragen von Gleichheit und Ungleichheit auf. Asymmetrie im Sinne von Ungleichheit meint formal die Unterscheidbarkeit mindestens zweier Objekte in einer relevanten Hinsicht.[10] Aber welche Hinsichten sind relevant?

In der Fürsorgerelation der Eltern-Kind-Beziehung – dem Prototyp aller Sorgeverhältnisse – stehen drei Asymmetrien im Zentrum: 1. die handlungstheoretische Asymmetrie in der Ausrichtung des elterlichen Handelns am Wohl ihres Kindes; 2. die strukturelle Asymmetrie im Blick auf die Ungleichverteilung der Fähigkeiten: der Einsatz der elterlichen Fähigkeiten zielt auf die möglichst umfassende zukünftige Befähigung des Kindes; 3. eine verantwortungsethische Asymmetrie, die unabhängig von allen kooperativen Ansprüchen der Wechselseitigkeit besteht. Die elterliche Verantwortung gegenüber dem Kind ist einseitig und und geht jeder kontraktualistischen

—

8 John Rawls, Eine Theorie der Gerechtigkeit, Frankfurt/M. 1975, 9.

9 Schnabl 2005 (Anm. 5), 65.

10 Vgl. Angelika Krebs, Arbeit und Liebe. Die philosophischen Grundlagen sozialer Gerechtigkeit, Frankfurt/M. 2002, 96.

Aushandlung nicht nur voraus, sondern ist ihr kategorisch entzogen. Bezogen auf Care-Beziehungen diagnostiziert Christa Schnabl Machtungleichheiten im Blick auf die «Einschränkung von Fähigkeiten», die «Ungleichheit im sozialen Status» (etwa die Abwertung von Bedürftigen oder von Menschen mit Behinderung) und die «konstitutionelle Machtungleichheit» (etwa durch die professionelle oder kompetenzbedingte Macht über Leben und Tod). Davon unterschieden sei die «Macht- und Beziehungs*dynamik*, die sich in konkreten Fürsorgekonstellationen real ausbildet.»[11]

Die Intuition, dass Akte des Gebens und Nehmens *ipso facto* eine Asymmetrie zwischen Gebenden und Nehmenden konstituieren, verdankt sich modernen, am Begriff des Eigentums und ökonomischen Tauschverhältnissen anschliessenden Vorstellungen. Schon Friedrich Nietzsches Zarathustra hat gegen diese Engführung Einspruch erhoben: «[H]at der Geber nicht zu danken, dass der Nehmende nahm? Ist Schenken nicht eine Nothdurft? Ist Nehmen nicht – Erbarmen?».[12] Zumindest schliessen Geben und Nehmen ein *reziprokes* Verhältnis zwischen Gebenden und Nehmenden nicht grundsätzlich aus, wie Marcel Mauss in seinem klassischen Essay über die Gabe von 1925 gezeigt hat.[13] Diese Einsicht wird bestätigt durch einen Blick in die Geschichte der Fürsorge.

III. Arm ist nicht gleich arm

Die funktionale Beziehung zwischen arm und reich im System der «reziproken Gaben» begegnet etwa in den heils-ökonomischen – und wie wir heute sagen würden: sozialkohäsiven – Tauscharrangements von materiellen Almosen und spirituellen Gegengaben im Mittelalter. Die Bedürftigen sind nicht nur Fürsorgeempfänger, sondern leisteten Fürbitte für die Reichen und verschafften diesen damit – als Gebende und Objekte der Fürbitte – Zugang zum Seelenheil. Interessant ist aber vor allem die allmähliche Auflösung dieses religiös-moralischen Kontrakts. Die in der scholastischen Theologie des 13. Jahrhunderts einsetzende Neubewertung der Arbeit führte nicht nur zu einer deutlichen Relativierung der spirituellen Verklärung der Armut,

—

11 Schnabl 2005 (Anm. 5), 65.

12 Friedrich Nietzsche, Also sprach Zarathustra, KSA 4, München 1999, 279.

13 Vgl. Marcel Mauss, Die Gabe. Die Form und Funktion des Austauschs in archaischen Gesellschaften, Frankfurt/M. 1990.

sondern auch zu ihrer Moralisierung. Die immer schon vorhandene Unterscheidung zwischen den «guten» und «schlechten» Armen, also zwischen moralisch legitimierter und diskreditierter Bedürftigkeit wurde festgeschrieben.[14] Der damit einsetzende Prozess der Marginalisierung und Kriminalisierung der «schlechten» Armen leistete einer Hierarchisierung Vorschub, die durch die zunehmende Institutionalisierung obrigkeitlicher Fürsorgepolitik (kommunale Hospitäler und Bettelorden) weiter verstärkt wurde. Damit einher ging eine Kontrolle der Bedürftigen und ihrer Bedürftigkeit, die es bis dahin nicht gab.[15] Die reformatorische Aufwertung der Arbeit und die Absage an jede Gerechtigkeit aus Werken besiegelte diese Umdeutungsprozesse von Armut und wies der Fürsorge als Werke des Glaubens aus christlicher Nächstenliebe ihren Platz zu. Die darin angelegte Entwicklung fasst der katholische Ethiker Hermann-Josef Grosse Kracht zusammen: «Das Lob der Armut wurde durch das Lob der Arbeit ersetzt und die eigentumslosen Massen geraten in einen potenziell verhängnisvollen Prekarisierungsstrudel. Waren sie früher […] heilsnotwendig, so definiert sich ihr Status in der Industriegesellschaft nur noch über ihre ökonomische Nützlichkeit, ihre Fähigkeit und Bereitschaft, sich als ‹Arbeitskraft› in den Fabriken zu verdingen.» Arme sind nur noch «interessant in ihrer Funktion für die Produktions- und Absatzinteressen der Reichen. Die öffentliche Armenfürsorge geriet damit unter den Druck, als ‹Hungerpeitsche› (Max Weber) funktionalisiert zu werden, um breite Bevölkerungsteile in die Fabriken zu zwingen».[16]

—

14 Katharina Simon-Muscheid, Missbrauchte Gaben. Überlegungen zum Wandel des obrigkeitlichen Armutsdiskurses vom 14. zum 16. Jahrhundert, in: Hans-Jörg Gilomen/Sébastien Guex/Brigitte Studer (Hg.), Vor der Barmherzigkeit zur Sozialversicherung. Umbrüche und Kontinuitäten vom Spätmittelalter bis zum 20. Jahrhundert, Zürich 2002, 153–165 (155).

15 Vgl. Christoph Sachsse/Florian Tennstedt, Geschichte der Armenfürsorge in Deutschland, Bd. 1: Vom Spätmittelalter bis zum 1. Weltkrieg, 2., verb. u. erw. Aufl., Stuttgart 1998, 27 und Ernst-Ulrich Huster, von der mittelalterlichen Armenfürsorge zur sozialen Dienstleistung. Ausdifferenzierung und Integration, in: ders. u. a. (Hg.), Handbuch Armut und Soziale Ausgrenzung, Wiesbaden 2012, 279–301 (280).

16 Herman-Josef Grosse Kracht, Eigentum, Almosen, Investitionen und die ‹Widmung der Erdengüter an alle›. Zur Interpretationsgeschichte von Armut, Reichtum und sozialer Ungleichheit in der ‹Soziallehre› der katholischen Kirche, in: Ernst-

Die wenigen Stichwörter zur Geschichte der Armutssemantik sind aufschlussreich, weil dort die ökonomischen und ethischen Weichenstellungen für die Fürsorgediskurse bis in die Gegenwart stattfanden. Ich möchte nur einige Aspekte hervorheben: 1. die ausdrückliche moralische Konnotation von Armut; 2. die Legitimationsfunktion von Armut für das Arbeitsverständnis der aufkommenden Industriegesellschaft; 3. die ökonomische und politische Bedeutung der konstitutiven Asymmetrie fürsorglichen Handelns zwischen Gebenden und Nehmenden. Von ethischem Interesse ist einerseits die Etablierung der Arbeit als Komplementärbegriff zur Bedürftigkeit und andererseits die normative Aufladung und Individualisierung des Angewiesenseins auf andere. Bedürftigkeit wird individualisiert und als Abweichung von einer auf Eigenständigkeit, Selbst-Sorge und Selbstversorgung angelegten Arbeitsexistenz betrachtet. An diesen Grundeinstellungen arbeiten sich die Fürsorgediskurse bis heute ab.

IV. Ein Recht auf Fürsorge?

Freilich hat es immer Versuche gegeben, die arbeits- resp. heute erwerbszentrierte Zementierung asymmetrischer Fürsorgerelationen zu durchbrechen. Wohl am folgenreichsten war die neuzeitliche Entdeckung, die Georg Wilhelm Friedrich Hegel im Zusatz zum § 224 seiner Rechtsphilosophie auf den Punkt bringt: «Gegen die Natur kann kein Mensch ein Recht behaupten, aber im Zustande der Gesellschaft gewinnt der Mangel sogleich die Form eines Unrechts, was dieser oder jener Klasse angetan wird.»[17] Der Philosoph nimmt damit die egalitaristische Kritik am wirtschaftlichen Libertarismus vorweg: «*Gesellschaft ist nicht Natur* und ersetzt den gerechtigkeitsethisch unbelangten, naturwüchsigen Markt Hayeks durch einen gerechtigkeitsethisch zugänglichen, ins Verantwortungsfeld kollektiven Handelns gerückten Markt.»[18] Das von Hegel reklamierte Unrecht besteht in der gesellschaftlichen Ungleichverteilung von Freiheiten und Möglichkeiten der Teilhabe

—

Ulrich Huster/Fritz Rüdiger Volz (Hg.), Theorien des Reichtums, Münster 2002, 113–149 (121).

17 Georg Wilhelm Friedrich Hegel, Grundlinien der Philosophie des Rechts, Theorie Werkausgabe, Bd. 7, Frankfurt/M. 1971, § 244, Zusatz.

18 Wolfgang Kersting, Einleitung, in: ders., Politische Philosophie des Sozialstaats, Weilerwist 2000, 17–92 (40).

und Beteiligung am gesellschaftlichen Leben, anders formuliert: in der Ungleichheit der individuellen Chancen zu Selbst-Sorge. Hegel selbst spricht in diesem Zusammenhang von der «Ehre [...], seine Subsistenz durch seine Arbeit zu finden».[19] Der Philosoph führt also – neben den Gebenden und Nehmenden – die Gesellschaft als dritte Akteurin in Fürsorgebeziehungen ein. Die Besonderheit der hinzugekommenen Instanz besteht in ihrer Gleichgültigkeit gegenüber einem motivierenden Ethos, einer Tugend oder einem emotional-affektiven Ergriffensein. Gesellschaftliche Fürsorge benötigt eine andere Veranlassung und Legitimation – allgemein formuliert: eine Solidaritätspflichten gebietende und sanktionierende Rechtsordnung sowie eine zuständige Institution.

Die Polizei hatte gemäss der damaligen Staats- und Verwaltungslehre – der Kameralistik – dem obersten Ziel des «sittlichen Staates», der Förderung der individuellen und kollektiven Glückseligkeit zu dienen. Daneben nennt Hegel die Institution der Korporation mit einer doppelten intermediären Funktion: Einerseits soll sie den Willen der Einzelnen gegenüber dem Allgemeinen des Staates repräsentieren und andererseits ihren Mitgliedern im Notfall eine «*zweite* Familie» sein.[20] In der Korporation wird die substantielle Einheit von Recht und Wohl in der Familie zu einer *reflektierten Einheit* unter den Bedingungen der sich ausdifferenzierenden bürgerlichen Gesellschaft. Individuelles Wohl impliziert für Hegel einen Rechtsanspruch. Er fordert, «dass die *Sicherung* der Subsistenz und des Wohls des Einzelnen, – dass das *besondere Wohl* als *Recht behandelt* und *verwirklicht* sei.»[21]

Die von dem Philosophen profilierte Einsicht von der gesellschaftlichen Manifestation individueller Ungleichheiten als Mangel ist heute so selbstverständlich (vgl. etwa die sozialmedizinischen Debatten um Verhaltens-

---

19 Ebd.

20 Hegel 1971 (Anm. 17), § 252; vgl. Herbert Schnädelbach, Hegels praktische Philosophie. Ein Kommentar der Texte in der Reihenfolge ihrer Entstehung, Frankfurt/M. 2000, 287–299.

21 Hegel 1971 (Anm. 17), § 230; vgl. Ulrich Steinvorth, Kann Solidarität erzwingbar sein?, in: Kurt Bayertz (Hg.), Solidarität. Begriff und Problem, Frankfurt/M. 1998, 54–85 (71–74). Schnädelbach 2000 (Anm. 20), 294, resümiert: «Hegels Staat ist freilich noch kein Sozialstaat und erst recht kein Wohlfahrtsstaat, und vom ökonomischen, d. h. als ‹öffentliche Hand› in das Marktgeschehen intervenierenden Staat ist ebenfalls noch keine Rede, aber das alles könnte durchaus mit dem gemeint sein, wohin die bürgerliche Gesellschaft nach Hegel ‹durch diese ihre Dialektik [...] über sich hinausgetrieben›.»

versus Verhältnisprävention), dass manche Sozialstaatsdebatten den Eindruck vermitteln, gut darauf verzichten zu können. Die Pointe der Hegelschen «Vergesellschaftung» von Bedürftigkeit besteht in der Transformation der *Ungleichheit im fürsorglichen Handlungsgefälle* zwischen Geben und Nehmen in die *Ungleichheit der gesellschaftlichen Bedingungen*, die eine Person in die Lage versetzen, geben zu *können*, während sie die andere Person in die hilfsbedürftige Rolle drängen, nehmen zu *müssen*. Der Wechsel des Ungleichheitsfokus hat zwei wichtige Konsequenzen: Er ermöglicht einerseits die *moralische Entkontaminierung* individueller Bedürftigkeit und damit andererseits die *Nivellierung* der Statusdifferenzen resp. sozialen Hierarchien zwischen Gebenden und Nehmenden. Hinter dem Effekt der normativen Egalisierung von Fürsorgebeziehungen steht die grundsätzliche Unterscheidung zwischen der Person und ihren Lebensumständen, also der christlich uralte, aber politisch viel neuere Gedanke von der Gleichheit der Menschen ungeachtet der Ungleichheiten ihrer Lebenslagen.

Das klingt einfacher, als es ist. Die Schwierigkeiten, eine Person *als Person* wahrzunehmen, dass heisst von dieser sozusagen ihre Lebensumstände und -bedingungen zu subtrahieren, begegnen in der soziologischen Ungleichheitsforschung ebenso wie in den komplexen Gerechtigkeitsdiskursen. Nicht von ungefähr sind die Augen der *Iustitia* seit jeher verbunden. Aber bereits für die antike Philosophie und das römische Recht standen fest, dass Gerechtigkeit mit *Wegsehen* («ohne Ansehen der Person») allein nicht zu haben ist, sondern ein komplementäres *Hinsehen* benötigt («Gleiches soll gleich, Ungleiches ungleich verteilt werden»). Entsprechend lautet Elisabeth Conradis Motto einer Fürsorgeethik bzw. «Ethik der Achtsamkeit» treffend: «zuwenden statt wegsehen».[22] Blosse Rechtsansprüche auf Fürsorge – das hat sich inzwischen herumgesprochen – reichen dafür nicht aus. «Having rights but no resources and no services available is a cruel joke.»[23] Zweifellos befreien die Rechtsansprüche auf würdige, sozial integrierte und kommunikationsbefähigende Lebensbedingungen bedürftige Menschen von der häufig entwürdigenden Abhängigkeit gegenüber dem Wohlwollen derjenigen, die über die nötigen Ressourcen und Mittel verfügen.

—

22 Elisabeth Conradi, Ethik und Politik. Wie eine Ethik der Achtsamkeit mit politischer Verantwortung verbunden werden kann, in: Hartmut Remmers/Helen Kohlen (Hg.), Bioethics, Care and Gender. Herausforderungen für Medizin, Pflege und Politik, Göttingen 2010, 89–116 (93).

23 Julian Rappaport, In praise of paradox: A social policy of empowerment over prevention, in: American Journal of Community Psychology, 9/1981, 1–25 (13).

Aber die Verrechtlichung von Fürsorgeansprüchen konfrontiert die Betroffenen mit neuen Problemen: 1. Zunächst ändert sich für die bedürftige Person nur die Adresse, an die sie sich in ihrer Bedürftigkeit wenden kann. Sie tauscht die Rolle der *Bittstellerin* gegen derjenigen der *Antragstellerin*, die ihre rechtlich garantierten Ansprüche im Zweifelsfall gerichtlich durchsetzen muss. 2. Unter den Bedingungen rechtlich geregelter, institutionalisierter Fürsorge wird aus dem dyadischen Verhältnis zwischen Gebenden und Nehmenden ein anonymisierter Verwaltungsakt bzw. ein professionelles Dienstleistungs-Klienten-Verhältnis. 3. Die ursprüngliche *face to face*-Asymmetrie verschiebt sich auf die politische Ebene interessengesteuerter Verteilungskämpfe. Das Machtgefälle für die Betroffenen verschwindet nicht – wie die Geschichte der Sozialpolitik zeigt[24] –, sondern wechselt nur die Ebenen. Im Rahmen rechtlich garantierter Fürsorgepflichten äussert es sich vorrangig im Zusammenhang der Aushandlung von Zielsetzungen, Strategien und Zugangsbedingungen staatlicher Sozialpolitik. 4. Unter den Bedingungen professioneller Fürsorge mutiert die bedürftige Person vom *Mitmenschen* im Rahmen familiärer oder zivilgesellschaftlicher Fürsorgebeziehungen zum *Individuum* als anspruchsberechtigtes Rechtssubjekt. Beziehungsreiche Solidarität wird ersetzt durch vertragliche Kooperations- resp. Dienstleistungsverhältnisse.

V. Fürsorgegefälle

An dieser Stelle zeigt sich das schwierige Erbe, dass die aktuellen Fürsorgediskussionen bis heute nicht loswerden. Das Grundproblem stellt sich aus verschiedenen Perspektiven und in unterschiedlichen Sprachspielen immer wieder neu: Entweder wird fürsorgliches Handeln an die persönlichen Einstellungen oder an die Tugendhaftigkeit der Fürsorgenden zurückgebunden und damit von deren *goodwill* abhängig gemacht. Oder es wird als Rechtsanspruch eingefordert und gefährdet damit den spezifischen affektivwertorientierten Charakter der Fürsorge. Im ersten Fall droht die Willkür wohlwollender Barmherzigkeit, im zweiten Fall der Verlust des Motivs beziehungsorientierter Zuwendung. Aufmerksamkeit und Empathie lassen sich – wenn überhaupt – nur in engen Grenzen verordnen und affektive

—

24 Vgl. etwa Michael Stolleis, Geschichte des Sozialrechts in Deutschland, Stuttgart 2003.

Verbundenheit gehört nicht zum Aufgabenprofil professioneller Dienstleistungen. Die ethiktheoretische Pointe des Konflikts lautet: Deontologische und altruistische Ethiken riskieren die *situative Betroffenheit*, kommunitaristische und tugendethische Positionen die *Universalität des Betroffenseins*.

Der entscheidende Konflikt aus politischer Sicht ist aber hausgemacht und geradezu konstitutiv für die jüngere Geschichte der Care-Ethik: die von Carol Gilligan angestossene, theoriestrategische Positionierung von Care als Alternative zur Gerechtigkeit.[25] Zwar wird eine dichotome Sichtweise im politischen Strang der Debatte zunehmend durch vermittelnde Positionen ergänzt (vgl. Herlinde Pauer-Studer, Seyla Benhabib, Christa Schnabl). Aber in den Pflegewissenschaften ist die ursprüngliche Konfliktkonstellation präsenter geblieben. Kohlen und Kumbruck beobachten nach wie vor eine starke Fokussierung auf «weibliche Werte» (im Anschluss an Carol Gilligan und die einflussreichen Arbeiten von Nel Noddings). Bezeichnenderweise werden die einschlägigen Arbeiten politischer Philosophinnen (wie Seyla Benhabib, Iris Marion Young oder Nancy Fraser) in den Pflegewissenschaften (bisher) kaum rezipiert.[26] Das erstaunt umso mehr, als Care-Ethik in gewisser Weise geradezu konstitutiv mit einer doppelten Marginalisierungszumutung konfrontiert ist: einerseits mit der Auslagerung ihres Gegenstands – der Fürsorgepraxis – in einen nicht- oder vorpolitischen Bereich des Privaten und andererseits mit dem vor allem in der Gesundheitsversorgung und Betreuung hochbrisanten Verhältnis von Gender und Erwerbsarbeit.[27]

Fürsorge kommt um Fragen sozialer Gerechtigkeit und ihrer rechtlichen Verankerung nicht herum. Angesichts der Eindeutigkeit der historischen Befunde, dass der politischen Durchsetzung von Schutz-, Freiheits- und Beteiligungsrechten stets ein harter solidarischer Kampf vorausging (und niemals umgekehrt), wäre es höchst missverständlich, würden die Ziele einer beziehungsorientierten Care-Praxis und die politischen Forderungen sozialer Gerechtigkeit gegeneinander ausgespielt oder verrechnet. Auch die Etablierung der Care-Ethik hat an der grundlegenden Einsicht nichts geändert, dass «Krankheit» ohne Politik nicht heilbar ist.[28]

—

25 Vgl. Hans-Ulrich Dallmann, Fürsorge als Prinzip? Überlegungen zur Grundlegung einer Pflegeethik, in: ZEE 47/2003, 6–20 (12).

26 Helen Kohlen/Christel Kumbruck, Care(-Ethik) und das Ethos fürsorglicher Praxis (Literaturstudie). artec-paper Nr. 151, Bremen 2008, 5.

27 Vgl. dazu den Beitrag von Céline Ehrwein Nihan in diesem Band.

28 Vgl. Hans-Ulrich Deppe, Krankheit ist ohne Politik nicht heilbar. Zur Kritik der Gesundheitspolitik, Frankfurt/M. 1987.

In der politischen Sphäre verdient die spezifische Asymmetrie zwischen Fürsorgesubjekten und -objekten besondere Aufmerksamkeit. Denn während Abhängigkeitsverhältnisse im privaten Bereich unspektakulär und selbstverständlich sind (Eltern-Kind-Beziehungen und andere familiäre und verwandtschaftliche Sorgeverhältnisse) stehen sie in modernen liberalen Gesellschaften unter dem Generalverdacht der Etablierung prekärer Machtgefälle, der Fremdbestimmung oder der Schaffung sozialer Ungleichheiten.

Nancy Fraser und Linda Gordon haben in ihrer genealogischen Untersuchung zur *Abhängigkeit im Sozialstaat* gezeigt, dass die postindustrielle Gesellschaft mit der Überwindung traditioneller Unterordnungs- und Abhängigkeitsstrukturen neue Abhängigkeiten hervorbringt.[29] Vier Abhängigkeitstypen können unterschieden werden:[30] 1. ökonomische Abhängigkeit von anderen Personen oder Institutionen für den Lebensunterhalt; 2. der prekäre soziojuridische Status des Fehlens einer eigenen rechtlichen oder öffentlichen Identität; 3. politische Abhängigkeit als Unterwerfung unter eine äussere herrschende Gewalt; 4. moralisch/psychologische Abhängigkeit als individueller Charakterzug mangelnder Willenskraft oder übermässiger emotionaler Bedürftigkeit. Ihre – für die Care-Diskussion spannende – These lautet, dass mit der «formale[n] Abschaffung der rechtlichen und politischen Abhängigkeit, die in der industriellen Gesellschaft noch allgemein verbreitet war», der Diskurs über Abhängigkeit «verstärkt auf die Eigenschaften von Individuen» fokussiert.[31] «In der postindustriellen Gesellschaft gibt es keine selbstverständliche, «gute» Abhängigkeit von Erwachsenen mehr, da alle rechtliche und politische Abhängigkeit illegitim und die ökonomische Abhängigkeit von Ehefrauen fragwürdig geworden ist. Vielmehr ist jetzt jede Abhängigkeit verdächtig, und von jedermann wird Unabhängigkeit gefordert. Die Unabhängigkeit wird allerdings nach wie vor mit entlohnter Arbeit gleichgesetzt. Und in einem gesellschaftlichen Kontext, in dem es keine Personifizierung einer ‹guten› Abhängigkeit von Erwachsenen mehr gibt, die ein Gegengewicht zum ‹Arbeitnehmer› bilden könnte, wird die Gleichsetzung von Unabhängigkeit und Lohnarbeit offenbar noch zwingender.»[32]

—

29 Nancy Fraser/Linda Gordon, Abhängigkeit im Sozialstaat. Genealogie eines Schlüsselbegriffs, in: Nancy Fraser, Die halbierte Gesellschaft. Gender Studies, Frankfurt/M. 2001, 180–220.

30 Vgl. Fraser/Gordon 2001 (Anm. 28), 185.

31 Fraser/Gordon 2001 (Anm. 28), 204f.

32 Fraser/Gordon 2001 (Anm. 28), 206.

Ohne die Überlegungen von Fraser und Gordon angemessen diskutieren zu können, zeigen bereits die knappen Hinweise: Die normativen Unterscheidungen zwischen «guter» und «schlechter» Bedürftigkeit und zwischen «guter» und «schlechter Abhängigkeit» werden in dem Masse prekär, wie sie die politischen Fragen sozialer Gerechtigkeit überlagern oder ersetzen und damit eine zweifelhafte Legitimationsfunktion für den gesellschaftlichen *status quo* übernehmen. Aus dieser Perspektive kommt auch die Care-Diskussion an zwei Fragen nicht vorbei: 1. Wie verhalten sich die Professionalisierungsstrategien von Care-Arbeit zu der von Gordon/Fraser ins Auge gefassten systemischen Erwerbslogik? Und 2. Was folgt aus der gesellschaftlichen Diskreditierung von Abhängigkeit für das Selbstverständnis professioneller, asymmetrischer Fürsorge als einer *gesellschaftlichen* Praxis?

II. Perspektiven und Interessen im Gesundheitswesen

Monika Bobbert

Keine Autonomie ohne Kompetenz und Fürsorge

Plädoyer für die Reflexion innerer und äusserer Voraussetzungen

1. Einleitung

In der anwendungsbezogenen Ethik, insbesondere in der Medizin- und Pflegeethik, ist die Autonomie von individuellen Personen und ihren Handlungen zentral. Diese personale Autonomie umspannt zum einen das Vermögen von Personen und deren Äusserungen und zum anderen den moralischen Anspruch auf Achtung der Autonomie. Sobald von einem moralischen Prinzip oder Recht auf individuelle Autonomie die Rede ist, wird Autonomie häufig gegen Fürsorge und Paternalismus im negativen Sinn abgegrenzt, ja oft gelten die ethischen Prinzipien Autonomie und Fürsorge nicht nur als spannungsreiche, sondern als diametral entgegengesetzte Pole.

Dabei wird jedoch übersehen, dass es unterschiedliche Autonomie- und Fürsorgekonzeptionen gibt. Zumeist werden implizit eine bestimmte, nämlich libertäre Autonomiekonzeption und eine zu Paternalismus tendierende Fürsorgekonzeption vorausgesetzt. Eine solche Opposition ist aber nicht zwingend. Vielmehr lassen sich die beiden Prinzipien durchaus miteinander vereinbaren, ja es lässt sich sogar zeigen, dass ein Autonomieprinzip ein spezielles Fürsorgeverständnis, z. B. im Sinne von Beratung, Assistenz oder förderlichen Rahmenbedingungen beinhalten sollte. Bezogen auf das Autonomieprinzip besteht Fürsorge in erster Linie darin, die zur rationalen Selbstbestimmung erforderlichen Kompetenzen in den Blick zu nehmen. Etwaigen personalen Einschränkungen sowie Hindernissen der Umwelt oder sozialen Mitwelt muss durch Beratung, Assistenz oder gesellschaftliche Veränderungen entgegengewirkt werden, um Autonomie nicht nur rhetorisch-formal, sondern auch faktisch-personal zu ermöglichen.

Im Bereich der medizinischen und pflegerischen Versorgung zeigt sich die Notwendigkeit eines moralisch-normativen Anspruchs auf Sicherstellung und Förderung des Autonomievermögens sehr konkret. Gleichwohl treffen die folgenden Überlegungen zum Autonomievermögen auch auf andere Handlungsbereiche zu, in denen ein moralisches Autonomieprinzip geltend gemacht wird.

2. Autonomie normativ als moralisches Prinzip und deskriptiv als Kompetenz

In der anwendungsbezogenen Ethik werden unterschiedliche Autonomiekonzepte vertreten. Dies ist nicht verwunderlich, da sich Stellenwert und Inhalt eines Autonomiekonzepts der jeweils zugrunde liegenden Moraltheorie verdanken.[1] Für die Fragestellung des vorliegenden Beitrags ist ein Ausschnitt aus der Autonomiedebatte besonders relevant: Moralisch-normativ bezieht sich Autonomie bzw. Selbstbestimmung als moralisches Prinzip oder Recht auf Entscheidungen und Handlungen. Zur Wahrnehmung eines Autonomieprinzips wird jeweils Autonomie als Kompetenz bzw. Vermögen vorausgesetzt. Diese Voraussetzungen lassen sich beschreiben, und für die konkrete Praxis lassen sich Anhaltspunkte für das faktische Vorliegen von Kompetenz generell oder für eine bestimmte Aufgabe angeben, um abzuschätzen, ob ein Mensch faktisch über Autonomiekompetenz verfügt.

Autonomiefähigkeit kann in erster Linie durch die Betroffenen selbst bestätigt oder angezweifelt werden – indem diese ihr allgemeines Autonomievermögen oder ihr situationsbezogenes Urteil als mehr oder weniger selbstbestimmt charakterisieren und gegebenenfalls die inneren oder äusseren Hindernisse benennen. Zugleich ist diese Form der Selbstreflexion und Selbsterkenntnis weder selbstverständlich noch jederzeit einfach abrufbar.

---

1 Vgl. Joel Anderson, Autonomy, in: Hugh LaFollette (Hg.), International Encyclopedia of Ethics, Oxford 2013; zu Autonomie allgemein Onora O'Neill, Autonomy and trust in bioethics, Cambridge 2002, 21ff.; Monika Bobbert, Zur Notwendigkeit der Rückbindung eines Autonomieprinzips an einen Begründungsansatz, in: Marcus Düwell/Josef M. Neumann (Hg.), Wie viel Ethik verträgt die Medizin?, Paderborn 2005, 105–124; Lisa Peters, Was meinen wir, wenn wir «Autonomie» sagen? Ein kritischer Blick auf die Verwendung des Autonomiebegriffs in der Medizinethik, in: Johann Ach (Hg.), Grenzen der Selbstbestimmung in der Medizin, Münster 2013, 13–28.

Vielmehr gibt es allgemeine Prozesse psychischer und kognitiver Entwicklung wie auch Prozesse moralischer Entwicklung und moralischen Lernens.[2] Zudem lässt sich durch psychologische oder philosophische Beratung[3] das Autonomievermögen fördern.

Noch begrenzter ist die Beurteilung des allgemeinen oder situationsbezogenen Autonomievermögens eines Menschen durch Aussenstehende. Wohl lässt sich unter Verweis auf variable empirische Kriterien des Alltags, der Psychologie, Psychiatrie oder Neurologie das Autonomievermögen bestätigen oder anzweifeln – etwa im Fall psychischer oder kognitiver Einschränkungen. Für bestimmte Fragen gesellschaftlicher Praxis bedarf es solcher Kriterien. Doch darf nicht darüber hinweggegangen werden, dass Kriterien des Alltagsverständnisses oder auch psychologische, psychiatrische oder neurologische Kriterien von Experten zur Begutachtung der Urteilsfähigkeit oder des Bewusstseinszustands eines Menschen Versuche darstellen, Konstrukte wie «Verstehen», «Entscheidungskompetenz» oder «freier Wille» in für Aussenstehende beobachtbare Faktoren zu übersetzen. Zudem ist anzumerken, dass die praxisbezogenen Kriterien aus verschiedenen Gründen variieren mögen, aber unausweichlich ethisch relevante Vorannahmen enthalten, die auszuweisen sind. Denn mit der Heranziehung von Kriterien wird immer auch ein bestimmtes Autonomiekonzept impliziert. Davon abgesehen kann letztlich nur das jeweilige Individuum als reflexives Subjekt zur Frage seiner allgemeinen und situationsbezogenen Autonomiefähigkeit Auskunft geben.

Kriterien, die auf Aussenbeobachtung beruhen, sind begrenzt und relativ. Ein Autonomieprinzip, welches seine minimalen oder auch weitreichenden Voraussetzungen bezüglich des Autonomievermögens eines Menschen nicht explizit macht oder diese Frage gar ausblendet, verfehlt das genuine Anliegen der personalen Autonomie bzw. Selbstbestimmung. Denn ein moralisches Sollen – hier das Recht auf Achtung der Autonomie – kann nicht ohne die Sicherstellung des Könnens – hier die Frage nach den individuellen und sozialen Bedingungen der Autonomieausübung – erfolgen.

Im Mittelpunkt des vorliegenden Beitrags wird die Frage nach dem Können, d. h. der Kompetenz zur Autonomie bzw. Selbstbestimmung eines Menschen liegen. Das Autonomievermögen eines Menschen hängt nicht nur

---

2 Vgl. Leo Montada, Moralische Entwicklung und Sozialisation, in: ders./Rolf Oerter (Hg.), Entwicklungspsychologie, Weinheim, Basel [6]2008, 572–606.

3 Vgl. z. B. Hans Krämer, Integrative Ethik, Frankfurt/M. 1995.

von seinen eigenen Kompetenzen ab, sondern auch von den Freiheitsspielräumen und Förderbedingungen der Umwelt und sozialen Mitwelt.

Welche subjektiven Autonomiekompetenzen und äusseren Handlungsumstände die faktische Ausübung eines Autonomieprinzips erlauben oder sogar fördern, lässt sich nicht nur als Frage der Autonomie, sondern auch als Frage der Fürsorge fassen. Betroffene haben also unter Umständen das Recht auf Förderung und Sicherstellung ihrer Autonomiefähigkeit und vice versa hätten andere Menschen moralische Fürsorge- bzw. Unterstützungspflichten.

Die Nennung innerer und äusserer Faktoren, die Voraussetzungen für die Wahrnehmung des Autonomierechts darstellen, ist sowohl auf einer deskriptiven als auch einer normativen Ebene angesiedelt. Man kann die Faktoren im beschreibenden Sinne als *conditiones sine qua non* verstehen, doch zugleich auch als unbedingt erforderliche und von daher zu fördernde Voraussetzungen. Die Reflexion von Autonomiekompetenzen ist dabei weder beliebig noch entbehrlich, doch muss das für die Wahrnehmung eines moralischen Autonomierechts unerlässliche innere und äussere Vermögen klar umrissen und ebenso wie das Autonomierecht selbst begründet werden. Wenn sich zeigen lässt, dass bestimmte innere und äussere Voraussetzungen aus moralisch-normativer Sicht zwingend erforderlich sind, ergeben sich daraus auch Hilfspflichten.

Die Leistung des vorliegenden Beitrags liegt jedoch zunächst einmal in dem Aufweis, dass sowohl innere als auch äussere Bedingungen der Autonomiekompetenz in jedem Autonomiekonzept enthalten sein sollten. Konzepte, die sich nicht mit den Autonomievoraussetzungen befassen oder lediglich innere oder aber äussere Bedingungen reflektieren, greifen zu kurz. Das innere und äussere Vermögen im Einzelnen, seine Begründung und etwaige Förderpflichten auszuarbeiten und zu begründen, würde den Rahmen dieses Beitrags jedoch sprengen. Das Fazit dieses Beitrags wird darin bestehen, dass jeder ethische Ansatz, der ein moralisch-normatives Autonomieprinzip enthält, sich der Frage der notwendigen inneren und äusseren Bedingungen widmen muss. Es wird gezeigt, dass ein selektives Herausgreifen entweder innerer oder äusserer Bedingungen oder eine Beschränkung auf einige wenige Faktoren ebenso begründungsbedürftig ist wie die Darbietung eines sehr umfangreichen Autonomiekonzepts. Auch wird gezeigt, dass Überlegungen zu den inneren und äusseren Bedingungen des Autonomievermögens direkt in das Autonomiekonzept integriert werden müssen und nicht, wie so häufig, als systematische Frage allein über Praxisbeispiele behandelt werden dürfen.

3. Autonomie normativ – als allgemeines und situationsbezogenes Autonomievermögen

3.1 Libertäre Autonomiekonzepte

Manche Autonomiekonzepte fokussieren vor allem auf ausgewählte äussere Bedingungen, etwa die Abwesenheit von Zwang und Manipulation. So gehen libertäre Ansätze von einem subjektivistisch-präferenzorientierten Autonomiekonzept aus, in dem ein einzelnes handlungsmächtiges Individuum in seinem Freiheitsrecht nicht eingeschränkt werden darf, es sei denn, andere Personen würden in der wechselseitigen Ausübung ihres Freiheitsrechts geschädigt.[4] Diese so genannten libertären Autonomiekonzepte geben Begründungen dafür, dass eine Person die Freiheit hat, ihr Leben im Einklang mit ihren eigenen Vorstellungen und Überzeugungen zu gestalten.[5] Zentral ist bei libertären Autonomiekonzepten die Vorstellung von Autonomie als Abwehrrecht, demgemäss die Wahl zwischen verschiedenen Optionen in Unabhängigkeit von anderen Menschen getroffen werden kann. Auch eine konsequentialistische Begründung des Respekts individueller Präferenzen, die in erster Linie dem Paternalismus anderer Einhalt gebieten möchte, kann als libertäres Autonomiekonzept betrachtet werden.[6]

Es ist kennzeichnend für libertäre Autonomiekonzepte, dass sie sich kaum mit der Frage befassen, wie Entscheidungen und Handlungen eines Individuums zustande kommen, d. h. welche inneren und äusseren Faktoren jenseits grober Zwänge und Manipulationen Voraussetzungen für eine autonome Entscheidung sind. Einzig Harris geht im Rahmen seines medizinethischen Werks auf drei aus seiner Sicht relevante Mängel der Autonomie eines Individuums ein.[7] So könne erstens die Fähigkeit einer Person, ihre

—

4 Vgl. John Locke, Two Treatises on Government, Birmingham 2000; Robert Nozick, Anarchie, Staat, Utopia. Moderne Verlagsgesellschaft, München 1976 (engl. Orig. 1974); Tristram H. Engelhardt, The Foundation of Bioethics, New York ²1996; John Harris, Rights and Reproductive Choice, in: ders./Sören Holm (Hg.), The Future for Human Reproduction, Ethics, Choice, and Regulation, Oxford 1988, 5–37; ders., Wert des Lebens. Eine Einführung in die medizinische Ethik, Berlin 1995.

5 Vgl. Harris 1988 (Anm. 4), 34.

6 Vgl. z. B. Johann Ach, Der konsequentialistische Wert der Autonomie, in: ders. (Hg.), Grenzen der Selbstbestimmung in der Medizin, Münster 2013, 45–64, der zwar auch prima facie die Notwendigkeit der Befähigung von Individuen erwähnt, dies jedoch nicht weiter ausführt.

7 Vgl. Harris 1995 (Anm. 4), 267–294.

eigenen Entscheidungen unter Kontrolle zu haben, z. B. durch Drogenabhängigkeit oder eine psychische Erkrankung stark eingeschränkt sein. Zweitens könnten Mängel in der Urteilsbildung bestehen. Diese stellten die Autonomiefähigkeit jedoch nur in Frage, wenn die Entscheidungsfähigkeit eines Individuums gänzlich untergraben werde – etwa, indem jemand blindlings die Ansichten anderer übernehme. Drittens sinke der Grad der Autonomie in dem Mass, in dem Meinungen oder Entscheidungen auf falschen oder unvollständigen Informationen basierten. Harris zieht in Betracht, dass es in unserer aller Interesse sein könnte, diejenigen Unzulänglichkeiten zu beheben, die sich ungünstig auf die Fähigkeit des einzelnen auswirkten, autonom zu entscheiden. Es dürfe sich aber lediglich um minimale Eingriffe handeln, so etwa, jemanden auf einen Fehler in seiner praktischen Überlegung hinzuweisen oder fehlende Informationen zu geben.

3.2 *Informierte Zustimmung als Spezialfall eines Autonomiekonzepts in Medizin und Pflege*

In der medizinischen und pflegerischen Versorgung ist das Konzept der Informierten Zustimmung als Spezialfall eines moralisch-normativen Anspruchs auf Handlungs- bzw. Entscheidungsautonomie zentral. Auf diese Weise soll die physische und psychische Integrität eines Menschen geschützt, insgesamt seine Selbständigkeit gegenüber Medizin, Pflege und Gesundheitsversorgungssystem generell gestärkt und ärztlicher oder pflegerischer Bevormundung Einhalt geboten werden.

Zum einen ist die Informierte Zustimmung die legitimierende Norm für medizinische und pflegerische Eingriffe in Physis und Psyche. Die autonome Entscheidung eines kranken oder pflegebedürftigen Menschen erlaubt einen bestimmten Umgang des Arztes, der Pflegekraft oder des Psychologen mit Körper und Seele des Betroffenen. Dabei wird die Möglichkeit vorausgesetzt, unabhängig von innerem und äusserem Zwang und auf informierte Weise zwischen verschiedenen Handlungsoptionen wählen zu können. Der moralische Anspruch Informierter Zustimmung rührt von der Vorstellung eines Abwehrrechts her: Niemand darf in die physische und psychische Integrität eines Menschen eingreifen, es sei denn, dieser gibt selbstbestimmt seine Erlaubnis. Drei Formen der äusseren Einflussnahme müssen ausgeschlossen sein: Zwang durch Dritte, Manipulation als absichtsvolle und erfolgreiche Beeinflussung und Überredung. Informierte Zustimmung im Sinne eines individuellen Abwehrrechts bezog sich lange Zeit auf ärztlich empfohlene und dem Patienten zugängliche medizinische Massnahmen und Forschungsvorhaben. Insofern stellt das Konzept des *informed consent* in seiner Grundform eine Variante eines libertären Autonomiekonzepts dar. Sobald jedoch Fragen der Kompetenz, meist in Form von Fragen nach dem Ausmass der Information und des Verstehens seitens des Patienten gestellt werden, erweitert sich das Konzept der Informierten Zustimmung. Für die Medizinethik haben Faden und Beauchamp[8] und Beauchamp/Childress[9] dieses etwas erweiterte Verständnis der Informierten Zustimmung bzw. *informed consent*, das bis heute einschlägig für medizinische Eingriffe ist, Mitte der 1980er Jahre auf den Punkt gebracht. Demgemäss ist die Entscheidungskompetenz eines Patienten gekennzeichnet durch: Aufklärung, Verstehen, Freiwilligkeit, Kompetenz und Zustimmung.[10] Insgesamt wird heute in Bezug auf Informierte Zustimmung und Autonomie in der Gesundheitsversorgung in der Regel davon ausgegangen, dass die individuellen Präferenzen eines Patienten zu respektieren sind, sofern diese nicht mit den Regeln ärztlicher und pflegerischer Kunst oder moralischen Rechten anderer in Konflikt geraten. Von anderen, nämlich den medizinischen oder pflegerischen Experten, wird hier verlangt, dass der Patient ausreichend Informationen erhält und individuelles Verstehen gewährleistet wird. Diese Voraussetzung der Informierten Zustimmung lässt sich nicht nur als eine kundenorientierte Bereitstellung von Information auffassen, sondern durchaus auch als Akt der Fürsorge: Dass nämlich ein Patient wirklich verstanden hat, ob er wirklich freiwillig, d. h. unabhängig oder zumindest den psychischen Erwartungsdruck eines Arztes oder einer Pflegekraft reflektierend und unabhängig von institutionellen Routinen und Systemzwängen entscheiden kann, lässt sich entweder durch kommunikatives Handeln oder durch stillschweigendes Abwarten von Rückfragen oder Beschwerden gewährleisten. Man kann den Patienten also aktiv unterstützen, weil man um verständnis- und freiheitshinderliche Faktoren – etwa in der stationären Gesundheitsversorgung – weiss. Oder aber man betrachtet den Patienten als mündigen Kunden, kümmert sich nicht um das Zustandekommen der Entscheidung oder etwaige Beweggründe. Ärzte und Pflegekräfte können zudem nonverbal oder verbal signalisieren, für Rückfragen oder wiederholte Erläuterungen keine Zeit zu haben. Die für die Informierte Zustimmung nach Faden/

---

8 Vgl. Ruth R. Faden/Tom L. Beauchamp, A History and Theory of Informed Consent, Oxford 1986.

9 Vgl. Tom L. Beauchamp/James F. Childress, Principles of Biomedical Ethics, Oxford [7]2013.

10 Vgl. Faden/Beauchamp (Anm. 8), 261ff.

Beauchamp[11] erforderlichen Voraussetzungen hängen also vom Tun bzw. Unterlassen der professionellen Helfer ab. Es liegt nahe, dass die Grundlage für eine selbstbestimmte Entscheidung somit rasch einmal fehlen kann.[12]

Das im Schwerpunkt auf Autonomie als Abwehrrecht beruhende Konzept der Informierten Zustimmung nach Faden/Beauchamp,[13] das daher zu den libertären Autonomiekonzepten zu zählen ist, geht mit einer gewissen Förderung der Autonomiekompetenz einher: Ärztinnen und Ärzte oder Pflegende sollen individuell über medizinische Eingriffe oder pflegerische Massnahmen informieren, aber auch durch ein Erfragen spezieller Präferenzen den Patienten zur Entscheidung befähigen. Berg/Appelbaum u. a.[14] hoben in ihrem Werk zum «Informed Consent» als Prozess, das jedoch in Medizinethik und klinischer Praxis wenig rezipiert wurde, hervor, dass zwischen Arzt und Patient ein Dialog entstehen muss, der Zeit braucht. Der Patient sei meist nicht nach einem einzigen Gespräch in der Lage zu einer kompetenten Entscheidung. Dem ist hinzuzufügen, dass ein Patient durch eine Erkrankung, die vielleicht mit Schmerzen und Angst einhergeht, und durch seine Abhängigkeit von der Hilfe anderer, die sein bisheriges Selbstverständnis und seine Alltagsvollzüge ins Wanken bringt, verunsichert ist und seine Stimmung und seine Situationsbewertungen schwanken.

Aus der Einbeziehung äusserer Faktoren und der besonderen Lebenssituation des Patienten resultiert die Forderung nach Aufklärung als Prozess, um den Patienten kompetent werden zu lassen. Es bedarf häufig mehrerer ausführlicher Gespräche, um die Informationen zu verstehen, auf die eigene Situation zu beziehen und Klarheit in einer existentiell und intellektuell unbekannten Situation zu gewinnen.

So gibt es beispielsweise bei einer fortgeschrittenen Krebserkrankung Chemotherapien mit relativ hohen Risiken und Belastungen, die möglicherweise die Lebensdauer etwas erhöhen, die Lebensqualität jedoch verringern.

---

11 Vgl. Faden/Beauchamp 1986 (Anm. 8).

12 Vgl. Monika Bobbert, Was setzen wir aufs Spiel, wenn wir Patienten zu Kunden machen? Ethische Argumente für die Beibehaltung einer rechtebasierten Ressourcenverteilung, in: Ingo Bonde u. a. (Hg.), Medizin und Gewissen – Im Streit zwischen Markt und Solidarität, Frankfurt/M. 2008, 235–264; Sigrid Graumann, Fürsorge oder Dienstleistung? Selbstbestimmung und Eigenverantwortung von Patienten, in: Dr. med. Mabuse 165, 1/2007, 33–36.

13 Vgl. Faden/Beauchamp 1986 (Anm. 8).

14 Vgl. Jessica W. Berg/Paul S. Appelbaum/Charles W. Lidz/Lisa S. Parker, Informed Consent. Legal Theory and Clinical Practice, Oxford ²2001.

In diesem Fall kann zwar der Patient letztlich nur selbst entscheiden, was ihm wichtiger ist bzw. welche Einschränkungen der Lebensqualität er in Kauf nehmen möchte. Gleichwohl wäre er aber überfordert, wenn er allein im Sinne grosser Wahlfreiheit zwischen mehreren Optionen wählen sollte. Vielmehr bedarf er ausführlicher Informationen und einfühlsamer Beratungsgespräche, am besten mehrfach, um herauszufinden, was für ihn die beste Lösung sein könnte.

Ärzte und Pflegende können also in mehreren Hinsichten die Kompetenz ihrer Patienten verbessern und in diesem Sinne fürsorglich tätig werden. Das Konzept der Informierten Zustimmung wird in Theorie und Praxis durchaus um Fürsorge-Handlungen erweitert. Zudem wird seit einigen Jahren in der Medizinethik das «klassische» Konzept der Informierten Zustimmung, welches den Eingriff in die physische und psychische Integrität regelt, zunehmend durch Autonomiekonzepte abgelöst. Oftmals handelt es sich dabei gerade nicht um libertäre Autonomiekonzepte, die sich auf Autonomie als moralisches Abwehrrecht beschränken, sondern es handelt sich um Autonomiekonzepte, die angesichts potentiell hinderlicher oder defizitärer äusserer Rahmenbedingungen Anspruchsrechte beinhalten, d. h. moralische Rechte auf Unterstützung bzw. Fürsorge. Zur Gewährleistung von Autonomiekompetenz sollten nach Möglichkeit Behandlungsalternativen eröffnet werden. Individuelle Entscheide in Institutionen wie Krankenhaus oder Pflegeheim seien meist von institutionellen und gesellschaftlichen Rahmenbedingungen geprägt. Potentiell freiheitsbeschränkende Einflüsse müssten identifiziert und kritisiert werden, um über Kommunikation gegensteuern und Änderungen der Rahmenbedingungen auf den Weg zu bringen zu können.[15] So manche Entscheidung für einen Wahleingriff, etwa in der ästhetischen Chirurgie oder in der Reproduktionsmedizin könne durch gesellschaftlichen Erwartungsdruck,[16] so manche Behandlungsentscheidung durch externe Faktoren der physikalischen oder gesellschaftlichen Umwelt motiviert sein.[17]

—

15 Vgl. Monika Bobbert, Patientenautonomie und Pflege. Begründung und Anwendung eines moralischen Rechts, Frankfurt/M. 2002.

16 Vgl. Julia Inthorn, Autonomie und sozialer Druck am Beispiel der ästhetischen Chirurgie, in: Reiner Anselm u. a. (Hg.), Autonomie und Macht. Interdisziplinäre Perspektiven auf medizinethische Entscheidungen, Göttingen 2014.

17 Vgl. Dietmar Mieth, Grenzenlose Selbstbestimmung? Der Wille und die Würde Sterbender, Düsseldorf 2008; Sigrid Graumann, Assistierte Freiheit. Von einer Be-

3.3 Autonomiekonzepte und individuelle Selbstreflexion

Das mit der Informierten Zustimmung verbundene Autonomiekonzept enthält heutzutage den Anspruch, dass Entscheidungskompetenz nur durch individuumsbezogene Information und demzufolge individuelles Verstehen gewährleistet sind, damit die Gesundheitsversorgung den individuellen Präferenzen des kranken oder pflegebedürftigen Mensch entsprechen kann. Gleichwohl wird beim Konzept der Informierten Zustimmung nicht explizit vorausgesetzt, dass der Betreffende seine Präferenzen wohlüberlegt oder im Einklang mit seinen Wertvorstellungen oder Lebenszielen bildet. Vielmehr stehen im Vordergrund des Konzepts der Informierten Zustimmung die spezifische Information, das situationsbezogene Verstehen und die freie Zustimmung zu einer medizinischen oder pflegerischen Handlung.[18] Vom anderen, nämlich dem medizinischen oder pflegerischen Experten, wird verlangt, dass der Patient ausreichend Information erhält. In Bezug auf den Patienten wird davon ausgegangen, dass das Ziel «ausreichendes Verstehen» erreicht wird, indem er die Informationen auf seine Situation und seine Handlungs- oder Lebensziele beziehen kann. Was aber auf Seiten des Patienten geschehen muss, welche Kompetenzen dafür erforderlich sind, bleibt offen. Allein das «Verstehen» wird als Ziel hervorgehoben.

Nun kann man jedoch auch die inneren Voraussetzungen der Informierten Zustimmung eines Patienten stärker in den Blick nehmen. So genannte authentische bzw. hierarchische Autonomiekonzepte richten den Blick auf die Frage, wann individuelle Präferenzen und Handlungen konkreter Menschen als autonom bezeichnet werden können. Als autonomiefähig in Bezug auf «innere» Bedingungen werden hier Wohlüberlegtheit oder das Kriterium der Konsistenz von Präferenzen erster und zweiter Ordnung geltend gemacht.[19] Wenn bei einem Menschen eine Präferenz «erster Ordnung» mit

—

hindertenpolitik der Wohltätigkeit zu einer Politik der Menschenrechte, Frankfurt/M. 2011; dies., Assistierte Freiheit. Autonomie und Gerechtigkeit für behinderte Menschen, in: Elisabeth List/Harald Stelzer (Hg.), Grenzen der Autonomie, Göttingen 2010, 215–234; dies., Selektion im Reagenzglas, in: Michael Emmrich (Hg.), Im Zeitalter der Bio-Macht. 25 Jahre Gentechnik – eine kritische Bilanz, Frankfurt/M. 1999, 105–123; Franz J. Illhardt, Die ausgeblendete Seite der Autonomie, Berlin 2008.

18 Vgl. Faden/Beauchamp 1986 (Anm. 8); Beauchamp/Childress 2013 (Anm. 9).

19 Vgl. Harry G. Frankfurt, Freedom of the Will and the Concept of a Person, in: The Journal of Philosophy 86 (1971) 1, 5–20; Gerald Dworkin, Acting Freely, in: Noûs 4 (1970), 4, 367–383.

einer Präferenz «zweiter Ordnung» in Einklang steht, handelt er autonom, weil die individuellen Präferenzen stimmig sind. Ein Urteil sollte also nicht nur wohlinformiert, sondern «wohlüberlegt» sein. Eine Person, die sich wertend zu sich selbst verhält, entwickelt Wünsche «zweiter Ordnung». Eine Entscheidung gilt dann als autonom, wenn sich ein Mensch reflektiert bzw. wertend zu seinen Wünschen «erster Ordnung» verhält, indem er sich mit ihnen identifiziert oder Abstand davon nimmt. Eine etwas andere Hierarchie kennzeichnet Ronald Dworkins Autonomiekonzept:[20] Er unterscheidet zwischen «experiental interests» und «critical interests» einer Person. Mit «experiental interests» sind die aktuellen Erfahrungen einer Person zu einem bestimmten Zeitpunkt, wie z. B. Hunger, Freude gemeint. Im Unterschied gründen die lang anhaltenden «critical interests» in Lebenseinstellung und Identität eines Menschen und haben daher höheren Stellenwert.

Im Hintergrund dieser Autonomievoraussetzungen steht das Streben nach einem authentischen Selbstkonzept. Diese am Gelingen des Lebens ausgerichteten Autonomiekonzepte heben bei Wünschen, Präferenzen oder Entscheidungen die Stimmigkeit mit dem eigenen Lebenskonzept in besonderer Weise hervor und differenzieren sie aus. So pflegt ein Mensch z. B. die Beziehung zu sich selbst, indem er seine Beziehungen zu anderen gestaltet. Er bejaht seine Abhängigkeit von Menschen, die ihm wichtig sind und für die er wichtig ist.

Feministische Ansätze haben an den ursprünglichen hierarchischen Autonomiemodellen kritisiert, dass die Voraussetzung des Bildens von Wünschen erster und zweiter Ordnung suggeriert, dass es Menschen an Autonomiefähigkeit mangelt, wenn sie ihren Intuitionen und Wünschen folgen statt diese explizit einer Art Selbstprüfung zu unterziehen. Weniger enge Autonomievoraussetzungen, die sich nicht nur an den gebildeten Gesellschaftsgruppen orientieren, so die Kritik, würden auch Menschen mit Demenz oder kognitiven Beeinträchtigungen umfassen, wenn sich beispielsweise ein kohärentes und stabiles Muster an Präferenzen, das sich am beobachtbaren Verhalten zeige, vorausgesetzt werden könne (Friedman 1986).[21]

—

20 Vgl. Ronald Dworkin, Life´s domination. An Argument about Abortion, Euthanasia, and Individual Freedom, New York 1993; ders., Autonomy and demented self, in: Stephan Green/Sidney Bloch (Hg.), An Anthology of Psychiatric Ethics, New York 2006, 293–296.

21 Vgl. Marilyn Friedman, Autonomy and the split-level self, in: The Southern Journal of Philosophy 24 (1986) 1, 19–35.

Damit stellen Kritikerinnen die Frage, ob solche Autonomiekompetenzen normativ zu verstehen sind. Es würde den Rahmen dieses Beitrags sprengen, wollte man die moralisch-normative Frage beantworten, welche Autonomiekompetenzen zur Wahrnehmung eines Rechts auf Autonomie erfüllt sein müssen. Für diesen Beitrag ist zentral, welche Autonomiekompetenzen in Autonomiekonzepten implizit oder explizit enthalten sind und worauf sich unterstützende Handlungen anderer, also «Fürsorge», richten könnten. Es soll erst einmal gezeigt werden, dass jedes Autonomiekonzept Voraussetzungen hinsichtlich der Autonomiekompetenzen macht und dass unterstützenden Handlungen anderer, d. h. deren «Fürsorge», der Realisierung eines Autonomieprinzips dienen.

Der Ansatz der Integrativen Ethik von Krämer hebt beispielsweise hervor, dass philosophische Beratung Unterstützung bietet, um zur richtigen Lebensführung zu finden. Eine Bandbreite neutraler Information, Orientierung, Ratschlägen, Vorschlägen, Anweisungen bis hin zu Appellen sei moralisch geboten, damit der Beratene zur richtigen Lebensführung finden und Kompetenzen der Selbstfindung und Entscheidung aktivieren und fördern könne.[22] Das philosophische Beratungsgespräch erlaube die individuelle und situationsbezogene Zuwendung und biete die Möglichkeit zur Vertiefung. In der Neuzeit sei das Beratungsgespräch teils als autonomiefeindlich verworfen worden. Krämer sieht das philosophische Beratungsgespräch als unverzichtbar, um praktisch werden zu können. Durch den Wissensvorsprung, der den philosophischen Praktiker, sprich Ethiker, als Ratgeber legitimiert, könne ein Klient unterstützt werden. Der Normalfall der Beratung sei durch ein asymmetrisches nichtparitätisches Kompetenz-, Erfahrungs- und Autoritätsgefälle vom Ratgeber zum Ratsuchenden gekennzeichnet. Mehrwissen oder ein Überhang an Reflexion solle vermittelt werden. Der Moralphilosoph könne auch Normen verdeutlichen, einklagen oder sogar modifizieren, die vom Beratenden nicht hinreichend wahrgenommen oder realisiert seien.[23]

Hier kommt also moralphilosophische Kompetenz in den Blick: Erst diese macht es möglich, moralische Probleme und die davon betroffenen moralischen Güter oder Rechte und Pflichten zu erkennen. Hierarchische bzw. authentische Autonomiekonzepte sind also offen für unterschiedliche Zielsetzungen. So kann die Schulung der Autonomiekompetenz das Ziel der

—

22 Vgl. Krämer 1995 (Anm. 3), 323ff.

23 Vgl. Krämer 1995 (Anm. 3), 324.

Selbstreflexion in Bezug auf das Gelingen des Lebens (Selbstfindung) verfolgen. Ebenso wäre es aber möglich, das Ziel einer moralisch-normativen Reflexion über die Frage, wie der Betreffende handeln sollte, zu verfolgen. Die Autonomie bzw. Moralkompetenz wird unter anderem durch Ratschläge, die zur Entscheidung anheimgestellt werden, unterstützt.[24] Probleme werden analysiert, neue unerschlossenes Horizonte und Alternativen aufgezeigt und begründete Entscheidungen in eine Rangordnung gebracht. Die Autonomiekompetenz in diesem umfassenden Sinne lässt sich also durch Beratung nicht nur unterstützen, sondern oftmals erst gewährleisten. Dies wird z. B. auch an dem von Haker[25] in Anlehnung an Krämer entwickelten Beratungsmodell für moralisch relevante Entscheidungen deutlich. Fürsorge wäre in diesem Zusammenhang als kompetente philosophische bzw. ethische Beratung zu fassen.

3.4 *Autonomiekonzepte mit sozialethischem Fokus*

Sozialethische Ansätze, die sich auch mit Autonomie befassen,[26] wiederum fragen, welche Beziehungen im Nahbereich, im weiteren Lebensumfeld und welche gesellschaftlichen und institutionellen Rahmenbedingungen grundlegend für das Autonomievermögen sind. Ein Mensch ist nur insoweit autonom, als ihm äussere Freiheitsspielräume zur Verfügung stehen, die er gestalten kann. Insgesamt wird hier der Blick auf die äusseren Handlungsumstände gerichtet, die Menschen die Ausübung ihrer Selbstbestimmung erlauben und fördern oder aber einschränken. Denn ein Autonomieanspruch bezieht sich immer auch auf andere Menschen, also Beziehungen im näheren und ferneren Lebensbereich, und auf Institutionen und Regeln. In Bezug auf

—

24 Vgl. Krämer 1995 (Anm. 3), 344–365.

25 Vgl. Hille Haker, Entscheidungsfindung im Kontext pränataler Diagnostik, in: Matthias Kettner (Hg.), Beratung als Zwang. Schwangerschaftsabbruch, genetische Aufklärung und die Grenzen kommunikativer Vernunft, Frankfurt/M. 1998, 223–251.

26 Vgl. Mieth 2008 (Anm. 17); Graumann 2007 (Anm. 17); dies. 2010 (Anm. 17); dies. 2011 (Anm. 17); Illhardt (Hg.) 2008 (Anm. 17); Harald Stelzer, Autonomie und Determiniertheit. Konzeption sozial integrierter Autonomie, in: List/Stelzer (Hg.) 2010 (Anm. 17), 71–96; Walter Reese-Schäfer, Autonomie und Gerechtigkeit, in: List/Stelzer (Hg.) 2010 (Anm. 17), 55–70; Martha C. Nussbaum, Menschliche Fähigkeiten, weibliche Menschen, in: dies., Gerechtigkeit oder das gute Leben, Frankfurt/M. 1999, 176–226.

das situationsbezogene Autonomievermögen wird gefragt, ob Handlungsoptionen zur Wahl stehen, die für die Betreffenden gute oder zumindest akzeptable Optionen darstellen. Gesellschaftliche Rahmenbedingungen, gesellschaftliche Praktiken und Erwartungen sind nicht nur Beiwerk, sondern diejenigen grundlegenden Faktoren, die über Handlungsmöglichkeiten entscheiden. Gesellschaftliche Rahmenbedingungen sind für das Ziel autonomen Entscheidens und Handelns eines Menschen entscheidend, denn sie können hinderlich oder förderlich für individuumsbezogene Wünsche, Handlungsabsichten und Lebenserfahrungen sein. Feministische Philosophinnen[27] analysieren kritisch die gesellschaftlichen Rahmenbedingungen, welche eine Vorbedingung für die Handlungsfähigkeit von Frauen darstellen. So seien traditionelle Sozialisation mit oft einseitigen Weiblichkeitsbildern und restriktiven Normen Hindernisse für die Autonomie von Frauen. Zu den autonomierelevanten Fähigkeiten zählten Kompetenzen der Introspektion, der Analyse und der Willensbildung.[28]

Aber auch generell steht das individuelle Wünschen in Wechselwirkung mit gesellschaftlichen Einflüssen. Haben alle Nachbarn ein Trampolin im Garten, werden nicht nur die Kinder, sondern vielleicht auch die Eltern auf diese Art der Gartennutzung und des Spielens aufmerksam und entwickeln eine starke Präferenz für ein Heimtrampolin. Rahmenbedingung ist wiederum, dass eine Familie überhaupt über einen Garten verfügt. In einer Hochhaussiedlung werden Kinder und ihre Eltern andere Formen des Spielens und der Betätigung im Freien suchen. Weniger harmlos ist die Praxis der Selbsttötung mit Hilfe einer Sterbehilfeorganisation. Für Befürworter der Beihilfe zum Suizid, die Überlegungen zur Autonomiekompetenz weitgehend ausblenden, scheint es nur zwei Optionen zu geben: Ein Leben mit schwerwiegenden Einschränkungen, das von dem Betroffenen nicht mehr als wünschenswert erachtet wird oder die Selbsttötung. Alternative Lebensvollzüge und ein damit einhergehender Wandel der Selbstwahrnehmung und subjektiver Präferenzen, die sich z. B. durch angemessene Versorgungsleistungen, eine gute soziale Einbindung oder das Angebot neuer Alltagsaktivitäten ergeben könnten, sind nicht Gegenstand der Autonomieüberlegungen. Die Voraussetzungen des Entscheidens werden in diesem Fall also oft zu eng gesetzt und Fragen der Autonomiekompetenz eher ausgeblendet.

—

27 Vgl. z. B. Marilyn Friedman, Autonomy, Gender, Politics, Oxford 2003; oder Diana Meyers, Self, society and personal choice, New York, Oxford 1989; dies., Gender in the mirror. Cultural imagery and women's agency, Oxford 2002.

28 Vgl. Meyers 2002 (Anm. 27), 20.

3.5 *Autonomiekonzepte und moralische Verantwortung*

Schliesslich lässt sich das Autonomiekonzept im Sinne moralischer Kompetenz und Verantwortung verstehen: In der Nachfolge Kants gilt Autonomie nicht als uneingeschränkte Handlungsmacht, sondern als die Fähigkeit, den eigenen Willen entsprechend dem Moralgesetz zu bestimmen – unabhängig von Vorgaben oder persönlichen Vorlieben.[29] Das Autonomiekonzept in der Philosophie Kants impliziert die Unparteilichkeit der Interessenberücksichtigung und ist gemeint im Sinne von Selbstverpflichtung auf das eigene Gewissen, auf das Wohl der anderen und auf vernünftig nachvollziehbare, verallgemeinerbare moralische Normen. Das kantische Autonomiekonzept impliziert die Unparteilichkeit der Interessenberücksichtigung. Für die Bestimmung und Befolgung der Pflichten gegen andere und sich selbst bedarf es der Fähigkeit, moralisch zu reflektieren und ein verantwortliches Urteil zu fällen.

4. Unterstützung der Autonomiekompetenz: Varianten der Fürsorge

Wenn von einem Autonomieprinzip oder einem moralischen Recht auf Achtung der Autonomie die Rede ist, können unterschiedliche Autonomiekonzepte impliziert sein. Es wurde herausgearbeitet, dass jedes Autonomiekonzept Kompetenzen voraussetzt, auch solche Konzepte, die als so genannte libertäre Konzepte das Nichteingreifen anderer in den Mittelpunkt der Autonomieforderung stellen. Die Vielfalt der inneren und äusseren Voraussetzungen legt ein Hinterfragen der Voraussetzungen jedes Autonomiekonzepts nahe.

Theoretisch wie praktisch ist die Unterscheidung zwischen inneren und äusseren Bedingungen der Autonomiefähigkeit nur eine analytische. Denn selbstredend gibt es ein Zusammenspiel von individueller Urteilsfindung und strukturellen Rahmenbedingungen: Sozialisation und Bildung prägen unsere Präferenzen und Ziele, implizites oder explizites Wissen um Alternativen oder antizipierte Reaktionen des Umfelds beeinflussen unsere «internen» Willensbildungs- und Entscheidungsprozesse. Insofern ist die Frage, ob

29 Vgl. Immanuel Kant, Grundlegung zur Metaphysik der Sitten, in: Gesammelte Werke. Akademieausgabe, Bd. IV, Berlin 1968, 385–464.

innere oder aber äussere Voraussetzungen der Autonomiefähigkeit notwendig zu einem Autonomiekonzept gehören, eine müssige Frage, da sie mit «sowohl als auch» beantwortet werden muss.

Bislang werden die individuellen und strukturellen Voraussetzungen moralisch-normativer Autonomieforderungen zu wenig explizit gemacht und vor allem zu wenig im Hinblick auf Unterstützungspflichten anderer diskutiert. Zugegeben, zunächst einmal muss begründet werden, warum aus dem Spektrum unterschiedlicher Autonomiekonzepte ein bestimmtes Konzept ausgewählt wird und ein dementsprechender moralischer Anspruch auf Achtung der Autonomie gelten soll. Doch ungeachtet dessen, um welche Autonomienorm es sich handeln wird, werden Fürsorge-Handlungen anderer erforderlich sein, um dem Autonomieanliegen zur Geltung zu verhelfen. In anderer Terminologie, doch auch mit dem Anspruch von Pflichten anderer, konzipiert z. B. O'Neill[30] Autonomie in Ergänzung mit Vertrauen. Vertrauen aufzubauen und darauf Akte Informierter Zustimmung aufzusetzen, erfordert ebenfalls Handlungen anderer. Held[31] hebt z. B. mit dem Begriff der «wechselseitigen Autonomie» die Bedeutung der Gemeinschaft für Fürsorge im Sinne von Empathie, Sensitivität und gegenseitiger Rücksichtnahme hervor, ohne jedoch das Autonomiekonzept eingehender zu bearbeiten.

Anliegen dieses Beitrags ist es, die unterschiedlichen impliziten und expliziten Voraussetzungen, hier als Autonomiekompetenz oder Autonomievermögen bezeichnet, herauszuarbeiten. Diese Voraussetzungen sollten stärker als bisher Gegenstand medizinethischer Debatten sein, um moralische Forderungen der Achtung der Autonomie eines Menschen nicht zur rhetorischen oder ideologischen Floskel werden zu lassen, die Missstände und Ungerechtigkeiten zwischen Menschen und in einer Gesellschaft eher verdeckt als konstruktiv diskutiert. Fürsorge in Bezug auf Achtung und Förderung der Autonomie muss kein unkonturiertes und insofern paternalismusverdächtiges Handeln Aussenstehender sein. Vielmehr könnten im Anschluss an die Explikation und den argumentativen Ausweis erforderlicher Autonomiekompetenzen Fürsorge-Handlungen anderer als Hilfspflichten dargelegt werden.[32] Eine in diesem Sinne konzipierte «Fürsorge» bedroht

30 Vgl. O'Neill 2002 (Anm. 1).

31 Vgl. Virginia Held, The ethics of care. Personal, Political, and Global, Oxford 2006.

32 Vgl. Graumann 2011 (Anm. 17).

ein Autonomiekonzept nicht, sondern verhilft dem Autonomieanspruch erst zur Geltung.

4.1 Autonomie und Autonomiekompetenz in Theorie und Praxis

Die aufgeführten Voraussetzungen der Autonomiefähigkeit bzw. der Autonomiebefähigung sind in der Praxis letztlich graduell. Tatsächlich kann man mehr oder weniger gut über einen bestimmten Sachverhalt und über bestimmte Handlungsoptionen und ihre voraussichtlichen Konsequenzen informiert sein, doch niemals über alle möglichen Handlungsalternativen und Konsequenzen. Jenseits des medizinischen Kontexts stellt sich zudem noch viel stärker die Frage, auf welche Handlungsoptionen ein Individuum überhaupt zugreifen kann – weil es um sie weiss und weil ihm diese Optionen auch faktisch zur Verfügung stehen.

Damit ist die wichtige und zugleich schwierige Frage der äusseren und inneren Freiheit eröffnet: Wann ist jemand unabhängig von äusserem und innerem Zwang? Dann, wenn keine massiven Einschränkungen erkennbar sind oder erst dann, wenn zumindest mehr als eine Wahloption – der Philosoph Frankfurt[33] fordert zumindest ein «could have done otherwise» – besteht? Doch nützt uns auch eine Alternative nichts, wenn es sich um generell wenig attraktive oder gar nachteilige Optionen handelt oder wenn ein Mensch diese Optionen für sich selbst überhaupt nicht anstrebt.

Wie wir gesehen haben, konzentrieren sich einige Autonomiekonzepte auf die innere Freiheit, auf Wohlüberlegtheit oder die Reflexion von Wünschen erster oder zweiter Ordnung. Andere hingegen problematisieren äussere Bedingungen. Das Konzept der Informierten Zustimmung, das allerdings primär für den Bereich der Medizin entwickelt wurde, setzt Informiertheit und Verstehen voraus – was situationsbezogen innere und äussere Voraussetzungen beinhaltet.

Es liegt auf der Hand, dass sich Autonomiekompetenz unbegrenzt fordern und fördern lässt. Man wird sich also fragen, wann denn nun ausreichend Kompetenz vorliegt oder ob dies überhaupt je der Fall sein wird. Wie viel innere Freiheit, Wohlüberlegtheit und Selbstreflexion und welche Formen äusserer Freiheit und Wahloptionen für eine autonome Entscheidung erforderlich sind, muss aus ethisch-normativer Sicht beantwortet werden.

---

33 Vgl. Harry Frankfurt, Alternate possibilities and moral responsibility, in: The Journal of Philosophy 66 (1969) 23, 829–839.

Man könnte vor dieser Frage angesichts ihrer Komplexität und Uferlosigkeit kapitulieren. Vielleicht ist dies mit ein Grund, warum libertäre Autonomiekonzepte Fragen der Autonomiekompetenz, abgesehen von der Notwendigkeit der Information, meist vollständig ausblenden. Doch der schwierigen Aufgabe der Bestimmung innerer und äusserer Autonomiekompetenz muss sich jeder Autonomieansatz stellen, will er sich nicht den Vorwurf der unkritischen Fortschreibung bestehender Verhältnisse einhandeln. Eine Ethik, die lediglich irgendeine Form des Bestehenden zu sichern versucht, greift zu kurz. Welche Autonomiekompetenzen ein angemessenes Gesamt darstellen, sollte um der Autonomie willen als zentrale Frage gelten dürfen. Für die praktische Frage, wann ausreichend Autonomiekompetenz gegeben ist, könnte ein Schwellenkonzept angestrebt werden: Wird eine bestimmte Schwelle überschritten, ist ein Mensch als autonom anzusehen. So formuliert etwa die feministische Philosophin Friedman[34] als Voraussetzung der Autonomie minimale Selbstreflexivität. Jede Frau, die diese Schwelle überschritten habe, sei zunächst einmal als autonom zu respektieren. Friedman geht es vor allem erst einmal darum, dass Frauen in ihrer Autonomie respektiert werden. Auf der Basis dieser Anerkennung fordert Friedman aber gezielt die Förderung von Autonomiekompetenzen. In diesem Sinne hat Diana Meyers[35] einen Katalog von *agentic skills* entwickelt. Martha Nussbaum[36] fordert auf der Grundlage anthropologischer Fähigkeiten die Förderung einer umfassenden Fähigkeitenliste, die unter anderem eine Gegenbewegung zu einem reduzierten libertären Verständnis von Autonomie darstellt. Die Förderung von Autonomiekompetenz ist hier ein Prozess, der stets ausbaufähig ist.

Der Rechtsphilosoph Feinberg machte darauf aufmerksam, dass wir in manchen Kontexten Entscheidungen auch dann respektieren, wenn sie nicht vollständig freiwillig, aber doch «freiwillig genug» seien.[37] Zudem ist naheliegend, dass in Abhängigkeit vom «Kontext», so Feinberg, oder mit anderen Worten je nachdem, wie schwerwiegend oder weitreichend eine Entscheidung ist, anspruchsvollere oder weniger anspruchsvolle Anforderungen an die Autonomiekompetenz gestellt werden müssten. Buchanan und Brock

—

34 Vgl. Friedman 2003 (Anm. 27).

35 Vgl. Meyers 2002 (Anm. 27).

36 Vgl. Nussbaum 1999 (Anm. 26).

37 Vgl. Joel Feinberg, Harm to Self, Oxford 1986, 104.

bezeichnen eine solche praxisbezogene Abstufung als «sliding scale strategy».[38] Damit wird allerdings ein neuer Aspekt deutlich: Autonomieansprüche können erst präzise gestellt werden, nachdem eine ethische Analyse der Entscheidungssituation und der moralisch relevanten Güter stattgefunden hat.

4.2 *Förderung der Autonomiekompetenz: Priorität der Analyse und Verbesserung äusserer Bedingungen*

Es ist strittig, ab wann das Fehlen unterstützender innerer oder äusserer Bedingungen zu einer Einschränkung der inneren Bedingungen oder zu einer Einschränkung von Autonomiekompetenzen führt. Obwohl diese Debatte schwierig ist und die jedem Menschen geschuldeten Voraussetzungen mit guten Gründen bestimmt werden müssen, sollte der Debatte nicht ausgewichen werden, da ansonsten der Kerngehalt personaler Autonomie gefährdet würde.

Libertäre Konzepte, die relativ geringe Voraussetzungen beinhalten, blenden Fragen der inneren und äusseren Voraussetzungen von Autonomie aus und sind daher nicht in der Lage, für die Autonomie hinderliche oder förderliche Faktoren zu erkennen und entsprechende Veränderungen zu fordern.

Obgleich die Selbstauskunft moralischer Subjekte in der Logik eines individuellen Autonomieprinzips die primäre Autorität für die Frage nach der Autonomiefähigkeit darstellt, kann sie entgegen der Auffassung libertärer Autonomiekonzeptionen jedoch nicht die alleinige Instanz sein, die Sach- und Werturteile über die Autonomiefähigkeit fällt. Insbesondere umfassende und wissenschaftlich fundierte Analysen gesellschaftlicher und institutioneller Rahmenbedingungen oder das Erfassen oder Fehlen von Wahlmöglichkeiten können die Autonomiefähigkeit allgemein oder situativ beeinträchtigen, ohne dass dies dem Individuum selbst deutlich wird. Man denke etwa an die Veränderungen «im Bewusstsein», von denen z. B. Martha Nussbaum und Amartya Sen aus Projekten der Entwicklungshilfe berichten:[39] So veränderten Alphabetisierung- und Bildungsprogramme die Selbstwahrnehmung von Frauen in Bangladesh hinsichtlich ihrer Autonomiefähigkeit und ihrer Präferenzen. Die Analyse und Verbesserung äusserer Bedingungen der Autonomiekompetenz muss also Priorität haben, um zumindest eine gewisse

---

38 Vgl. Allen Buchanan/Daniel Brock, Deciding for others, Cambridge 1989, 51ff.

39 Vgl. Nussbaum 1999 (Anm. 26).

Chancengleichheit hinsichtlich der Autonomiekompetenzen zu gewährleisten.

Allgemeine innere Kompetenzen, die zur Entwicklung so genannter persönlicher Autonomie erforderlich sind, lassen sich durch Bildung gesellschaftlicher Anerkennung fördern. Je geringer das Armutsgefälle, je egalitärer die Bildungs- und Arbeitsmarktchancen und je demokratischer das politische und rechtliche Zusammenleben organisiert sind, umso eher lassen sich allgemeine personale Autonomiekompetenzen bei einem Mitglied der Gesellschaft annehmen. Diejenigen gesellschaftlichen Faktoren, die die Ausbildung allgemeiner personaler Autonomie einschränken oder aber fördern, sind durch geschichtliche Erfahrungen, die sich herauskristallisiert haben, und durch sozialwissenschaftliche und sozialethische Diskurse bekannt.

Was lässt sich darüber hinaus noch zu den inneren und äusseren Faktoren der Autonomiekompetenz sagen? Da sich situations- und individuumsbezogene Autonomiekompetenz nur in extremen Fällen durch Aussenstehende absprechen lässt, muss der Schwerpunkt der Autonomieförderung auf der Problematisierung der äusseren Bedingungen der Autonomiekompetenz liegen. Sozialwissenschaftliche Studien, aber auch reflektierte Erfahrungen können dazu dienen, hinderliche und förderliche externe Faktoren selbstbestimmten Entscheidens in Abhängigkeit von Gegenstand und Situation zu identifizieren. Wodurch sich z. B. Patienten in einem Krankenhaus der Maximalversorgung heute bei Behandlungsentscheidungen beeinträchtigt fühlen, ist bekannt und lässt sich systematisieren. Auch notwendige Veränderungen lassen sich zweifelsohne gut bestimmen.

In der medizinischen und pflegerischen Versorgung ist das Konzept der Informierten Zustimmung aus ethischer und rechtlicher Sicht einschlägig. Aber selbst dieses Konzept lässt sich enger oder weiter auslegen. Für die Zustimmung oder Ablehnung eines medizinischen Eingriffs, sei es zur Diagnostik, Therapie oder Prävention, bedarf es lediglich der Information und des Verstehens zweier Handlungsoptionen: Behandlung oder Nicht-Behandlung. Ein etwas weiteres Konzept des *informed consent* beinhaltet, dass gleichwertige oder selbst «suboptimale» Alternativen, sofern sie dem Patienten entgegenkommen und aus fachlicher Sicht vertretbar sind, angeboten werden sollten. Die äussere Wahlfreiheit würde sich hier also auch auf die Erschliessung und Darlegung mehrerer Alternativen beziehen. Im Fall von Krankheit, Pflegebedürftigkeit oder Behinderung kann aber auch das innere Autonomievermögen eingeschränkt sein, was sich durch Verbesserung der Kommunikation, durch mehr Gesprächszeit und generell ein Klima der Ermutigung, sich zu artikulieren, verbessern liesse.

4.3 Autonomiekompetenz als Verantwortung für sich selbst

Zugleich aber beinhaltet personale Autonomie, dass ein Mensch für sich selbst Verantwortung übernimmt. Ungeachtet aller Hilfs- bzw. Fürsorgepflichten zur Gewährleistung und Förderung von Autonomiekompetenzen ist selbstredend jedes Individuum selbst in die Pflicht genommen, an der Entwicklung seiner Autonomiekompetenzen mitzuarbeiten und so Verantwortung für sich selbst zu übernehmen. Wir sind in dem Mass für unsere Handlungen und Entscheidungen verantwortlich, in dem wir als Akteure unserer Handlungen betrachtet werden können. Unsere Verantwortung kann vermindert sein, wenn in unsere Unabhängigkeit eingegriffen wird.

So betont z. B. auch Charles Taylor,[40] dass wir für unser Selbst verantwortlich sind, d. h. als Akteure, die entsprechend ihrer Entwicklung, ihren Handlungen und emotionalen Reaktionen einen Standpunkt einnehmen können und Verantwortung für das übernehmen können, was wir getan haben. Die Alternative bestünde in einer passiven Haltung, aus der heraus uns Reaktionen auf Situationen auferlegt werden. Personale Autonomie kann beinhalten, dass wir die Pflicht haben, die eigenen Schwächen und Fehler anzunehmen, da Verantwortung für sich selbst auch beinhaltet, zu seiner eigenen Konstitution, den aktuellen Wahlmöglichkeiten und den eigenen Entscheidungen der Vergangenheit zu stehen und Authentizität, Eigentümerschaft und die eigene Konstitution als wertvolle Form der Selbstrealisierung, aber auch als Form der Verpflichtung anzusehen.

5. Schluss

Ungeachtet grosser Unterschiede zwischen Autonomiekonzepten lässt sich festhalten, dass jedes Autonomiekonzept äussere oder innere Voraussetzungen der Autonomiefähigkeit enthält. Libertäre Konzepte verwehren sich gegen groben äusseren Zwang, der das Individuum direkt betrifft, sozialethische Ansätze zeigen institutionelle und soziale Hindernisse auf, die sich in verschiedener Weise auf Willensbildung und Handlungswahl auswirken können. So genannte hierarchische oder selbstreflexive Autonomiekonzepte fordern einen internen Ablauf des Reflektierens. Autonomiekonzepte im

---

40 Charles Taylor, Quellen des Selbst. Die Entstehung der neuzeitlichen Identität, Frankfurt/M. 1996 (engl. Orig. 1992).

kantischen Sinne fordern eine verantwortete, d. h. vernünftige und verallgemeinerbare moralische Reflexion des Subjekts.

Gleichwohl ist aus ethisch-normativer Sicht zunächst offen, welche Formen der Unterstützung unserer Autonomiefähigkeit wir von anderen mit guten Gründen einfordern können. Diese Frage lässt sich angesichts der Forderung nach Verallgemeinerbarkeit dadurch angehen, dass wir klären, welche und wie viel Autonomiefähigkeit jeder von uns braucht, um selbstbestimmt zu leben. Inwiefern müssen andere meine Autonomiefähigkeit fördern oder wiederherstellen, wenn es um individuelle Selbstverwirklichung und das Gelingen meines Lebens geht? Inwieweit müssen institutionelle und gesellschaftliche Rahmenbedingungen geändert werden, weil sie die Autonomiefähigkeit behindern? Pflichten der Förderung der Autonomiefähigkeit durch andere oder durch gesellschaftliche Rahmenbedingungen liessen sich beispielsweise durch Bezugnahme auf grundlegende moralische Rechte oder auf die Menschenrechte begründen. Denn über grundlegende moralische Güter selbst bestimmen zu wollen, ist berechtigt. Nicht auf moralische Rechte beziehbare individuelle Wünsche liessen sich durchaus durch philosophische Beratung oder psychologische Lebensberatung klären. Autonomiefähigkeit in diesem Sinne zu fördern wäre dann jedoch nicht geschuldet.

In der medizinischen und pflegerischen Versorgung kann von einem libertären Autonomiekonzept allein schon deshalb nicht ausgegangen werden, weil erst Expertise und auf den Einzelfall und die Situationen zugeschnittene Informationen einen Patienten zu einer informierten, freiwilligen Zustimmung befähigen. Die Darlegungen zur Autonomiefähigkeit sollten u. a. deutlich machen, dass die Autonomiefähigkeit des Patienten in der pflegerischen und medizinischen Versorgung der Unterstützung bedarf, um eine für den jeweiligen Patienten gute Lösung seiner Gesundheits- oder Pflegeprobleme zu finden. Die Darlegung akzeptabler, wenngleich «suboptimaler» Behandlungen oder Pflegemassnahmen, beratende Gespräche, die im Fall einer unheilbaren oder sehr riskanten Behandlung der Selbstklärung des Patienten dienen, Kritik und Änderungsforderungen in Bezug auf institutionelle Abläufe und Regeln sowie die Einschränkung von Handlungsspielräumen und Alternativangeboten durch das Gesundheitssystem oder gesellschaftliche Erwartungen mögen aus unterschiedlichsten Gründen, etwa Kosten- oder Effizienzgründen, fehlen, würden aber zweifelsohne einem individuellen Autonomierecht entgegenkommen. Insofern steht letztlich zur Debatte, wie viel Einzelpersonen und die Gesellschaft für das Anliegen individueller Autonomie zu leisten bereit sind bzw. was aus moralisch-normativer Sicht von ihnen um der Autonomie jedes Menschen willen gefordert werden muss. Sobald die Debatte um Voraussetzungen, Schutz und Wiederherstellung der Autonomiefähigkeit von Menschen nicht geführt wird, zugleich aber ein moralisches oder juridisches Autonomierecht hohen Stellenwert erhält, kann es sich nur um irreführende Autonomierhetorik handeln oder aber um das Phänomen, dass das Autonomierecht von denjenigen, die vollumfänglich zur Autonomie fähig sind, anderen Menschen entweder zugeteilt oder abgesprochen wird.

Simon Hofstetter

Und was ist mit uns?
Die Angehörigen

Im vorliegenden Beitrag wird die wohl grösste Gruppe des zur Diskussion stehenden (und gleich näher zu beschreibenden) «Sechsecks von Fürsorge-Verantwortlichen» behandelt – die pflegenden Angehörigen. Obwohl sie wahrscheinlich die zahlenmässig stärkste Vertretung darstellen, so kommt ihnen und ihren Anliegen in wissenschaftlichen wie auch in politischen Diskursen wohl das geringste Gewicht zu. Beim Blick auf die Tätigkeit von Angehörigen unter der Perspektive der «Macht der Fürsorge» sind daher nicht so sehr Macht-, sondern insbesondere auch Ohnmachtserfahrungen zu thematisieren.

Pflegende, unterstützende oder Sorge leistende Angehörige und nahe Bezugspersonen werden in der Regel in drei Untergruppen unterteilt, nämlich in a) Eltern mit Kindern, b) Personen, die Menschen mit Behinderungen betreuen sowie c) Personen, die betagte Familienmitglieder pflegen, seien es pflegebedürftige (Ehe-)Partner- bzw. partnerinnen oder aber pflegebedürftige (Schwieger-)Eltern. Der vorliegende Beitrag bezieht sich im Wesentlichen auf die letztgenannte Gruppe, die pflegenden Angehörigen von betagten Menschen.

In der Folge werden in einem ersten empirischen Abschnitt Daten zu Umfang und Bedeutung der Pflegeleistungen durch Angehörigen im informellen, häuslichen Rahmen präsentiert, wobei die wichtigsten Erkenntnisse in den verschiedenen Etappen der (knapp skizzierten) Forschungsgeschichte verortet werden. Ein zweiter Abschnitt widmet sich den unterschiedlichen Konstellationen von Machtgefügen zwischen den pflegenden Angehörigen und den weiteren Akteuren innerhalb des benannten «Sechsecks von Fürsorgeverantwortlichen» (Pflegebedürftige, professionelle Pflegende, politische Verantwortliche u. a.) und stellt dieses je mit eigenen Macht- und Ohnmachtserfahrungen versehene Gefüge aus Sicht der Angehörigen dar. Im dritten Abschnitt werden spezifische, sich daraus ergebende Problemstellungen formuliert.

I. Umfang und Bedeutung der Pflege- und Hilfeleistungen durch Angehörige: einige Daten

Ich spreche also von häuslichen, informellen Pflegesituationen, in welchen schweizweit rund eine Viertelmillion Menschen ihre betagten Angehörigen pflegen und betreuen[1] – das sind zum einen (Ehe-)Partnerinnen und Partner (intragenerationelle Pflege) sowie zum anderen Töchter, Söhne, Schwiegertöchter und -söhne (intergenerationelle Pflege), also grösstmehrheitlich Mitglieder der Kernfamilie,[2] die ihren betagten Angehörigen meist während mehrerer Jahre der Pflegebedürftigkeit als Hauptpflegeperson zur Seite stehen. Dass die Pflege betagter Angehöriger nach wie vor (nämlich zu rund zwei Dritteln) mehrheitlich Frauenangelegenheit ist, daran hat sich wenig geändert.[3] Nirgends werden mehr Angehörige betreut und gepflegt als in Familien – auch nicht in stationären Einrichtungen wie Alters- oder Pflegeheimen; das Verhältnis von ambulanter zu stationärer Pflege liegt in der Schweiz bei rund 60 zu 40.[4] Die Familien gelten also weiterhin zu Recht als «grösste[r] Pflegedienst der Nation».[5]

Ein kurzer Blick in die Hauptstränge der wissenschaftlichen Erforschung der häuslichen, informellen Pflegearrangements weist auf, dass das Interesse an der Lage pflegender Angehöriger eher in jüngerer Vergangenheit aufkam – häusliche Pflege galt lange Zeit als vom Raum des Öffentlichen getrennte,

---

1 Vgl. François Höpflinger/Valérie Hugentobler, Familiale, ambulante und stationäre Pflege im Alter. Perspektiven für die Schweiz, Bern 2005, 15.

2 Pasqualina Perrig-Chiello/François Höpflinger/Brigitte Schnegg, SwissAgeCare 2010. Pflegende Angehörige von älteren Menschen in der Schweiz, Bern 2010, 24. Vgl. hierzu für die sehr ähnliche Situation in Deutschland, in: Mechthild Rumpf, Geschlechterverhältnisse und Ethos fürsorglicher (Pflege-)Praxis im Wandel. Literaturstudie und Problemskizzen zu häuslicher Pflege, Bremen 2007, 48.

3 Perrig-Chiello u. a. 2010 (Anm. 2), 24. In vielen europäischen Ländern beträgt der Anteil der Männer an der privaten Pflegearbeit gar lediglich einen Viertel; vgl. dazu Giovanni Lamura u. a., Erfahrungen von pflegenden Angehörigen älterer Menschen in Europa bei der Inanspruchnahme von Unterstützungsleistungen. Ausgewählte Ergebnisse des Projektes EUROFAMCARE, in: Zeitschrift für Gerontologie und Geriatrie 39/6, 2006, 429–442 (432).

4 Höpflinger/Hugentobler 2005 (Anm. 1), 55.

5 Monika Höhn, Häusliche Pflege … und sich selbst nicht vergessen. Was pflegende Angehörige wissen sollten, Köln 1995, 10.

private Angelegenheit und stand daher in den einschlägigen wissenschaftlichen Disziplinen kaum auf dem Radar. Seither haben sich insbesondere die Pflegewissenschaften, die Soziologie, die (Entwicklungs-)Psychologie und zu Teilen auch die Ökonomie des Themas angenommen; dabei lassen sich in der Erforschung der Lage pflegender Angehöriger und der Eigenheiten häuslicher Pflegesettings eigentliche Phasen ausmachen:

In den 1970er- und 80er-Jahren stiess die Tätigkeit pflegender Angehöriger im Rahmen der «Hausarbeitsdebatte» (Kinder erziehen, Haushaltstätigkeiten, Betagte pflegen) erstmals auf wissenschaftliches Interesse, damals traten insbesondere die belastenden Umstände der Tätigkeit pflegender Angehöriger zutage: Pflegende Partner investierten (und investieren immer noch) rund 60 Stunden pro Woche für die Pflege des Ehegatten, pflegende Kinder rund 30 Stunden pro Woche – obwohl sie je nur rund ein halb so intensives Engagement wünschten.[6] Dieses Involviert-Sein zeigte denn auch Belastungsfaktoren physischer, ökonomischer und sozialer Art auf:[7] Das zumeist sehr intensive Involviert-Sein der Angehörigen spiegelt sich in einem grösseren Umfang an körperlichen Beschwerden, Krankheiten und Medikamentenkonsum als bei der Vergleichspopulation,[8] darüber hinaus wird betont, erstens, mit welchen negativen finanziellen Konsequenzen die Pflegetätigkeit einhergeht,[9] sowie zweitens, welche Beeinträchtigungen der Reichweite des sozialen Umfelds pflegende Angehörige aufgrund ihres

—

6 Perrig-Chiello u. a. 2010 (Anm. 2), 28.

7 Es ist gewiss Vorsicht geboten beim Herleiten kausaler Bezüge zwischen privater Pflegetätigkeit und damit verbundenen höheren körperlichen Beschwerden; dennoch weisen zahlreiche Vergleiche mit einer nicht-pflegenden Vergleichspopulation entsprechende Effekte aus (vgl. zur methodischen Problematik: Annemarie Kesselring, Angehörige zu Hause pflegen. Anatomie einer Arbeit, in: Schweizerische Ärztezeitung 85, 2004, 504–506 [505]).

8 Vgl. Christina Geister, «Weil ich für meine Mutter verantwortlich bin». Der Übergang von der Tochter zur pflegenden Tochter, Bern 2004, 25.

9 Vgl. dazu bspw. Michaela Röber, Wohlfahrtspluralismus und häusliche Pflegearrangements, Frankfurt/M. 2005, 109.

grossen zeitlichen Engagements zu gewärtigen haben.[10] So entstand zuerst ein *Belastungsdiskurs*.[11]

Bald schlug das Pendel des Forschungsinteresses in die andere Richtung aus und zwar mit einem neuen *Ressourcendiskurs*:[12] In Pflegewissenschaften und Psychologie wurde nun hervorgehoben, dass Pflegende aus dem Pflegesetting und der neuen Beziehungskonstellation zur betagten Person selber neuen Lebenssinn und Kraft schöpfen können sowie auch Befriedigung erfahren aufgrund des durch die Pflegetätigkeit vermittelten Gefühls, «noch gebraucht zu werden» oder aber den Eltern durch die Pflegetätigkeit «etwas zurückgeben» zu können.[13]

Als jüngster Diskussionsstrang um pflegende Angehörige hat sich der «*psychosoziale*» Diskurs etabliert,[14] in welchem v. a. die Entwicklungspsychologie die Eigenheiten der Pflegedyade zwischen pflegebedürftiger und pflegender Person erforscht und dabei auf Motivationen der Pflegeübernahme, auf individuelles Belastungsempfinden und Copingstrategien der Betroffenen achtet.

II. Das Machtgefüge zwischen pflegenden Angehörigen und den weiteren Akteuren im «Sechseck der Fürsorge-Verantwortlichen»

Aufbauend auf den genannten empirischen Daten zu Umfang und Bedeutung der Tätigkeit pflegender Angehöriger wird nun darzulegen versucht, in welchen konkreten Macht- bzw. Ohnmachtskonstellationen die Angehörigen in ihrer Pflege- und Hilfetätigkeit gegenüber den weiteren Fürsorge-Beteiligten stehen. Zuerst kommt dabei die zumeist enge Pflegebeziehung zwischen der pflegenden Angehörigen und dem Pflegebedürftigen in den

—

10 Vgl. dazu Elisabeth Seidl/Sigrid Labenbacher, Pflegende Angehörige im Mittelpunkt. Studien und Konzepte zur Unterstützung pflegender Angehöriger demenzkranker Menschen, Wien 2007, 48; Susanne Zank/Claudia Schacke, Evaluation von Effekten gerontopsychiatrischer und geriatrischer Tagesstätten auf ihre Besucher(innen) und deren Angehörigen, Stuttgart 2001, 91.

11 Birgit Jansen, Informelle Pflege durch Angehörige, in: dies. u. a. (Hg.), Soziale Gerontologie. Ein Handbuch für Lehre und Praxis, Weinheim/Basel 1999, 604–628 (613).

12 Vgl. Jansen 1999 (Anm. 11), 614.

13 Vgl. Nicole Maly, Töchter, die ihre Mütter pflegen. Eine Analyse ihrer Lebenssituation, Münster 2001, 65f.

14 Vgl. Jansen 1999 (Anm. 11), 615.

Blick (1.), sodann richtet sich das Interesse auf das Arbeitsarrangement zwischen den Angehörigen und den Mitarbeiterinnen ambulanter Pflegedienste (2.), bevor das Verhältnis der Angehörigen zu den Behandelnden zur Sprache kommt (3.). Den Schluss des Abschnitts bildet das Eingehen auf die Verhältnisbestimmung zwischen Angehörigen und den politisch Verantwortlichen bzw. den politischen Rahmenbedingungen (4.).

1. *Die Pflegedyade – oder: die Angehörigen als «sekundär Abhängige»*

Als Erstes soll die für das Pflegeverhältnis konstitutive Pflegedyade, die Funktionsweise zwischen betagter Person und pflegenden Angehörigen betrachtet werden: Bedeutsam für das Verständnis der Situation pflegender Angehöriger ist das Faktum, dass sie zwar zuweilen (mehr oder weniger) aus freien Stücken[15] entschieden haben, ihre(n) Angehörige(n) zu pflegen, jedoch das Ausmass der Pflegetätigkeit kaum je aus freiem Entscheid selber bestimmt haben.[16] So richten sich ihre Freiräume, ihr Leben nach eigenen Vorstellungen zu gestalten, in der Regel direkt nach dem Gesundheitszustand der betagten Person. Die Einschränkungen der Handlungsmöglichkeiten, die eine betagte Person aufgrund ihrer gesundheitlichen Gebrechen erfährt, stellen für die pflegende Person eine unhintergehbare Wirklichkeit auch in ihrem Leben dar – jede Veränderung des Gesundheitszustandes der betagten Person hat direkte Auswirkungen auf die Handlungsmöglichkeiten des bzw. der Pflegenden.[17]

Vor diesem Hintergrund werden die pflegenden Angehörigen etwa auch als «konsekutiv Betroffene»[18] oder aber als «sekundär Abhängige»[19] bezeichnet – diese Begrifflichkeiten machen deutlich, dass in privaten, häuslichen

—

15 Wobei auch hier zu beachten ist, dass äussere Zwänge (finanzieller oder auch sozial-familiärer Art) immer noch einen wichtigen Grund zur Übernahme von Pflegeverantwortung darstellen. Vgl. dazu Geister 2004 (Anm. 8), 19; Perrig-Chiello u. a. 2010 (Anm. 2), 80.

16 Vgl. Rumpf 2007 (Anm. 2), 73.

17 Geister 2004 (Anm. 8), 21.

18 Herbert Haslinger, Pastoral bei Familien mit behinderten Angehörigen, in: Johannes Eurich/Andreas Lob-Hüdepohl (Hg.), Inklusive Kirche, Stuttgart 2011, 171–182 (172); wobei sich Haslinger in seinem Kontext auf Angehörige von Menschen mit Behinderungen bezieht.

19 Christa Schnabl, Fürsorge. Eine Kategorie feministischer Ethik und ihre Bedeutung für die christliche Sozialethik, in: Christian Spiess/Katja Winkler (Hg.), Feministische Ethik und christliche Sozialethik, Berlin 2008, 219–252 (233).

Betreuungsarrangements Einschränkungen von betagten Personen meistens in direkter und unmittelbarer Korrelation stehen zu den Einschränkungen bei den sie pflegenden Angehörigen.

Deutlich wird diese konsekutive Betroffenheit an einem ersten Machtaspekt, dem Aspekt der «Zeit»: Die zeitliche Beanspruchung wird von den meisten Angehörigen als entscheidender Belastungsfaktor wahrgenommen.[20] Als belastend gilt allerdings nicht bloss die gesamte Summe an im Pflegearrangement eingesetzter Zeit, sondern auch die Lage der Zeit, die Verteilung der Zeit sowie die Kontrolle über die Zeit.[21] Die *Lage der Zeit* benennt die zeitliche Lage der Einsätze pflegender Angehöriger im Tages- bzw. Wochenverlauf und problematisiert dabei den Sachverhalt, dass die pflegenden Angehörigen je nach Pflegesituation zu unterschiedlichsten Tages- und Nachtzeiten, an Wochenenden und ggf. in den Ferien einsatzbereit sein müssen. In der Erwerbsarbeit wird dabei von «unsocial hours»[22] gesprochen – «unsozialen Arbeitszeiten», die es mit sich bringen, dass soziale Kontakte nur noch in eingeschränktem Ausmass gepflegt werden können. Die *Verteilung der Zeit* wird insbesondere bei pflegeintensiven Settings, d. h. u. a. bei der Betreuung von demenzkranken Betagten, virulent. Das pflegeintensive Betreuungsarrangement stellt den pflegenden Angehörigen dabei vor die Aufgabe, sich dem Lebensrhythmus der Betagten anzupassen, der nicht selten stark wechselhaft und somit kaum planbar ist. Für pflegende Angehörige ergibt sich damit ein hohes Mass an zeitlicher «Unkalkulierbarkeit»[23] in ihrer Tätigkeit. Die beiden genannten Aspekte lassen sich bündeln in der Problematik der fehlenden *Kontrolle über die Zeit.* Entgegen dem Wunsch, das eigene Zeitbudget zu möglichst hohen Anteilen selber steuern zu können, erfahren die pflegenden Angehörigen ihren Alltag als fremdbestimmt – bedingt durch die erforderte Abrufbarkeit und die geringen Distanzierungsmöglichkeiten.

In Zeiten, in denen es angesichts hoch standardisierter und normierter Alltagszeiten als bedeutender Faktor von Lebensqualität gilt, über die zur

—

20 Vgl. dazu ausführlicher Jürgen P. Rinderspacher u. a., Zeiten der Pflege. Eine explorative Studie über individuelles Zeitverhalten und gesellschaftliche Zeitstrukturen in der häuslichen Pflege, Berlin 2009, 126.

21 Terminologie nach Rinderspacher 2009 (Anm. 20), 117–124.

22 Vgl. Frank Bauer u. a., Arbeitszeit 2003. Arbeitszeitgestaltung, Arbeitsorgansation und Tätigkeitsprofile, Köln 2004, 27.

23 Rinderspacher u. a. 2009 (Anm. 20), 112.

Verfügung stehende Zeit selbstbestimmt verfügen zu können, ja «in möglichst grossem Umfang Herr über die eigene Zeit zu sein»[24] – in diesen Zeiten stehen pflegende Angehörige bei der Gestaltung ihres eigenen Alltages in vielfältigen zeitlichen Konflikten.

2. *Die (professionellen) Pflegenden – oder: Machtkampf zwischen Professionalität und eigensinniger Häuslichkeit*

Freilich bestehen für Angehörige verschiedene Unterstützungsdienste, die sie gerade auch in zeitlicher Hinsicht gelegentlich zu entlasten vermögen. Eine bedeutende Rolle spielen dabei die ambulanten Pflegedienste, in der deutschsprachigen Schweiz «Spitex» genannt (d. h. spitalexterne Hilfe und Pflege), die sich aus den früheren Hauspflegevereinen von Gemeindeschwestern bzw. Diakonissen entwickelt haben[25] und die heute in über 600 gemeinnützigen oder privatwirtschaftlich organisierten Betrieben[26] rund 200'000 Personen betreuen, Tendenz steigend.[27]

Während die Pflegetätigkeit der Spitex für viele Angehörige eine wirkungsvolle und geschätzte Entlastung darstellt, so verzichtet doch nach wie vor (erstaunlicherweise) eine stattliche Zahl von Angehörigen auf deren Dienste[28] – was auf den ersten Blick merkwürdig erscheint, zumal die Kosten zumeist von der Krankenkasse übernommen werden. Die Ursache hierfür liegt in einem nächsten Machtaspekt: Es ist hinreichend bekannt, dass die subjektive Bedeutung der Wohnung für die älteren Menschen mit zunehmendem Alter steigt – je mehr der Bewegungsradius ausserhalb der eigenen Wohnung gesundheitsbedingt eingeschränkt wird, umso mehr gewinnt der Innenraum, d. h. der Raum der eigenen vier Wände, an Bedeutung und Gewicht.[29] In diesen eigenen vier Wänden entstehen nun zwischen den beteiligten Personen der Pflegedyade je eigene Verhaltenstraditionen – im Sinne von eingespielten Routinen und Gewohnheiten –, die als Gesamtheit

—

24 Rinderspacher u. a. 2009 (Anm. 20), 41.

25 Vgl. hierzu exemplarisch: Städtische Gesundheitsdienste Stadt Zürich, Geschichte der Spitex in der Stadt Zürich, Zürich 2010, 1.

26 Vgl. Bundesamt für Statistik BFS, Spitexstatistik 2009, Neuenburg 2010, 6.

27 Vgl. Bundesamt für Statistik BFS 2010 (Anm. 26), 4.

28 Vgl. dazu Lamura u. a. 2006 (Anm. 3), 439.

29 Vgl. Birgit Jansen/Thomas Klie, Häuslichkeit. Berichte und Fragen an Soziale Gerontologie und Pflegewissenschaft, in: Birgit Jansen u. a. (Hg.), Soziale Gerontologie. Ein Handbuch für Lehre und Praxis, Weinheim/Basel 1999, 521–539 (531).

der Umgangsformen in der Pflegedyade eine «eigensinnige Häuslichkeit»[30] konstituieren. Sie pflegen und betreuen bzw. lassen pflegen und betreuen, wie es sich eingespielt hat und wie sie es für richtig halten – dies deckt sich jedoch nicht notwendigerweise mit den Standards moderner Pflegewissenschaft.[31] Wenn nun ambulante Pflegedienste wie die Spitex dazugeholt werden, so prallen informelles und formelles Pflegesystem, prallen «eigensinnige Häuslichkeit» und professionelle Pflege aufeinander; die ehemals intime Sphäre, die eigenen vier Wände müssen geteilt werden und werden somit zum Raum des Austausches, der Begegnung, ja zuweilen der Konfrontation um die je nach subjektiver Einschätzung als richtig empfundene Form des Pflegens[32] – und dieser Machtkampf um die Deutungshoheit des richtigen Pflegens verunsichert Angehörige so, dass einige Angehörige – wie Erhebungen zeigen – aus Angst vor Kontrolle und vor Einmischung daher auf ambulante Pflegedienste verzichten und lieber grössere zeitliche und physische Belastungen in Kauf nehmen.

3. *Die Expertise der Behandelnden – oder: Macht über sprachliche Definitionen*

Eng mit diesem Konflikt zwischen informellem und formellem Pflegesystem verwoben ist ein Aspekt der Definitionsmacht über die verwendete Bezeichnung der Tätigkeit pflegender Angehöriger: In Fachprofessionsdiskursen ist es üblich, die Tätigkeit sowohl der ambulanten Pflegedienste als auch der pflegenden Angehörigen entsprechend der Kategorisierung nach «Activities of Daily Living» (ADL) zu unterteilen einerseits in *Pflege* als Unterstützung in den basalen Alltagsaktivitäten (ADL),[33] andererseits in *Hilfe* als Unterstützung in den instrumentellen Alltagsaktivitäten (IADL).[34] Diese nach evidenzbasierten, statischen Kriterien vorgenommene Unterteilung fasst Pflege inhaltlich und sprachlich eingeengt auf weitgehend körperbezogene, oft auch

—

30 Jansen/Klie 1999 (Anm. 29), 521.

31 Vgl. Jansen/Klie 1999 (Anm. 29), 538.

32 Vgl. dazu Perrig-Chiello u. a. 2010 (Anm. 2), 74.

33 Begründet durch Sidney Katz in: ders. u. a., Studies of Illness in the Aged. The Index of ADL. A Standardized Measure of Biological and Psychosocial Function, in: JAMA 185 (1963), 914–919.

34 Begründet durch M. Powell Lawton in: ders./Elaine Brody, Assessment of Older People. Self-Maintaining and Instrumental Activities of Daily Living, in: Gerontologist 9, 1969, 179–186.

medizinische Unterstützungsleistungen (aufstehen, kleiden, waschen, Medikamente verabreichen); während sie hingegen die Hilfe gesondert im Sinne von hauswirtschaftlichen Leistungen (kochen, putzen u. dgl.) versteht.

Dieses an funktionellen Kriterien orientierte Verständnis von Pflege und Hilfe wurde denn auch vom Gesetzgeber übernommen; das nationale Krankenversicherungsgesetz sowie die meisten kantonalen Ausführungsbestimmungen sehen etwa eine kategoriale Differenz in der Spitex-Finanzierung zwischen Pflege- und Hilfeleistungen vor:[35] Pflegeleistungen sind versichert, Hilfeleistungen meistens nicht. Konkret kann sich ein Pflegealltag aus versicherungstechnischer Hinsicht so gestalten, dass die Spitexpflegerin den betagten Mann am Morgen vom Bett aufnimmt und ihn kleidet – was versichert ist –, wogegen die Zubereitung des Frühstücks nicht versichert ist; ihn nach dem Frühstück zur Toilette begleiten, ist wiederum versichert, am Schluss den Boden zu wischen allerdings nicht.

Es wird rasch einsichtig, dass diese Trennung der Betreuungstätigkeit in Pflege und Hilfe wenig mit dem Alltag der pflegenden Angehörigen gemein hat, zumal die Grenzziehung zwischen diesen so genannten Pflege- und Hilfetätigkeiten in ihrem Alltag und Erleben fliessend ist – ob sie nun mit einer Pflege- oder einer Hilfetätigkeit der betagten Person unterstützen, ist für sie weitgehend egal, entscheidend ist vielmehr, dass sie dies tun und dafür Zeit einsetzen.[36] Darüber hinaus sind die emotionalen, kommunikativen und sozialpflegerischen Elemente, die einen wichtigen Bestandteil ihres Daseins als pflegende Angehörige darstellen, in beiden Kategorien der Pflege und der Hilfe nicht abgedeckt.

Wenn die pflegenden Angehörigen die Definitionsmacht hätten über die sprachlich präzise Umschreibung ihrer Tätigkeit, so würden sie dafür also kaum die Unterscheidung von Pflege und Hilfe wählen. Am besten wird ein von Angehörigen umfassend verstandenes Pflege- und Sorgeverständnis wohl vom englischen Begriff *caring about* aufgenommen,[37] der geeignet erscheint, um nicht nur die verrichtungsbezogenen Aspekte von Hilfe und

---

35 Nach dem schweizerischen Krankenversicherungsgesetz sind (implizit) nur die Pflegeleistungen für basale Alltagsaktivitäten mit eingeschlossen und versichert, nicht jedoch diejenigen für instrumentelle Alltagsaktivitäten (vgl. Krankenversicherungsgesetz Art. 25 «Allgemeine Leistungen bei Krankheit» und Art. 25a «Pflegeleistungen bei Krankheit»).

36 Vgl. Jansen 1999 (Anm. 11), 605.

37 Vgl. zur Terminologie: Rumpf 2007 (Anm. 2), 22.

Pflege abzudecken, sondern darüber hinaus auch Aspekte der Zuwendung umfasst.

4. *Die politisch Verantwortlichen – oder: Die Planlosigkeit der Mächtigen*

Mit dem Verweis auf das Krankenversicherungsgesetz ist nun auch der Grund gelegt, um die gesellschaftliche bzw. politische Organisation von häuslicher Pflege zu betrachten. Es ist unbestreitbar, dass die Situation pflegender Angehöriger ganz wesentlich abhängt von der Verfügbarkeit und Nutzbarkeit weiterer Unterstützungsleistungen zur häuslichen Pflege – seien es Sozialversicherungsleistungen, ambulante Pflege- und Entlastungsdienste oder anderes. Die Möglichkeit, neben der Pflegetätigkeit an gesellschaftlichen Vollzügen zu partizipieren sowie auch das Ausmass der Pflegetätigkeit selbstbestimmt wählen zu können, hängen also nicht unwesentlich von den Bedingungs- und Ermöglichungsfaktoren aller Instrumente im Wohlfahrtspluralismus (Staat, Drittsektor- und Marktakteure) ab.

Ein kurzer Vergleich mit weiteren europäischen Pflegesystemen weist auf, dass die Schweiz innerhalb der Pole eines so genannt servicebasierten Pflegesystems nach skandinavischem Modell, das für pflegende Angehörige vielfältige finanzielle und logistische Unterstützungsleistungen bereithält, und einem familienbasierten System südeuropäischer Art,[38] in welchem staatliche Instanzen kaum ein Engagement zugunsten der häuslichen Pflegearrangements kennen, ungefähr im Mittelfeld steht.[39] Diese Mittelposition kommt aufgrund einer ungleichseitigen Unterstützungslage zustande: Während die Gesamtheit der wohlfahrtspluralistischen Akteure in der Schweiz einerseits umfangreiche Leistungen für betagte Personen selber bereithalten,[40]

—

38 Vgl. zu den Kategorien: Klaus Haberkern, Pflege in Europa. Familie und Wohlfahrtsstaat, Wiesbaden 2009, 149f. Dabei zeichnet Haberkern eine weitgehend graduell abgestufte Einteilung der (west-)europäischen Ländern anhand einer «Nord-Süd-Achse» nach: «Insgesamt kann die (west-)europäische Pflegelandschaft an einer Nord-Süd-Achse abgetragen werden, wobei die Verantwortung für die Pflege im Norden Europas vorwiegend beim Staat und im Süden bei der Familie liegt» (149).

39 Vgl. Haberkern 2009 (Anm. 38), 67–71.

40 Zu erwähnen sind an dieser Stelle insbesondere die beiden Instrumente der Ergänzungsleistungen (EL; vgl. dazu Bundesgesetz über Ergänzungsleistungen zur Alters-, Hinterlassenen- und Invalidenversicherung [ELG] vom 6. Oktober 2006) sowie der Hilflosenentschädigung (HE; vgl. dazu Gesetz über die Alters- und Hinterbliebenenversicherung [AHVG], Art. 43 Abs. 1) als Zusätze zur ersten Säule

gilt dies andererseits für die dahinter stehenden pflegenden Angehörigen nicht annähernd in gleichem Masse.

Besonders erwähnenswert sind in diesem Zusammenhang die staatlichen Interventionen zu den finanziellen Risiken, denen pflegende Angehörige ausgesetzt sind, da diese bei Übernahme einer privaten Pflegetätigkeit in aller Regel ihre Erwerbstätigkeit deutlich reduzieren und einen nominalen Lohnausfall erfahren, der durch die Sozialversicherungsleistungen nicht oder nur in geringem Mass kompensiert wird, und sie sich dadurch zudem in ihrer Altersrentenanwartschaft beeinträchtigt sehen.[41]

Denn hierzulande funktioniert die individuelle Absicherung von sozialen Risiken (dazu ist auch die private Pflege zu zählen) im Wesentlichen über die Erwerbsarbeit – in diesem Versicherungsprinzip bemisst sich die Höhe der Rentenleistungen vorwiegend an der Höhe der im Rahmen der Erwerbsarbeit geleisteten Beiträge in die drei Säulen der Alterssicherung.[42] Aus der Perspektive der sozialen Sicherung sind also diejenigen Personen, die private Pflegeleistungen übernehmen, in Bezug auf das Erwerbseinkommen sowie die Altersrentenanwartschaft deutlich schlechter gestellt als diejenigen, die erwerbstätig bleiben.

Zur Zeit ist auf nationaler Ebene durchaus ein gewisser gesetzgeberischer «Aktivismus» feststellbar: Parlament und Verwaltung haben erkannt, dass in dieser Hinsicht in der Tat Handlungsbedarf besteht, um die erwähnte Schlechterstellung der pflegenden Angehörigen zumindest teilweise zu eliminieren, doch bleibt die Gesamtheit der eingeführten oder geplanten Sozialversicherungsleistungen im Bereich der häuslichen Pflege insgesamt

---

der Alterssicherung, die insbesondere für mittellose Menschen von zentraler Bedeutung sind und in ihrem Leistungsumfang de facto eine Funktion als eigentliche Pflegeversicherung (vgl. dazu Claudio Zogg, Wer zahlt die Pflege? Die neue Pflegefinanzierung, in: Caritas Schweiz (Hg.), Sozialalmanach 2011. Das vierte Lebensalter, Luzern 2011, 97) bzw. zumindest als «Auffangpflegeversicherung» (Hardy Landolt, Die EL als Pflegeversicherung, in: Schweizerische Zeitschrift für Sozialversicherung und berufliche Vorsorge, 55/2, 2011, 184–206 [189]) übernehmen.

41 Siehe dazu Hardy Landolt, Die neue Pflegefinanzierung, in: Schweizerische Zeitschrift für Sozialversicherung und berufliche Vorsorge SZS 1, 2010, 18–34 (22f.).

42 Vgl. dazu Christa Schnabl, Gerecht sorgen. Grundlagen einer sozialethischen Theorie der Fürsorge, Fribourg; Freiburg/Br.; Wien 2005, 126.

ein unkoordiniertes Flickwerk von Einzelmassnahmen und folgt keiner erkennbaren Logik.[43]

Die private Pflegearbeit stellt also keinen eigenen Zugang zu sozialer Sicherung dar; man muss keineswegs umfassendsten Massnahmen wie etwa einem «bedingungslosen Grundeinkommen» zustimmen, um dennoch die Meinung zu vertreten, dass unser am Erwerbsparadigma orientiertes soziales Sicherungssystem für pflegende Angehörige schwer nachteilig ist und aus finanzieller Sicht eine vollwertige Teilhabe an gesellschaftlichen Vollzügen erschwert.

III. Zum Schluss: Die fehlende Aufmerksamkeit – die Ohnmacht zur öffentlichen Interessenartikulation

Die Ausführungen sollten aufgewiesen haben, dass die Angehörigen gegenüber den weiteren, in Fürsorgebeziehungen involvierten Akteuren in unterschiedlichen Ausprägungen oftmals am kürzeren Hebel sitzen und dadurch zuweilen geprägt sind durch Erfahrungen von Machtlosigkeit, ja von Ohnmacht. Die pflegenden Angehörigen hätten denn auch in mehrfacher Hinsicht ausgewiesenen Anlass, gegenüber Partnern, Institutionen oder einer interessierten Öffentlichkeit auf ihre Lage und auf ihre Anliegen aufmerksam zu machen. Darin liegt aber gerade eine entscheidende Krux: Es ist eine Eigenheit unserer Informationsgesellschaft, dass öffentliche Präsenz und Wahrnehmung hart umkämpft ist. Angesichts der beschränkten Fähigkeit von Individuen und Gesellschaften, Themen bewusst wahrzunehmen, selektieren und fokussieren Einzelne ihre Wahrnehmung auf eine bestimmte Auswahl von Themen. Um diese gesellschaftliche Wahrnehmung und Aufmerksamkeit buhlen unterschiedliche gesellschaftliche Teilbereiche wie die

---

43 Denn nach Schweizerischem Recht besteht keine Pflegeversicherung, die auch Leistungen für pflegende Angehörige bereithielte; vielmehr bestehen Einzelmassnahmen wie die Betreuungsgutschriften für die AHV für pflegende Angehörige, die noch im Erwerbsalter stehen, sowie etwa die Möglichkeit, der Anstellung der pflegenden Person durch die Spitex (vgl. hierzu etwa Béatrice Despland/Claudia von Ballmoos, Vergütung der Pflegeleistungen von Familienangehörigen durch die Krankenversicherung, in: Soziale Sicherheit CHSS 6, 2010, 352–354) oder aber die Weiterleitung der Vergütung von Krankheits- und Behinderungskosten der Ergänzungsleistungen (zum Instrument: vgl. Landolt 2011 [Anm. 40], 203) an die pflegende Person mittels eines privatrechtlichen Pflegevertrages.

Politik, die Wirtschaft, das Entertainment u. a. m. Georg Franck spricht in seinem Band «Ökonomie der Aufmerksamkeit»[44] davon, dass dieses Generieren von öffentlicher Aufmerksamkeit durchaus ökonomischen Gesetzmässigkeiten folgt: Die öffentliche Aufmerksamkeit ist demnach ein knappes Gut; wer sich solche Aufmerksamkeit verschaffen will, benötigt hierfür grosse Ressourcen, d. h. vor allem politische Macht und finanzielle Mittel.[45] Diese Ressourcen – und damit die Möglichkeit, Aufmerksamkeit auf sich zu ziehen – sind jedoch höchst ungleich verteilt.

Gerade die pflegenden Angehörigen verfügen kaum über derartige Ressourcen; es fehlen ihnen zumeist Kraft, Zeit und Mittel, um ihre Anliegen in öffentliche Debatten einzubringen. Es ist bezeichnend, dass die weiteren in Fürsorgebeziehungen involvierten Akteure über teilweise starke politische Lobbyorganisationen verfügen (Ärzte, Pflegende, ja selbst Patienten), es gibt jedoch – weder auf nationaler noch auf kantonaler Ebene – irgendeine direkte Interessenvertretung der Angehörigen. Entsprechend ist es kaum verwunderlich, dass das Mass der Aufmerksamkeit für ihre Anliegen in verschiedensten Disziplinen gering ist und sie selber kaum in der Lage sind, überhaupt die öffentliche Interessenartikulation eigenständig zu organisieren.

Im Kampf um öffentliche Aufmerksamkeit kämpfen die Angehörigen also mit sehr kurzen Spiessen.

—

44 Georg Franck, Ökonomie der Aufmerksamkeit. Ein Entwurf, München 2007; vgl. dazu auch: ders., Die neue Währung. Aufmerksamkeit. Zum Einfluss der Hochtechnik auf Zeit und Geld, in: Merkur 486, 1989, 688–701.

45 Vgl. dazu Matthias Zeindler, Auf Erzählungen hören. Zur Ethik der Aufmerksamkeit, in: Marco Hofheinz u. a. (Hg.), Ethik und Erzählung. Theologische und philosophische Beiträge zur narrativen Ethik, Zürich 2009, 275–301 (285).

Bianca Schaffert-Witvliet

Fürsorge ist das Geschäft der Pflege!

Die Ausübung von Macht hat in Bezug auf die Pflege zwei Seiten:

Die eine Seite von Machtausübung gilt als positiv. Diese unterstützt Menschen dabei, sich wohl und sicher zu fühlen. Im besten Fall kann sie Menschen dazu ermutigen und befähigen, eigene Ziele zu erreichen und sich glücklich zu fühlen. Diese Form der Macht manifestiert sich meistens in präsentem Zuhören, im Ausstrahlen von Ruhe, in ermutigenden Worten, Lob und Anerkennung, im Respekt für die andere Person und ihre einem selbst vielleicht fremden Ansichten und Entscheidungen und im geduldigen Aufzeigen von Möglichkeiten und Alternativen. Diese Form der Macht wird in der Pflegeliteratur auch als Empowerment bezeichnet.[1]

Die andere Seite der Machtausübung kann auch als Machmissbrauch bezeichnet werden. Diese Form der Machausübung dient dazu, die Abhängigkeit verletzlicher Menschen für eigene Zwecke wie materielle Bereicherung oder eigenen Einflussgewinn auszunutzen. Sie soll Menschen dazu bringen, das zu tun, was man als Pflegende[2] möchte oder richtig findet, ohne das Gegenüber und seine Wertvorstellungen zu respektieren. Diese Form der Machtausübung manifestiert sich oft als subtile oder psychische Gewalt, in Form von Erpressungsversuchen, Zwang, Täuschung, verletzenden Worten und körperlicher Gewalt. Im Zusammenhang von Pflege und Fürsorge ist davon auszugehen, dass Machtmissbrauch häufiger aus Überforderung

—

1 Zur Diskussion zu Empowerment in der Pflege nur einige wenige Buchhinweise: Claudia Kubli/Sandra Sermier, Empowerment in der Pflegepraxis, Bern 2012; Gabriele Weydert-Bales, Das Empowerment-Konzept und dessen Nutzen in der Pflege. Eine Methodenkritik. Hausarbeit, Rittensdorf 2010.

2 In diesem Text werden mit dem Ausdruck Pflegende alle Personen bezeichnet, die im Rahmen eines Anstellungsverhältnisses Menschen pflegen. Dies umfasst sowohl Menschen mit einer pflegefachspezifischen Ausbildung auf allen möglichen Niveaus wie Menschen ohne eine solche Qualifikation.
Zur Vereinfachung der Textstruktur werden die männliche und die weibliche Form synonym verwendet. Das andere Geschlecht ist immer mitgemeint.

durch belastende und nervenzehrende Situationen und aus Unwissen entsteht als aufgrund krimineller Energie.[3]

Beide Machtausübungsformen werden bei der Pflege von Menschen angetroffen. Der folgende Text beschränkt sich auf die befähigende Form der Machtausübung in der Pflege.

I. Eine Pflegegeschichte – Teil 1

Herr A. ist 18-jährig und befindet sich in einer Rehabilitationsklinik. Er wurde bei einem Arbeitsunfall im Spätsommer zwischen einer Wand und einem Gabelstapler eingeklemmt. Als Herr A. schliesslich aus seiner misslichen Lage befreit werden konnte, hatte er eine Serienrippenfraktur und ein Schädelhirntrauma. Er verbrachte mehrere Wochen auf der Intensivstation und ist aktuell seit 2 Monaten in einer Rehabilitationsklinik, wo er unter anderem das Gehen wieder einübt, da aufgrund des Schädel-Hirntraumas eine Schwäche auf der rechten Körperseite zurückgeblieben ist. Herr A. hat den typischen verlangsamten und unsicheren Gang eines Menschen mit einer Halbseitenlähmung. Der rechte Arm und die Hand sind an den Körper gezogen, das rechte Knie ist beim Gehen durchgedrückt, der Fuss in Innenrotation nach unten abgespreizt. Die Balance beim Gehen ist sehr unsicher.

In der vorhergehenden Nacht hat es etwa 5 cm geschneit. Jetzt am späten Morgen scheint die Sonne und verwandelte die Umgebung in eine glitzernde Winterwelt.

Herr A. äussert spontan den Wunsch nach draussen zu gehen und durch den Schnee zu gehen – alleine.

Die für ihn zuständige Pflegefachfrau[4] B. ist sogleich hin und her gerissen. Zum einen kann sie den Wunsch des jungen Patienten, den Winter selbst zu spüren und zu erleben, sehr gut verstehen. Zum anderen sieht sie die hohe Sturzgefährdung, welcher der Patient schon im Klinikinnern auf ebenem

---

3 UBA, Unabhängige Beschwerdestelle für das Alter ZH/SH, Merkblatt zur Selbstreflexion im Umgang mit Menschen in einem Abhängigkeitsverhältnis, 2013, http://www.uba.ch/fileadmin/dateien/ch/Merkblatt_zur_Selbstreflexion.pdf (10.7. 2014).

4 In diesem Text werden mit den Ausdrücken Pflegefachfrau, Pflegefachmann und Pflegefachperson alle Personen bezeichnet, die eine pflegefachspezifische Ausbildung auf dem Niveau Diplom, Bachelor, Master oder Doktor haben.

Boden ausgesetzt ist und die draussen auf dem unebenen und rutschigen Schnee noch viel grösser ist.

Soll Pflegefachfrau B. ihrer Fürsorgepflicht im Sinne des Schutzes vor Schaden nachkommen? Oder soll sie Fürsorge in dieser Situation verstehen als Eingehen auf den Wunsch des Patienten, was zwar mit Gefahr verbunden ist, ihm dafür aber ein Gefühl von Glück und eine Erhöhung seines Selbstvertrauens geben könnte, wenn er draussen im Schnee geht und ihm nichts passiert?

Bevor gegen Ende dieses Texts darauf eingegangen wird, mit welchen Argumenten die Pflegefachfrau sich für den einen oder anderen Weg entschieden hat, wird im Folgenden der Frage nachgegangen, was gute Pflege eigentlich ausmacht.

II. Was ist gute Pflege?

Die Frage danach, was gute Pflege ist, wurde in der Pflegeforschung aus zwei Blickwinkeln beleuchtet: dem Blickwinkel der Patienten, also derjenigen, die Pflege erfahren, und dem Blickwinkel der Pflegewissenschaftler, also derjenigen, die für die Pflege als Produkt die Qualitätskriterien definieren.

1. *Die Sicht der Patienten*

Die folgenden Beschreibungen, was aus Sicht von Patienten gute Pflege ausmacht, stammen aus fünf qualitativen Studien von Moira Attree, Leslie Baillie, Lynn Calman, Meiri Krishnasany, Ulrica Langegart und Karin Ahlberg. Die Autorinnen befragten Patienten in medizinischen Kliniken und Hospizen dazu, was sie als sehr gute Pflege empfinden und welche Handlungen sie von Pflegenden als besonderes hilfreich erleben.[5]

—

5 Moira Attree, Patients' and relatives' experiences and perspectives of ‹Good› and ‹Not so Good› quality care, in: Journal of Advanced Nursing 33/2001, 456–466. Lesley Baillie, Patient Dignity in an acute hospital setting: a case study, in: International Journal of Nursing Studies 46/2009, 23–37; Lynn Calman, Patients' views of nursing competence, in: Nurse education today 26/2006, 719–725; Meinir Krishnasamy, What do cancer patients identify as supportive and unsupportive behaviour of nurses a pilot study, in: European Journal of Cancer Care 5,/1996, 103–110; Ulrica Langegard/Karin Ahlberg, Consolation in conjunction with incurable cancer, in: oncology nursing forum 36/2009, E99–E106.

Die befragten Patienten benannten drei Bereiche, die sie mit guter Pflege verbanden:

- Fachwissen und technische Fähigkeiten
- Kommunikation
- Fürsorge

Dabei werden das *Fachwissen* und die *technischen Fähigkeiten* von Pflegefachpersonen als Grundbedingung vorausgesetzt, damit sie überhaupt in einer Institution als Pflegefachpersonen angestellt werden.[6]

Gute *Kommunikation* wird von den Patienten als ausserordentlich wichtig erlebt.[7] Die Patienten schildern, dass sie zuerst etwas Zeit brauchen, um eine gute Beziehung zu den Pflegenden aufzubauen. In dieser Zeit des Kennenlernens sprechen die Patienten mit den Pflegenden über alltägliche und persönliche Dinge. Einigen Patienten ist auch wichtig, dass das Wissen übereinander auf Gegenseitigkeit beruht. Deshalb möchten sie als Patienten auch etwas Persönliches über die Menschen wissen, von denen sie gepflegt werden, bevor sie ihnen selber etwas Persönliches anvertrauen. Zum Beispiel fragen sie die Pflegenden, wo sie wohnen und ob sie Kinder haben oder welche Hobbies sie pflegen. Mit der Zeit entsteht eine Vertrautheit und es wird für die Patienten einfacher, auch über schwierige Dinge zu reden.

Den Patienten ist es wichtig, ernst genommen zu werden und sich als Mensch behandelt zu fühlen. Sie möchten nicht als Patient in der «308» oder als der «Infarkt» bezeichnet und behandelt werden. Für sie ist es zum Beispiel ein Zeichen, als Mensch wahrgenommen zu werden, wenn die Pflegenden sich an die Gespräche mit ihnen und an Details aus diesen Gesprächen erinnern, zum Beispiel, dass sie am Abend immer einen Früchtetee trinken wollen.

Patienten befinden sich in einem Abhängigkeitsverhältnis zu den Professionellen im Gesundheitswesen,[8] weil die Professionellen ihnen gegenüber einen Wissensvorsprung haben. Die Patienten betonen, wie wichtig es für sie ist, dass ihnen Informationen weitergegeben werden, sobald die Pflegenden

—

6 Calman 2006 (Anm. 5), 719–725.

7 Ebd.; Langegard 2009 (Anm. 5), E99–E106.

8 In diesem Text werden mit dem Ausdruck Professionelle im Gesundheitswesen alle Personen bezeichnet, die im Rahmen eines Auftragsverhältnisses im Gesundheitswesen Menschen behandeln und betreuen. Dazu gehören neben Pflegenden auch Hebammen, Ärzte, Therapeutinnen, Sozialarbeiter und die Angehörigen weiterer im Gesundheitswesen tätiger Berufsgruppen.

sie haben. Die Patienten möchten in einer für sie gut verständlichen Sprache in Worten und Bildern, die sie verstehen, informiert werden, insbesondere wenn ihnen die Lebenswelt der Medizin fremd ist. Wichtig ist den Patienten einerseits, zu verstehen, was für eine Erkrankung sie haben, wie die von ihnen wahrgenommenen Symptome damit zusammenhängen und wie die Behandlung aussieht beziehungsweise welche Nebenwirkungen die Behandlung haben kann. Andererseits möchten sie im Voraus wissen, mit welchen typischen Quellen von Stress durch die sich entwickelnde Krankheit und durch die Untersuchungen und Therapien zu rechnen ist. Dazu gehört zum Beispiel die Vorwarnung, dass während einer MRI-Untersuchung ein lautes Klopfen zu hören ist oder dass die Nachtwache alle zwei Stunden die Türe öffnet und ins Zimmer kommt. Hilfreich finden Patienten, wenn Pflegende sie über subjektive Gefühle informieren, die in einer Situation zu erwarten sind. Zum Beispiel, dass es normal ist, dass die Patienten sich nach einem Spitalaufenthalt in den ersten Tagen zu Hause müder und schwächer fühlen als in den letzten Tagen des Spitalaufenthalts, weil sie selber wieder mehr tun als im Spital.[9]

Der *fürsorgliche* und achtsame Umgang von Pflegenden mit Patienten beschreiben die Patienten als den wirklichen Unterschied zwischen angemessener und guter Pflege. Darin spiegelt sich, dass die in diesem Kapitel beschriebene positive Machtausübung, in der Pflegewissenschaft manchmal auch als Empowerment bezeichnet, von Patienten tatsächlich als Fürsorge erlebt und sogar so bezeichnet wird.

Patienten nehmen bei Pflegenden eine fürsorgliche Haltung wahr, wenn sie das Gefühl haben, dass für sie gesorgt wird. Gestärkt wird dieses Gefühl, wenn Pflegende Wärme, Freundlichkeit, Mitgefühl und Sympathie ausstrahlen und auf die kleinen Dinge achten, die für den Patienten wichtig sind,[10] zum Beispiel dass das Foto der Enkel nach dem Ins-Bett-Gehen so arrangiert wird, dass der Patient es aus seiner liegenden Position sehen kann.

Fürsorgliche Pflegende zeigen Interesse am Menschen, den sie pflegen und sind mit ihrer Aufmerksamkeit ganz da und präsent, wenn sie bei einem Patienten sind.[11] Sie vermitteln den Patienten das Gefühl, sie und ihre persönliche Situation bedingungslos so zu akzeptieren, wie sie sind. Patienten spüren, dass sie ohne Scham ihre Gefühle von Nichtgenügen und Schuld bei

—

9 Krishnasamy 1996 (Anm. 5), 103–110.

10 Baillie 2009 (Anm. 5), 23–37.

11 Attree 2001 (Anm. 5), 456–466; Langegard 2009 (Anm. 5), E99–E106.

diesen Pflegenden offenbaren können. Zum Beispiel die Schuldgefühle einer Mutter, wenn sie den Unfall, bei dem ihr Kind verletzt wurde, durch ihre Unachtsamkeit mitverursacht hat.

Fürsorgliche Pflegende geben dem Patienten das Gefühl, ihm zu helfen und etwas für ihn zu tun, weil sie es gerne tun und nicht weil sie es jetzt aufgrund ihres Anstellungsvertrags tun müssen. Fürsorgliche Pflegende sind spürbar für die Menschen da, die sie pflegen, und sie engagieren sich für ihre Arbeit.[12]

Zur fürsorglichen Haltung gehört, dass Pflegende aufgrund ihres Fachwissens und ihrer Erfahrung schon im Voraus wissen, wann ein Patient Hilfe benötigen könnte, und die Hilfestellung leisten oder anbieten, bevor der Patient darum bitten muss. Zum Beispiel bietet eine Pflegende einer Patientin mit einer fortgeschrittenen Multiplen Sklerose beim Nachtessen von sich aus Hilfe zum Essen-Eingeben an. Die Pflegende hat aufgrund der Bewegungsmuster bei der Mobilisation realisiert, dass die Patientin wegen ihrer aktuellen abendlichen Müdigkeit und der zusätzlich bestehenden Schluckstörung froh ist, wenn sie keine zusätzliche Energie dafür aufwenden muss, die Speisen zum Mund zu führen, sondern sich nur auf das Kauen und Schlucken konzentrieren kann.

Fürsorgliche Pflegende halten ihre Versprechen ein, zum Beispiel in zehn Minuten wieder zu kommen um zu schauen, ob die Schmerzen nachgelassen haben. Zwischendurch schauen sie bei den Patienten einfach so herein, um nachzusehen, wie es ihnen geht und ob sie Hilfe brauchen.

Ein wichtiger Teil der Fürsorge ist für die Patienten die emotionale Unterstützung durch Pflegende. Dazu gehört, dass Pflegende aufmerksam und interessiert zuhören, dass sie da sind, da bleiben und sich der Situation nicht entziehen, auch wenn Patienten oder Angehörige unerträgliches Leid erleben.[13] In diesen Momenten sind Pflegende Zeugen des Leidens und halten es gemeinsam mit den Betroffenen aus. Exemplarisch für diese Situation sind Hebammen, die werdende Eltern während der Totgeburt ihres Kindes betreuen und begleiten, selbst dann, wenn die Situation für sie selber unendlich traurig ist.

---

12 Attree 2001 (Anm. 5), 456–466.

13 Krishnasamy 1996 (Anm. 5), 103–110.

2. *Die Sicht der Pflegewissenschaft*

Um zu beschreiben, was gute Pflege aus Sicht der Pflegewissenschaft ist, folgt zum einen eine Beschreibung, was eine Pflegeexpertin ausmacht. Zum anderen wird auf die Frage eingegangen, warum für gute Pflege Mut wichtig ist.

2.1 Pflegeexpertise

1982 hat die Pflegewissenschaftlerin Patricia Benner von der University of California in San Francisco ihre Theorie zum Werdegang von Pflegenden von unerfahrenen Anfängern über vier Stufen zur Pflegeexpertin herausgebracht. 1994 erschien ihr Werk auf Deutsch.[14] Um zu zeigen, welche Unterschiede zwischen Pflegeexpertinnen und anderen Pflegenden bestehen, beschreibt Patricia Benner ausführlich die Fähigkeiten und das Vorgehen von Pflegeexpertinnen, die ihre Pflege aussergewöhnlich gut machen. Hauptthemen sind:

- Fürsorge
- Beraten
- Diagnostik und Überwachung
- Wirkungsvolles Handeln in Notfällen
- Überwachung und Sicherstellung der Qualität der Versorgung
- Folgen von Personalmangel bewältigen

In Patricia Benners Beschreibungen ist *Fürsorge* ein wesentlicher Bestandteil von Pflegeexpertise. Zur Fürsorge gehört, dass Pflegefachpersonen es Patienten ermöglichen Mensch zu sein auch angesichts von Schmerz, Leid und schwerstem Zusammenbruch der körperlichen und psychischen Funktionen oder bestehender Strukturen. Dabei führen Pflegefachpersonen Patienten durch emotionale Krisen und Entwicklungsprozesse. Pflegefachpersonen tun dies, indem sie einfach da und präsent sind und konzentriert und aktiv zuhören. Sie gehen auf die Wünsche und Vorstellungen der Patienten ein und unterstützen Patienten und Angehörige durch Informationen emotional. Sie tun ihre Arbeit mit Engagement und sie wagen etwas, auch Unkonventionelles.

Pflegeexpertinnen *beraten* Patienten und Angehörige auf verschiedenen Ebenen und geben nicht nur Informationen in Form von Fakten weiter. Sie haben ein gutes Gefühl dafür und das Wissen darum, wann Patienten für den

---

14 Patricia Benner, Stufen der Pflegekompetenz. From novice to expert, Bern 1994.

nächsten Schritt bereit sind und wann sie eine Intervention annehmen oder vertragen können. Pflegeexpertinnen erkennen zum Beispiel den Zeitpunkt, indem Patienten bereit sind, über den nahen Tod zu sprechen. Sie wissen, wann sie die Angehörigen über den bevorstehenden Tod informieren müssen und welche und wie viel Unterstützung sie anbieten können, damit Angehörige sich so einrichten können, dass sie den Tod ihres Angehörigen so begleiten können, wie es für sie stimmt.

Pflegeexpertinnen können Patienten Deutungen ihres Zustands anbieten oder ihnen diese auf eine Art erklären, die sie verstehen. Pflegeexpertinnen unterstützen Patienten dabei, die Folgen ihrer Erkrankung in ihr Leben zu integrieren. Sie wissen, dass es mit Geboten und Verboten für den Patienten und seine Angehörigen nicht getan ist. Sie suchen gemeinsam mit Patienten und ihren Angehörigen Wege, die krankheits- und therapiebedingten Einschränkungen mit ihrem Lebensstil und ihren Werten übereinzubringen wie beispielsweise den Wunsch eines Patienten mit Diabetes Typ 1, bergzusteigen oder im Schichtdienst zu arbeiten. Pflegeexpertinnen sind fähig, auch kulturell heikle Aspekte einer Erkrankung anzusprechen und für Patienten zugänglich und verstehbar zu machen.

Eine wichtige Aufgabe von Pflegefachpersonen ist es, Patienten zu *überwachen* und Abweichungen vom erwartbaren Gesundheitszustand früh zu erfassen und diesen entgegenzuwirken. Pflegeexpertinnen beherrschen diese Aufgabe meisterhaft. Sie erkennen Verschlechterungen im Gesundheitszustand an subtilen Anzeichen bereits früh, oft schon, bevor die Verschlechterung objektiv in Form von Blutdruck- und Pulsänderungen oder Veränderungen in den Blutwerten messbar ist. Pflegeexpertinnen können solche Abweichungen anderen gegenüber glaubhaft und nachvollziehbar darstellen und dokumentieren. Dies ermöglicht ihnen, Komplikationen früh vorherzusehen und zu begrenzen. Häufig gelingt es ihnen, Komplikationen aufgrund ihrer Erfahrung zu verhindern. Pflegeexpertinnen erahnen die Bedürfnisse ihrer Patienten oft voraus, da sie die spezifischen Erfahrungen und Probleme von Patienten in spezifischen Situationen kennen.

Pflegeexpertinnen zeichnen sich durch *wirkungsvolles Handeln in Notfällen* aus. Sie erfassen kritische Situationen schnell, erkennen die zugrunde liegenden Probleme korrekt und handeln in lebensbedrohlichen Situationen aufgrund ihrer Erfahrung und ihres Fachwissens kompetent und effizient, bis der Arzt eintrifft. Wenn nötig leiten sie den Arzt an und führen ihn durch das korrekte Procedere, das die kritische Situation beheben kann.

Pflegeexpertinnen *überwachen die Pflegequalität* ständig und *stellen sie sicher.* Sie können beurteilen, was ohne Risiko vom vorgesehenen Behandlungsplan gestrichen werden kann oder was aufgrund der Ressourcen und der aktuellen Situation hinzugefügt werden muss oder kann. Sie überprüfen die von ihnen ausgeführten pflegerischen und medizinischen Massnahmen ständig auf ihre Sicherheit und Wirksamkeit und passen sie wenn nötig an. Pflegeexpertinnen wissen früh, wann sie andere Dienste zur Hilfe rufen müssen und können diese zu den notwendigen Schritten für den Patienten bewegen.

Pflegeexpertinnen haben das Wissen und die Fähigkeiten, um die *Folgen von Personalmangel zu bewältigen.* Sie sehen aufgrund ihrer Erfahrung Zeiten extremer Überlastung voraus und verändern die Bedingungen so, dass die Überlastungszeiten vermieden werden können. Dabei hilft ihnen, dass sie flexibel mit Patientensituationen, bürokratischen Vorgaben und Regeln und der Technik umgehen können und diese zu ihrem Nutzen einsetzen können. Pflegeexpertinnen setzen gut und sicher Prioritäten. Es gelingt ihnen, auch in Zeiten grossen Ressourcenmangels eine fürsorgliche Beziehung zu Patienten aufrechtzuerhalten, obwohl sie nur wenig Zeit für den direkten Patientenkontakt haben.[15]

2.2 Mut

Deb Spence und Liz Smythe haben sich mit der Frage auseinander gesetzt, was Mut in der Pflege ist und wie mutiges Handeln Pflegende und Patienten weiterbringt.[16]

Im Pflegealltag ergeben sich immer wieder Situationen, mutig zu handeln und damit Raum für Entwicklung zu schaffen. Mut in der Pflege beinhaltet:

- Selbstverständliches in Frage zu stellen
- Sich für jemanden oder etwas einzusetzen
- Mit Patienten schwierige Situationen auszuhalten
- Etwas zu entscheiden und damit zu wagen, ohne alle Fakten und den Ausgang der Entscheidung zu kennen
- Risiken einzugehen, im Wissen, dass die Entscheidung auch unerwünschte Folgen haben kann

Interessant ist, dass sich unter den Resultaten von Deb Spence und Liz Smythe auch einige Themen wiederfinden, die oben bei den Eigenschaften guter Pflege von Patienten und Pflegewissenschaft schon genannt wurden. Einige

---

15 Ebd.

16 Deb Spence/Liz Smythe, Courage as an integral to advancing nursing practice, in: Nursing praxis in New Zealand 23/2007, 43–55.

davon – wie das gemeinsame Aushalten schwieriger Situationen – wurden sogar unter dem Stichwort «Fürsorge» beschrieben. [17]

Mutiges Handeln ist immer von ambivalenten Gefühlen begleitet: einerseits von der Angst, zu scheitern oder unbeabsichtigte negative Folgen auszulösen, und andererseits von der Zuversicht, etwas zum Besseren zu verändern. Mutige Entscheidungen beinhalten immer die Gefahr, falsch zu entscheiden und die Konsequenzen der falschen Entscheidung tragen zu müssen.

Mutiges Handeln in der Pflege ist kontextabhängig. Was an einem Ort zu einem Zeitpunkt als riskant oder sogar illegal gilt und viel Mut von Pflegenden erfordert wie z. B. die Abgabe von sauberen Spritzen an Heroinabhängige in einigen Bundesstaaten der USA Anfang der neunziger Jahre, kann an einem anderen Ort zur selben Zeit schon Praxisstandard sein wie damals in vielen Schweizer Städten.[18]

Es fällt leichter mutige Entscheidungen zu fällen, wenn sie von den anderen im Team oder von Angehörigen mitgetragen werden und wenn die handelnden Pflegefachpersonen wissen, dass sie für die von ihnen getragenen Risiken nicht alleine geradestehen müssen, sondern Rückhalt von Leitung und Team haben. Entscheiden sich zum Beispiel eine Pflegdienstleitung und ihre Teams dafür, Fixationen zu verbieten, ist es einfacher, als Pflegefachperson das Risiko zu tragen, dass ein Patient selber aufstehen und stürzen könnte, als wenn eine Pflegende sich alleine und gegen ihr Team dafür entscheidet.

Ob eine Pflegefachperson mutig handelt oder nicht, hängt auch von persönlichen Faktoren ab. Pflegefachpersonen mit grossem Fachwissen und viel reflektierter Erfahrung fällt es leichter, unkonventionelle Entscheidungen mit einer gewissen Zuversicht zu treffen. Unterstützend dazu kommen eigene innere Überzeugungen, für die mutig handelnde Pflegefachpersonen einstehen. Diese haben ein klares Gefühl dafür, was sie als richtig oder falsch und als gerecht und ungerecht empfinden. Dazu haben diese Pflegenden eine klar definierte rote Linie von moralischen Vorstellungen, unter die sie unter keinen Umständen bereit sind zu gehen.

Mutige Handlungen können auch als eine Form von «Hoffnung in Aktion» betrachtet werden.[19]

—

17 Ebd.

18 Hans Cousto, Daten und Fakten zur Drogenpolitik um die Jahrtausendwende. Eine Auswertung und Zusammenstellung, Berlin 2009.

19 Spence/Smythe 2007 (Anm. 16), 43–55.

III. Eine Pflegegeschichte – Teil 2

Hier folgt der zweite Teil der Pflegegeschichte, in welcher der junge Herr A. vorgestellt wurde, der trotz unsicherem Gangbild draussen im Schnee herumgehen wollte und die Pflegefachperson B., die sich nicht so richtig entscheiden konnte, ob sie Herrn A. gehen lassen sollte oder besser nicht, um einen drohenden Sturz zu verhindern.

Die Pflegefachfrau B. nahm ihren Mut zusammen und liess den Patienten mit seinem unsicheren Gang durch den frischen Schnee gehen. Sie blieb mit klarem Abstand in seiner Nähe und konnte beobachten, mit welcher Freude Herr A. durch den Schnee ging und die Sonne genüsslich auf sein Gesicht scheinen liess. Bei einem Bänkchen hielt er inne, wischte mit der uneingeschränkten Hand den Schnee zusammen, formte ihn zu einer Kugel und warf sie in Richtung Klinikpark. Ein Lächeln formte sich auf seinem Gesicht. Dann kam Herr A. langsam mit hinkendem Gang zum Klinikeingang zurück, ohne zu stürzen.

Die Pflegende war froh, das Wagnis eines Sturzes eingegangen zu sein, um Herrn A. ein Erlebnis zu ermöglichen, das seine Stimmung hob. Pflegefachfrau B. hat in diesem Beispiel eine eher unkonventionelle Entscheidung getroffen und fürsorglich gehandelt, indem sie die Bedürfnisse des Patienten erkannte, auf sie Rücksicht nahm und Herrn A. etwas zutraute.

IV. Zusammenfassung

Im vorhergehenden Kapitel wurde aufgezeigt, welche positive Macht fürsorglich pflegende Pflegefachpersonen haben können und unter welchen Umständen die befähigende Macht entstehen und wirken kann. Zur Ausübung dieser befähigenden Macht gehören folgende Fähigkeiten:

- Besitz eines reflektierten, breiten und fundierten Fachwissens
- Die verinnerlichte und gelebte Haltung, dass alle Menschen zu achten und zu respektieren sind, anders gesagt eine offene Haltung gegenüber anderen Denk- und Vorgehensweisen
- Engagement für Menschen und Pflege
- Voll und ganz präsent sein können
- Gemeinsam unermessliches Leid aushalten können, das heisst, dabei bleiben und sich nicht entziehen
- Mut, unkonventionelle oder neue Wege zu gehen

Kommen diese Fähigkeiten und die richtige Pflegesituation zusammen, gelingt es, Menschen zu empowern, also sie dazu zu befähigen, dass sie ihren Weg weitergehen und sich weiterentwickeln können.

Pascal Coullery/Bettina Seebeck

Macht der institutionalisierten Fürsorge[1]

Die Macht der institutionalisierten Fürsorge in ihren verschiedenen Ausprägungen und Auswirkungen auszuleuchten, und zwar mit einem besonderen Blick auf die Selbstbestimmung der (provokativ formuliert) «befürsorgten» Person, setzt zunächst eine kurze Auseinandersetzung mit dem Begriff der Fürsorge und seiner Geschichte voraus (I.). Dabei kristallisiert sich schnell eine grundsätzliche Unterscheidung zwischen der Fürsorge im Gesundheits- und der Fürsorge im Sozialbereich heraus, die auch für die Analyse der einzelnen Machtaspekte der Fürsorge herangezogen wird (II. und III.). Der abschliessende Vergleich der beiden Fürsorgebereiche (IV.) lässt in der Machtfrage Unterschiede erkennen, durch welche die im Fokus dieser Publikation stehende «Gesundheitsfürsorge» erst an Konturen gewinnt. Ausgehend von den gewonnenen Erkenntnissen lässt sich auch eine Prognose darüber wagen, wie sich die festgestellten Machtelemente der Fürsorge innerhalb der aktuellen gesundheits- und sozialpolitischen Rahmenbedingungen weiterentwickeln sollten.

I. Der Begriff der Fürsorge: eine Annäherung

Die Fürsorge – nach allgemeinem Wortgebrauch die Sorge für jemanden, um ihm Gutes zu tun – war bis ins Spätmittelalter in erster Linie eine Aufgabe der so genannten Caritas und damit der Kirche: Geistliche Ritter- und Spitalorden, Klöster und Bruderschaften kümmerten sich umfassend um Personen in gesundheitlichen und/oder sozialen Problemlagen, und zwar unterschiedslos von Bettlern über Witwen, Waisen und kranken Wöchnerinnen bis zu arbeitsunfähigen Greisen.[2] Ab dem Spätmittelalter, ausgeprägt aber ab der

—

1 Der Text gibt ausschliesslich die Meinung der Autorin und des Autors wieder und bindet die Gesundheits- und Fürsorgedirektion des Kantons Bern in keiner Weise.

2 Anne-Lise Head-König, Fürsorge, in: Historisches Lexikon der Schweiz, Bd. 5, Basel 2006, 33.

Zeit der Reformation mit ihrer sittlich-moralischen Aufwertung der Arbeit, wurde zunehmend zwischen «würdigen» und «unwürdigen» Hilfsbedürftigen unterschieden: Die insbesondere aus Alters- oder Gesundheitsgründen unverschuldet Arbeitsunfähigen wurden unterstützt oder immerhin zum Betteln zugelassen, die mittellosen Arbeitsfähigen hingegen, denen von vornherein ein persönliches Versagen und Selbstverschulden unterstellt wurde, wurden weder unterstützt noch zum Betteln zugelassen.[3] Diese grundsätzliche Unterscheidung nach Arbeits(un)fähigkeit sollte die Fürsorgepraxis während Jahrhunderten prägen: So war im Kanton Bern «Liederlichkeit» oder «Arbeitsscheu», die zur Unterstützungsbedürftigkeit führte, bis ins 20. Jahrhundert hinein mit Arrest- oder Arbeitshausstrafen bedroht,[4] und noch das Fürsorgegesetz von 1961 gab die Möglichkeit, «wegen Arbeitsscheu oder Liederlichkeit» unterstützte Personen von der Stimm- und Wahlberechtigung auszuschliessen.[5] Die Frage nach der Macht der Fürsorge zu stellen, heisst damit auch, zwischen der Macht der Gesundheitsfürsorge und der Macht der Sozialfürsorge zu differenzieren.

II. Macht der Gesundheitsfürsorge

Macht – verstanden als Einschränkung der Selbstbestimmung einer «befürsorgten» Person – kann grundsätzlich auf drei Ebenen der Fürsorge betrachtet werden:

1. *Auf der Leistungsebene*

Die Leistungen der «Gesundheitsfürsorge» sind im System des schweizerischen Sozialstaates weitestgehend in verschiedenen Sozialversicherungen geregelt, die medizinische Diagnose- und Behandlungsmassnahmen anbieten

—

3 Vgl. hierzu Ruedi Epple/Eva Schär, Stifter, Städte, Staaten – Zur Geschichte der Armut, Selbsthilfe und Unterstützung in der Schweiz 1200–1900, Zürich 2010, 29f. 65f.72ff.114f.; Christa Schnabl, Gerecht sorgen – Grundlagen einer sozialethischen Theorie der Fürsorge, Fribourg,; Freiburg/Br., Wien 2005, 29 und Pascal Coullery, Das Recht auf Sozialhilfe, Bern, Stuttgart, Wien 1993, 36ff.

4 Artikel 3 und Artikel 29 des Gesetzes vom 1. Dezember 2012 über die Armenpolizei und die Enthaltungs- und Arbeitsanstalten: Gesetze, Dekrete und Verordnungen des Kantons Bern, Jahrgang 1912, 211ff. (212.219).

5 Artikel 70 des Gesetzes vom 3. Dezember 1961 über das Fürsorgewesen: Gesetze, Dekrete und Verordnungen des Kantons Bern, Jahrgang 1961, 292ff. (311).

(insbesondere in der Kranken-, Unfall- und Invalidenversicherung). Leistungsniveau und -qualität sind dabei durchwegs hoch: So orientiert sich der Leistungskatalog der im Vordergrund stehenden Krankenversicherung am aktuellen Erkenntnisstand der medizinischen Wissenschaft und Technik, grundsätzlich werden alle Gesundheitsbeeinträchtigungen mit Krankheitswert therapiert, sofern die Leistung wirksam, zweckmässig und wirtschaftlich ist; in den nicht obligatorisch versicherten Zusatzversicherungsbereich fallen in erster Linie lediglich Komfortleistungen, die Leistungserbringer unterliegen strengen Zulassungsregeln und sind fachlich hoch qualifiziert.[6] Ebenso ist zumindest rechtlich der Zugang zu den Leistungen garantiert, da die verschiedenen Versicherungsobligatorien verhindern, dass breitere Bevölkerungsschichten keinen Versicherungsschutz haben und dadurch auf die erforderliche medizinische Versorgung verzichten müssen.[7]

Dieses hohe Leistungsniveau ist im Grundsatz breit akzeptiert: Zwar flammen immer wieder Diskussionen zum Umfang des Leistungskatalogs auf, die allerdings, wenn nicht bereits im Parlament,[8] so spätestens an der Urne[9] beendet werden und damit ebenso ohne nachhaltige Auswirkungen bleiben, wie die Forderung, die Krankenversicherungsprämien risikogerecht festzusetzen.[10] Eine Einschränkung der Selbstbestimmung könnte dennoch immerhin in zweierlei Hinsicht drohen:

- *Bei der Wahl des Leistungserbringers*: Die heute grundsätzlich geltende freie Wahl des Leistungserbringers gerät durch (bisher fakultative)

---

6 Vgl. zum Ganzen Pascal Coullery, Krankenkasse: Auf dem Weg zur Zweiklassenmedizin, plädoyer 4/2006, 38ff. und zur krankenversicherungsrechtlichen Definition der Leistungen bzw. der Leistungserbringenden Artikel 25ff., 32 und 35ff. des Bundesgesetzes vom 18. März 1994 über die Krankenversicherung (KVG; SR 832.10).

7 Dennoch scheint ein Teil der Bevölkerung aus ökonomischen Gründen auf Gesundheitsleistungen zu verzichten: Hans Wolff, Armut und Unterversorgung schaden der Gesundheit, in: ZeSo 1/14, 18ff. m. w. H.

8 So die Motion Schwaller ‹Überprüfung des Leistungskataloges im KVG›, die 2010 im Nationalrat abgelehnt worden ist (AB 2010 N 53ff.).

9 Beispielsweise in den Jahren 2000 (Ablehnung der Volksinitiative ‹für tiefere Spitalkosten›), 2008 (Ablehnung des Verfassungsartikels ‹Für Qualität und Wirtschaftlichkeit in der Krankenversicherung›) oder 2014 (Ablehnung der Volksinitiative ‹Abtreibungsfinanzierung ist Privatsache›).

10 Motion Borer ‹Verminderung der Entsolidarisierung durch altersabhängige Prämien und risikobasierte Rabatte›, im Oktober 2010 vom Nationalrat abgeschrieben.

Versicherungsmodelle, welche die freie Wahl des Leistungserbringers zumindest teilweise einschränken, unter Druck. Doch auch hier finden politische Vorstösse kaum Mehrheiten,[11] auch wenn aus einer Versorgungsoptik heraus der Wahl des Leistungserbringers, zumindest solange die Qualität der Leistung sichergestellt ist, eine geringere Bedeutung zukommt, als der Definition des Leistungskatalogs. Es stellt sich ohnehin die Frage, ob die eklatante Wissens- und Informationsasymmetrie zwischen Patient und Leistungserbringer die freie Wahl des Leistungserbringers nicht relativiert.

– *Durch ein Ausdünnen der Qualität*: Während die Qualität von technisch-apparativen medizinischen Leistungen naturgemäss eher messbar ist, kann die Qualität von stärker intellektuell-zwischenmenschlichen medizinischen Dienstleistungen, wie sie typischerweise in der Pflege vorkommen, schleichend und damit leichter ausgedünnt werden. Es dürfte daher auch kein Zufall sein, dass Qualitätsdiskussionen gerade in der Pflege besonders intensiv geführt werden, beispielsweise aktuell im Kanton Bern[12] oder vor einigen Jahren im Kanton Zürich, der 2004 im Rahmen eines Sanierungsprogramms beschlossen hat, die «Betreuungsintensität im Grundversichertenbereich» zu reduzieren, womit – so der Regierungsrat in einer Medienmitteilung[13] – die Reaktionszeiten auf den Patientenruf länger werden, gewisse Handreichungen in der Körperpflege länger auf sich warten lassen und bei präventiven pflegerischen Handlungen, zum Beispiel bei der Patientenlagerung, Prioritäten gesetzt werden müssen. Dadurch dürften sich Abhängigkeitsgefühle, denen jeder Patient und jede Patientin ausgesetzt ist,

—

11 So etwa die so genannte Managed-Care-Vorlage (als Teilrevision des Krankenversicherungsgesetzes), die in der Referendumsabstimmung vom Juni 2012 abgelehnt worden ist.

12 Im November 2013 hat der Grosse Rat des Kantons Bern eine Planungserklärung überwiesen, wonach «die Anforderungen an Heime, insbesondere hinsichtlich der Mitarbeitenden (Qualifikationen, Richt- und Mindeststellenpläne etc.) substanziell nach unten anzupassen» sind, insbesondere soll «die Freiwilligenarbeit und der Einsatz von wenig qualifiziertem Personal ermöglicht werden» (Tagblatt des Grossen Rates 2013, 1432ff.).

13 Vgl. die Medienmitteilung vom 11. Juni 2004, in: http://www.rr.zh.ch/internet/regierungsrat/de/aktuell.newsextern.-internet-de-aktuell-news-medienmiteilungen-2004–128_sanierung04_somatik.html (22.2.2014) und Coullery 2006 (Anm. 6).

verstärken und sich, im wahrsten Sinne des Wortes, einer «Ohnmacht» annähern.

2. *Auf der Verfahrens- und Organisationsebene*

Die weitgehende Konkretisierung der Gesundheitsfürsorge im schweizerischen System durch Sozialversicherungsleistungen, in erster Linie der Kranken- und Unfallversicherung, bedeutet für die versicherte Person in mehrfacher Hinsicht einen Gewinn an Selbstbestimmung: Auf die Versicherungsleistung besteht seit jeher ein öffentlich-rechtlicher, mit Verfahrens- und Beschwerderechten durchsetzbarer Anspruch, die medizinische Leistung wird unabhängig von einer ökonomischen Bedarfssituation der versicherten Person erbracht oder vergütet (so genanntes Versicherungsprinzip), und der Vollzug ist in aller Regel regional, oftmals kantonal bis schweizweit tätigen Versicherern übertragen, die – zumindest im Fall der Krankenversicherung – der Versicherte auch frei wählen kann. Im Kanton Bern wird die Stellung des Patienten, der insbesondere im stationären Bereich in der Regel in einem qualifizierten fachlichen und zeitlichen Abhängigkeitsverhältnis zu einem Leistungserbringer steht, zusätzlich durch je eigene unabhängige Ombudsstellen im Spital- und Heimbereich gestärkt, an die Patienten formlos gelangen können, um ihre Anliegen und Beschwerden zu deponieren.[14]

3. *Auf der Finanzierungsebene*

Die Gesundheitsfürsorge ist in erster Linie beitragsfinanziert, sei es durch individuelle Prämien in der Krankenversicherung oder durch Lohnbeiträge in der Unfallversicherung. Die Prämien der Krankenversicherung werden durch die einzelnen Versicherer festgelegt und können nach dem Eintrittsalter und nach Region abgestuft werden,[15] sind aber nicht einkommensabhängig.

In der Höhe der individuellen Krankenversicherungsprämie haben die Versicherten einen gewissen Handlungsspielraum durch die Wahl:

– *des Versicherers*: Obwohl der Leistungskatalog in der Grundversicherung durch den Gesetzgeber klar vorgegeben ist, bieten die verschiedenen Versicherer für die Grundversicherung unterschiedlich hohe Prämien an. Damit herrscht zwar kein Leistungs-, aber ein

—

14 Vgl. Artikel 8ff. der Spitalversorgungsverordnung vom 23. Oktober 2013 (BSG 812.112) und Artikel 26 der Heimverordnung vom 18. September 1996 (BSG 862.51).

15 Artikel 76 Absatz 3 KVG (Anm. 6).

Preiswettbewerb, der zu teilweise massiven Prämienunterschieden führen kann: Im Kanton Bern beträgt der Unterschied zwischen der tiefsten und der höchsten Prämie[16] im Jahr 2014 knapp 41 Prozent.

- *der Höhe der Franchise*: Neben dem Selbstbehalt (10 Prozent der die Franchise übersteigenden Kosten) müssen sich die Versicherten auch mittels der Franchise an den anfallenden Kosten beteiligen. Die Höhe der Franchise kann individuell zwischen jährlich 300 und 2500 Franken gewählt werden. Je höher die gewählte Franchise ist, desto tiefer fällt die monatlich zu entrichtende Prämie aus. Diese Wahlfreiheit ist auf den ersten Blick ein Gewinn an Selbstbestimmung, doch kann die freie Entscheidung, für eine tiefe monatliche Krankenversicherungsprämie eine hohe Franchise in Kauf zu nehmen, im Krankheitsfall schnell zum Bumerang werden, wenn wegen der hohen Kosten auf einen Arztbesuch oder eine therapeutische Massnahme verzichtet wird.
- *des Versicherungsmodells*: Die Höhe der Prämie kann in der Grundversicherung von den Versicherten durch die Wahl eines Versicherungsmodells (HMO, Hausarztmodell, TelMed) beeinflusst werden, das mit einer Prämienreduktion belohnt wird.

Als sozialpolitisches Korrektiv der einkommensunabhängigen und mehrfach beeinflussbaren Kopfprämie gewähren die Kantone für Personen in «bescheidenen wirtschaftlichen Verhältnissen» eine individuelle Prämienverbilligung.[17] Gesamtschweizerisch sind rund 30 Prozent der Bevölkerung, also rund 2.3 Mio. Personen,[18] auf die individuelle Prämienverbilligung angewiesen. Neben der Frage, inwieweit ein Kopfprämiensystem Sinn macht, das ein derart massives soziales Korrektiv erforderlich macht, ist der Zugang zur individuellen Prämienverbilligung problematisch, weil sie kantonal unterschiedlich geregelt ist: Im Kanton Bern wird der Anspruch auf individuelle Prämienverbilligung von der zuständigen Behörde automatisch aufgrund der Steuerdaten ermittelt, während in anderen Kantonen der Anspruch erst nach Vorliegen eines individuellen Antrages geprüft wird. Dieser systemische Unterschied kann Auswirkungen auf die Selbstbestimmung

---

16 397 bzw. 559 CHF/Monat (Prämienregion 1, mit Unfallversicherungsschutz und bei einer ordentlichen Franchise von CHF 300).

17 Artikel 65 Absatz 1 KVG (Anm. 6).

18 Vgl. B,S,S. Volkswirtschaftliche Beratung AG, Monitoring 2010 – Wirksamkeit der Prämienverbilligung, Basel 2012, 4.

haben, je nachdem ob ein Gesuchsteller auf die Rolle eines Bittstellers zurückgeworfen wird oder nicht.

III. Macht der Sozialfürsorge

Werden auch in der Sozialfürsorge die drei Ebenen der Fürsorge herangezogen, so ergibt sich folgendes Bild:

1. *Auf der Leistungsebene*

Die Leistungen der Sozialfürsorge sind im System des schweizerischen Sozialstaates in erster Linie auf zwei Ebenen verbrieft:

1.1 Auf der Ebene der bundesrechtlich geregelten Sozialversicherungen

Im Verlauf des 20. Jahrhunderts wurden schrittweise die verschiedenen Zweige der Sozialversicherungen[19] geschaffen, um die wirtschaftlichen Folgen des Erwerbsausfalles bei sozialen Risiken wie Alter, Invalidität, Arbeitslosigkeit oder Mutterschaft abzudecken. Das Niveau der Leistung, um diesen Erwerbsausfall zu kompensieren, orientiert sich entweder am zuletzt erzielten Erwerbseinkommen oder in der Altersvorsorge an einem sozialen Existenzminimum bzw. an der gewohnten Lebenshaltung.[20] Die Akzeptanz des Leistungsniveaus ist nicht in allen Versicherungszweigen gleich gross: Während bei der Alters- und Hinterlassenenvorsorge (AHV) sowie bei der Beruflichen Vorsorge einige Reformvorhaben, welche unter anderem das

---

19 Zwischen 1901 und 2006 sind mit der Militärversicherung (1901/1992), der Krankenversicherung (1911/1994), der Unfallversicherung (1911/1981), der Erwerbsersatzordnung (1939/1952), der AHV (1946), der Invalidenversicherung (1959), der Beruflichen Vorsorge (1982), der Arbeitslosenversicherung (1982) und den Familienzulagen (2006) insgesamt 9 Sozialversicherungszweige entstanden.

20 Die AHV soll den Existenzbedarf angemessen decken (Artikel 112 Absatz 2 Buchstabe b der Bundesverfassung der Schweizerischen Eidgenossenschaft vom 18. April 1999 [BV; SR 101]), die berufliche Vorsorge soll die Fortsetzung der gewohnten Lebenshaltung in angemessener Weise ermöglichen (Artikel 113 Absatz 2 Buchstabe a BV).

Leistungsniveau senken wollten, gescheitert sind,[21] wurden in der Arbeitslosen- sowie in der Invalidenversicherung in den vergangenen Jahren deutliche Leistungskürzungen beschlossen (4. AVIG- und 6. IV-Revision).[22] Dies erscheint als logisches Abbild einer breit geführten öffentlichen Diskussion, die sich immer wieder am Kriterium der Arbeitsfähigkeit entzündet: Während das Alter, nicht zuletzt meritorisch begründet, als Ursache einer Arbeitsunfähigkeit weitestgehend unbestritten ist, zeigt sich die Volksmeinung gegenüber Arbeitslosen, die per definitionem arbeitsfähig, aber stellenlos sind, und gegenüber Menschen mit Beeinträchtigungen, die nicht sichtbare physische, sondern eher psychische Hintergründe haben, weit kritischer eingestellt, weil deren Arbeitswillen angezweifelt wird.

1.2 Auf der Ebene der kantonalen Sozialleistungen, insbesondere der Sozialhilfe

Die Sozialhilfe kommt als letztes Auffangnetz im System der sozialen Sicherheit zum Tragen, sie ist also subsidiär zu den Sozialversicherungen und den anderen kantonalen Bedarfsleistungen. Das Leistungsniveau der Sozialhilfe ist grundsätzlich kantonal oder kommunal definiert. Die Bundesverfassung beschränkt sich auf den grundrechtlichen Minimalanspruch auf Überlebenshilfe in Notlagen, die für ein menschenwürdiges Dasein unerlässlich ist und garantiert damit ein absolutes Existenzminimum, das unter dem Leistungsniveau der Sozialversicherungen liegt.[23] Die kantonalen und kommunalen Instanzen orientieren sich, in Anlehnung an die Empfehlungen der

—

21 Die 11. AHV-Revision wurde im Mai 2004, die Senkung des Mindestumwandlungssatzes in der Beruflichen Vorsorge im März 2010 in einer Referendumsabstimmung abgelehnt.

22 Vgl. dazu die Botschaft vom 3. September 2008 zur Änderung des Arbeitslosenversicherungsgesetzes (BBl 2008, 7733ff.) und die Botschaft vom 24. Februar 2010 zur Änderung des Bundesgesetzes über die Invalidenversicherung (6. IV-Revision, erstes Massnahmenpaket; BBl 2010, 1817ff.).

23 Artikel 12 BV (Anm. 20).

Schweizerischen Konferenz für Sozialhilfe (SKOS[24]), grundsätzlich am sozialen Existenzminimum, das neben dem Grundbedarf eine angemessene Teilhabe am sozialen Leben ermöglichen soll.[25]

Die Legitimität des Leistungsbezuges sowie das Leistungsniveau sind insbesondere in der Sozialhilfe grundsätzlich umstrittener als bei den Leistungen der Sozialversicherungen und daher immer wieder Gegenstand von politischen Diskussionen.[26] Damit geht einher, dass verschiedene Ausgestaltungselemente der Sozialhilfe die Selbstbestimmung entscheidend einschränken:

- *Rückerstattung der wirtschaftlichen Hilfe*[27] *oder die Verwandtenunterstützungspflicht*:[28] Einzelne Modalitäten der Sozialhilfe, wie die Rückerstattung der wirtschaftlichen Hilfe oder die Verwandtenunterstützungspflicht, können dazu führen, dass die Unterstützung durch die Sozialhilfe nicht als Recht wahrgenommen und die Leistung daher gar nicht in Anspruch genommen wird.[29]
- *Leistungsorientierung in der Sozialhilfe*: Im Rahmen der Totalrevision der SKOS-Richtlinien wurden 1998 die Rechte und Pflichten der So-

---

24 Die SKOS ist ein Fachverband, der mit den so genannten SKOS-Richtlinien Empfehlungen zuhanden der Sozialhilfeorgane abgibt, wie die Sozialhilfe berechnet wird. Die Richtlinien werden durch die kantonale Rechtsetzung und -sprechung ganz oder teilweise für verbindlich erklärt.

25 Artikel 30 des Berner Gesetzes vom 11. Juni 2001 über die öffentliche Sozialhilfe (SHG; BSG 860.1).

26 Das Berner Stimmvolk stimmte im November 2013 der kantonalen SVP-Einbürgerungsinitiative zu, im September 2013 hat der Grosse Rat die Motion «Kostenoptimierung in der Sozialhilfe» überwiesen (Tagblatt des Grossen Rates 2013, 1026ff.).

27 Grundsätzlich ist einmal bezogene wirtschaftliche Sozialhilfe zurückzuerstatten, sobald sich die finanziellen Verhältnisse deutlich verbessert haben.

28 Familienmitglieder von Antragsstellern können nach Artikel 328f. ZGB (Schweizerisches Zivilgesetzbuch vom 10. Dezember 1907, SR 210) zu einem Beitrag an die Sozialhilfekosten verpflichtet werden.

29 Vgl. Ludwig Gärtner/Yves Flückiger, Probleme des Sozialstaats. Ursachen, Hintergründe, Perspektiven, Chur 2005, 134 und Jürgen Stremlow/Annegret Bieri, Sozialhilfe, Die Schweiz im europäischen Vergleich, in: Bundesamt für Sozialversicherungen. Forschungsbericht Nr. 6/10: Arbeitsmarktmassnahmen, Sozialhilfe und Alterspflege in der Schweiz, Bern 2010, 66.

zialhilfebeziehenden neu geregelt. Dabei wurde die materielle Unterstützung eng mit der persönlichen Hilfe verknüpft und in ein duales System von Existenzsicherung und Integrationsförderung eingebunden.[30] Dieser Wechsel hat zur Folge, dass die materielle Absicherung an die Bedingung geknüpft wird, eine Gegenleistung zu erbringen.[31] Bei der Teilrevision von 2005 wurde dieses Prinzip akzentuiert, indem der Grundbedarf, den die Sozialhilfebeziehenden ohne Gegenleistung erhalten, gekürzt wurde und im Gegenzug dazu die anreizorientierten Integrationszulagen erhöht wurden.[32] Aktivierungsmassnahmen[33] werden vermehrt nicht mehr bloss als Ergänzung zur materiellen Grundsicherung betrachtet, sondern mehr und mehr als Ersatz für die grundlegende Existenzsicherung. Insbesondere für Menschen, die nicht in der Lage sind, sich im gewünschten Masse an den Aktivierungsmassnahmen zu beteiligen, bedeutet diese Entwicklung eine klare Einschränkung des Handlungsspielraums.

– *Personalschlüssel bei Sozialdiensten*: In der aktivierenden Sozialhilfe ist neben der wirtschaftlichen Hilfe insbesondere die Beratung der Sozialhilfebeziehenden von grosser Bedeutung. Die Sozialarbeitenden können diesen Beratungsauftrag nur dann umfassend umsetzen, wenn sie genügend Ressourcen zur Verfügung haben. In der politischen Diskussion ist die so genannte «Fallbelastung» der Sozialarbeitenden immer wieder ein Thema und wird als Möglichkeit zur Kostensenkung ins Spiel gebracht. Für die Sozialhilfebeziehenden bedeutet eine Ausdünnung der Beratungsqualität insbesondere einen Verlust an Handlungsmöglichkeiten, indem weniger Informationen über bestehende Integrations-, Beschäftigungs- und Beratungsangebote zur Verfügung stehen.

---

30 Vgl. Stremlow/Bieri (Anm. 29), 64.

31 Vgl. Kurt Wyss, Workfare in der Sozialhilfereform – Die Revision der SKOS-Richtlinien in der Schweiz, Zürich, 2006, 1.

32 Vgl. Walter Rehberg, Revision der SKOS-Richtlinien 2006: Finanzielle Auswirkungen im Kanton Bern, Bern, Rorschach 2006, 1.

33 Beispielsweise Massnahmen zur sozialen und beruflichen Integration.

2. *Auf der Verfahrens- und Organisationsebene*

Während derjenige Teil der Sozialfürsorge, der im weitesten Sinne als Erwerbsersatzleistung einer Sozialversicherung konzipiert ist,[34] schon früh mit verfahrens- und organisationsrechtlichen Vorrechten ausgestattet worden ist (gerichtliche Durchsetzbarkeit, einheitlicher, weitgehend zentralisierter Vollzug), hat sich die Sozialhilfe in einer historischen Perspektive spät aus einer Almosen- und Ermessenskultur mit fliessenden Übergängen zur Willkür herausgelöst: Erst kurz vor Ende des 20. Jahrhunderts konnte sich das Bundesgericht durchringen, einen gerichtlich durchsetzbaren Anspruch auf Existenzsicherung als ungeschriebenes Grundrecht anzuerkennen,[35] das dann wenige Jahre später als Recht auf Hilfe in Notlagen positivrechtlich in die totalrevidierte Bundesverfassung von 1999 überführt wurde.[36] Damit hat das Bundesgericht denjenigen Kantonen den Weg gewiesen, die zum Teil einen klagbaren Anspruch auf Unterstützung gesetzlich explizit ausschlossen,[37] und die Professionalisierung und Regionalisierung der Sozialhilfestrukturen[38] spät eingeleitet haben. Lange Zeit wurden damit Vollzugsstrukturen zementiert, denen systembedingt ein Mindestmass an abschreckender Wirkung auf potenzielle Klienten ohnehin eigen ist: Die Sozialhilfeleistung orientiert sich an den Bedürfnissen des Einzelfalls (so genanntes Individualisierungsprinzip) und setzt eine umfassende Abklärung der wirtschaftlichen, persönlichen und sozialen Situation der hilfesuchenden Person voraus, der damit konsequenterweise umfassende Auskunfts- und Informationspflichten auferlegt werden müssen. Breite Schichten von Politik und Gesellschaft hegen bis heute gegenüber der Sozialhilfeklientel ein «institutionalisiertes Grundmisstrauen», das gerade auf Verfahrensebene mit der Forderung nach zusätzlichen Abklärungsinstrumenten immer wieder zum Ausdruck kommt: So hat der Kanton Bern zwar erst kürzlich die gesetzlichen Auskunftspflichten von Drittpersonen (wie Arbeitgebende oder Wohnungsvermietende) gegenüber Sozialhilfeorganen ausgeweitet sowie Sozialinspektionen und eine ärztliche Zweitmeinung bei der Beurteilung der Arbeitsfähigkeit

—

34 Insbesondere Geldleistungen wie Renten, Taggelder oder Hilflosenentschädigungen, vgl. hierzu oben Ziffer III/1.

35 Bundesgerichtliches Urteil vom 27. Oktober 1995 (BGE 121 I 367ff.).

36 Artikel 12 BV (Anm. 20).

37 Artikel 68 des Berner Fürsorgegesetzes von 1961 (Anm. 5).

38 Gemäss Stremlow/Bieri (Anm. 29), 67, besteht in der Sozialhilfe nach wie vor ein Professionalisierungsdefizit, insbesondere in kleinen Gemeinden.

gesetzlich eingeführt,[39] gleichzeitig aber die Schaffung einer Ombudsstelle für Sozialhilfebeziehende abgelehnt.[40]
Die Anerkennung der (Verfahrens-)Ansprüche hilfsbedürftiger Personen erscheint daher insgesamt noch wenig konsolidiert und einer latenten Erosion ausgesetzt, die – wie das Beispiel Deutschlands zeigt – gar in einer Renaissance der Almosen münden kann, indem die Essensausgabe an so genannten Tafeln zunehmend die sozialstaatliche Absicherung ersetzt.[41]

3. *Auf der Finanzierungsebene*

Während die bundesrechtlich geregelten Sozialversicherungen zum überwiegenden Teil über Arbeitgeber- und Arbeitnehmerbeiträge finanziert sind, werden bedarfsabhängige Sozialleistungen, wie insbesondere die Sozialhilfe, über Steuern finanziert. Bei den Sozialversicherungen scheint der Rechtanspruch auf eine Leistung durch die individuellen Beiträge legitimer als bei Leistungen, die ausschliesslich durch die öffentliche Hand finanziert werden, insbesondere weil die beitragsfinanzierten Sozialversicherungen als eigenverantwortliche Selbstvorsorge verstanden werden und nicht als staatliche Versorgung.[42] Die Finanzierung der Sozialhilfe durch die öffentliche Hand ist ein gewichtiger Grund für die bereits erwähnten politischen Diskussionen über die Legitimität des Leistungsbezugs und die Leistungshöhe.[43] Einzelne politische Entscheide haben eine gezielte und beabsichtigte Stigmatisierung des Leistungsbezuges zur Folge. So bewirkt beispielsweise die kantonale Einbürgerungsinitiative der Schweizerischen Volkspartei, die im November 2013 vom bernischen Stimmvolk angenommen wurde, dass der Sozialhilfebezug bei Ausländerinnen und Ausländern mit einer Nichteinbürgerung sanktioniert wird. Solche und ähnliche Stigmatisierungen beeinflussen das Verhalten von potenziellen Leistungsbeziehenden und schränken ihren Handlungsspielraum ein, was umso gravierender ist, als im Unterschied zur

—

39 Vgl. Artikel 8c SHG (Anm. 25; gesetzliche Auskunftspflichten), Artikel 19a und 50aff. SHG (Sozialinspektion) und Artikel 50 Absatz 3 SHG (ärztliche Zweitmeinung).

40 Motion Lüthi/Kropf «Kantonale Ombudsstelle für Sozialhilfe» (Tagblatt des Grossen Rates, Märzsession 2010, 255ff.).

41 Vgl. Kathrin Hartmann, Wir müssen leider draussen bleiben – Die neue Armut in der Konsumgesellschaft, München 2012, 37ff.

42 Vgl. Erwin Murer, Schweizerisches Sozialversicherungsrecht – Eigenheit und Herkunft, Bern 2010, 32.

43 Vgl. Ziffer III./1.

Gesundheitsfürsorge kein direkter Handlungsspielraum bei der Finanzierung der Sozialhilfe besteht.

IV. Schlussfolgerungen

Zusammenfassend lässt sich festhalten, dass Gesundheits- und Sozialfürsorge zwar gemeinsame historische Wurzeln aufweisen, die bis ins Mittelalter zurückreichen, dass sie sich aber seither – insbesondere entlang der Verwerfungslinie der Arbeitsfähigkeit – in verschiedener Hinsicht auseinanderentwickelt haben: (Physische) Beeinträchtigungen und Krankheiten als anerkannte Risiken ebnen in der Gesundheitsfürsorge grundsätzlich den Weg zu qualitativ hochstehenden, im Kern nicht bestrittenen Leistungen, die durch qualifizierte Leistungserbringer unabhängig von einer ökonomischen Bedarfssituation erbracht werden und auf die ein Versicherungsanspruch mit entsprechenden Durchsetzungsrechten besteht. In der Sozialfürsorge zeigt sich hingegen die Tendenz, dass das Leistungsniveau und die Zugangsbarrieren einerseits davon abhängen, wie hoch der Anteil an Beitrags- bzw. Steuerfinanzierung ist, andererseits wie breit der gesellschaftliche Konsens ist, in einer bestimmten Konstellation eine Arbeitsunfähigkeit zu erkennen.

Diese divergierende Entwicklung in der institutionellen Verankerung der Gesundheits- und der Sozialfürsorge kontrastiert mit den seit Jahrhunderten real existierenden Ungleichheiten in den Gesundheitschancen: Zahlreiche Untersuchungen aus dem In- und Ausland belegen eindeutig, dass Erkrankungs- und Sterberisiken schicht- und berufsspezifisch definiert sind – plakativ ausgedrückt: Arme sterben früher. Diese Korrelation von sozioökonomischen Faktoren mit dem gesundheitlichen Zustand bzw. mit der Lebenserwartung ist auch für den Kanton Bern wissenschaftlich belegt:[44]

- 30-jährige Männer mit tiefen Schulabschlüssen (obligatorische Schule) haben im Kanton Bern eine um rund sechs Jahre kürzere (Rest-) Lebenserwartung als gleichaltrige Männer mit Schulabschlüssen auf Tertiärstufe. Bei den Frauen ist dieser Unterschied mit knapp drei Jahren etwas weniger stark ausgeprägt.

---

44 Gesundheits- und Fürsorgedirektion des Kantons Bern, Die Gesundheitschancen sind ungleich verteilt, Vierter Gesundheitsbericht des Kantons Bern, Bern 2010, 30f.45f.78ff.

- Gegenüber Personen aus qualifizierten nicht-manuellen Berufsgruppen (insbesondere Personen mit einem Lehrabschluss in technischen Berufen) haben Arbeitslose ein dreimal höheres Risiko, frühzeitig zu sterben.
- Personen mit tiefem Sozialstatus leiden häufiger unter starken Rückenschmerzen. Das Risiko starker Rückenschmerzen ist für Personen mit einer geringen Schulbildung fast viermal höher als für Personen mit einem Abschluss auf Fachhochschul- oder Universitätsstufe.
- Kinder aus sozial schwachen Familien sind häufiger übergewichtig bzw. adipös.

Aus diesen Ungleichheiten in den Gesundheitschancen folgt ohne Weiteres die Forderung an die Politik, eine gemeinsame Strategie und damit gemeinsame Instrumente für Gesundheit und gegen Armut zu entwickeln. Diese Strategie dürfte allerdings nur gelingen, wenn sie als Gesamtpolitik konzipiert wird, die – über die Gesundheits- und Sozialfürsorge hinaus – andere Politikfelder, wie die Bildungs-, die Wirtschafts-, die Arbeitsmarkt-, die Familien- oder die Migrationspolitik, konsequent einbezieht.

Regula Schmitt

Macht und Fürsorge in der institutionellen Langzeitpflege
Überlegungen aus der Praxis

Pflegebedürftige Menschen sind auf Fürsorge angewiesen, einerseits auf die Fürsorge von Angehörigen, von Freiwilligen, andererseits aber auch, gerade wenn sie in einem Pflegeheim leben, auf die Fürsorge von Professionellen, von: Pflegefachpersonen, Ärztinnen und Ärzten, Seelsorgerinnen und Seelsorgern sowie von Angehörigen weiterer in die Betreuung involvierter Berufsgruppen.

Die pflegebedürftigen Menschen stehen in einem Abhängigkeitsverhältnis zu ihren Betreuungspersonen, zu den «Fürsorgeleistenden». Damit haben die «Fürsorgeleistenden» Macht über die «Fürsorgeempfangenden».

Diese Macht haben sowohl betreuende Angehörige und professionell Betreuende als auch Organisationen und Institutionen. In meinen Ausführungen beziehe ich mich vor allem auf die Macht in der Fürsorge von professionell Betreuenden in der institutionellen Langzeitpflege.

I. Macht in der Fürsorge ist weder gut noch schlecht

Macht in der Fürsorge kann für eine positive Wirkung der Fürsorge eingesetzt werden, zum Beispiel für Schutz und Sicherheit oder zur Verbesserung der Lebensqualität der pflegebedürftigen Menschen. Macht in der Fürsorge kann sich aber auch negativ auswirken, wie beispielsweise ungenügende Fürsorgeleistungen oder zu viel – d. h. übermächtige, einengende – Fürsorge oder «falsche», den wahren Bedürfnissen des betroffenen Menschen gar nicht entsprechende Fürsorge. Macht in der Fürsorge ist weder gut noch schlecht. Wichtig ist aber, dass die Fürsorgeleistenden sich ihrer Macht bewusst werden und lernen, mit dieser Macht verantwortungsvoll umzugehen. Nur so wird Fürsorge zur «guten» Fürsorge.

Damit die Macht der Fürsorge in Institutionen der Langzeitpflege nicht in falsche Bahnen gerät, sind Gesetzte geschaffen worden, gibt es medizinischethische Richtlinien, Standards, Qualitätskriterien, Beschwerdewesen, staatliche Kontrollinstanzen. Dazu zwei Beispiele:

- Das neue Erwachsenenschutzrecht regelt das Selbstbestimmungsrecht von Patientinnen. Es ist nicht erlaubt, eine medizinische (fürsorglich gemeinte) Massnahme gegen den Willen der Betroffenen durchzuführen (Art. 377 ZGB)
- Ein grosses und alltägliches Problem in Pflegeheimen ist die Anwendung von freiheitsbeschränkenden Massnahmen bzw. der Verzicht darauf. Pflegende sorgen für die Sicherheit der ihnen anvertrauten Patientinnen. Sie haben die Macht, dafür jemanden beispielsweise im Rollstuhl zu fixieren oder nachts Bettgitter anzubringen oder vom Arzt verordnete Medikamente einzusetzen (ohne Einverständnis einer nicht mehr urteilsfähigen Patientin). Zu diesem äusserst komplexen Problem wurden Richtlinien erstellt, bestehen gesetzliche Regelungen, haben in der letzten Zeit wohl die meisten Heime interne Konzepte und Regelungen geschaffen.

II. Ist betreffend Macht der Fürsorge in den Pflegeheimen alles in Ordnung?

Nach meiner jahrzehntelangen Erfahrung hat tatsächlich in den letzten Jahren eine positive Entwicklung stattgefunden. Der Umgang mit Macht ist verantwortungsvoller geworden. Dass einer an fortgeschrittener Demenz leidenden Frau zur Ernährung eine Magensonde eingelegt wird oder dass ein unruhiger und sturzgefährdeter Mann einfach den ganzen Tag auf einem Stuhl fixiert wird, das sind Szenarien, die der Vergangenheit angehören.

Aber es gibt viel subtilere, weniger offensichtliche Formen der Machtausübung, die den betreffenden professionell Betreuenden, Ärzten und Ärztinnen sowie Pflegenden oft zu wenig bewusst sind. Dazu einige Beispiele:

> Die 95 Jahre alte Frau A geht oft mit ihrem Rollator in den nahe gelegenen Park spazieren und setzt sich dort auf eine Bank. Manchmal setzt sich ein junger Mann, der in der Nähe arbeitet, zu ihr, raucht eine Zigarette und bietet ihr auch eine an. Frau A sagt: «Ich habe früher viel geraucht und würde gerne eine Zigarette rauchen, aber sie haben es mir im Heim verboten aus gesundheitlichen Gründen.»

Täglich einige Zigaretten mit Genuss rauchen wäre wohl für ihr Wohlbefinden besser und für ihre Gesundheit weniger schädlich als ein sinnloses Rauchverbot.

> Im Assessment-Instrument zur Erfassung des Pflegebedarfs ist angegeben, dass Frau B täglich starke Schmerzen hat. In der Pflegeplanung sind dazu aber keine Massnahmen vorgesehen, auch nicht Information des zuständigen Heimarztes. Die verantwortliche Pflegefachperson begründet dies damit, dass Frau B ja eine sehr schwere Niereninsuffizienz habe und eine medikamentöse Schmerztherapie deshalb nicht möglich sei.

Auch bei schwerer Niereninsuffizienz ist eine – individuell angepasste – Schmerztherapie durch einen fachlich kompetenten Arzt möglich. Frau B muss nicht unnötig leiden!

> Die 93jährige Frau C wird schwächer und schwächer, mag nicht mehr aufstehen, mag nicht mehr essen und trinken, sagt, dass sie halt einfach müde sei und sterben möchte. Da man sie ja nicht verdursten lassen könne, verordnet der Heimarzt für den Fall, dass sie weniger als einen Liter trinkt, täglich eine Infusion. Sie wehrt sich nicht dagegen, weil sie annimmt, das müsse halt so sein und sei zu ihrem Besten. Es dauert mehrere Wochen, bis sie sterben kann. In diesen Wochen kommt es zu schmerzhaftem Wundliegen, und in den letzten Tagen vor dem Tod leidet sie unter starker Atemnot (Lungenödem).

Niemand hat sich die Frage gestellt, ob der Verzicht auf die Infusion die bessere Fürsorge gewesen wäre, niemand hat sie und ihre Angehörigen über Vor- und Nachteile der Infusionsbehandlung sorgfältig informiert.

> Herr D leidet unter einer schweren Parkinsonerkrankung, er braucht immer mehr Unterstützung in der Pflege; beim Essen, das er unbedingt selbständig einnehmen will, geht vieles daneben und er verschluckt sich sehr oft und muss stark und andauernd husten. Wenn die Pflegenden ihn zum Essen in den gemeinsamen Essraum holen wollen, sagt er, dass er keinen Appetit habe. Die Pflegenden finden, es sei für ihn schon aus sozialen Gründen wichtig, wenigstens beim Essen zusammen mit andern Menschen zu sein. Sie seien sehr besorgt über seinen zunehmenden Rückzug in die eigenen vier Wände und wollten nur sein Bestes. Sie bringen ihm das Essen nicht ins Zimmer, um ihn doch dazu zu bewegen, in den gemeinsamen Essraum zu kommen. Er aber isst kaum mehr etwas und verliert immer mehr an Gewicht.

Erst nach vielen Wochen wird den Pflegenden klar, dass er gar nicht an Appetitlosigkeit leidet, sondern sich mit seinen Problemen beim Essen vor den Andern schämt und deshalb im Zimmer bleiben will.

Die für Frau E zuständige Pflegefachperson bittet den Arzt, Frau E doch ein Antidepressivum zu verschreiben; Frau E sei oft traurig, sie sei sehr passiv und klage über Müdigkeit und Schmerzen überall. Der Arzt – unter Zeitdruck – verschreibt das gewünschte Medikament, sagt aber, dass eigentlich auch psychosoziale Massnahmen sinnvoll wären; die Pflegefachperson erklärt, dass dafür einfach keine Zeit vorhanden sei, sonst kämen die andern Patientinnen zu kurz.

Mit dem Medikament allein wird Frau E nicht wirklich geholfen. Hingegen bringen psychosoziale Massnahmen den gewünschten Erfolg und sind – längerfristig gesehen – Zeit sparend.

Frau F ist schon mehrmals gestürzt; man sagt ihr, sie dürfe auf keinen Fall mehr selber vom Stuhl aufstehen. Sie solle dafür immer Hilfe anfordern. Frau F hält sich daran, obwohl sie gerne unabhängiger wäre. Nun wird sie von einer andern Pflegenden betreut; diese traut Frau F mehr zu, ermuntert sie, es doch wieder – zuerst in Begleitung – zu versuchen, es immer wieder zu trainieren.

Tatsächlich kann Frau F einige Wochen später wieder alleine und ohne Stürze gehen, weil es ihr zugetraut worden ist.

In diesen Beispielen wollen Ärzte und Pflegende Fürsorge leisten, sie sind überzeugt, das Beste für ihre Patienten zu tun. Dabei sind sich jedoch zu wenig bewusst, dass es in ihrer Macht liegt, welche Art von Fürsorge sie leisten und ob sie tatsächlich dem Wohle der Betroffenen dient. Sie handeln in einem ungerechtfertigten Paternalismus bzw. Maternalismus, denn sie fällen Entscheide, die eindeutig nicht im Sinne des Wohls der Patienten sind.

III. Pflegebedürftige Menschen sind vulnerabel

Pflegebedürftige Menschen sind eine besonders vulnerable Gruppe. Sie haben oft nicht die Kraft und den Mut, klar zu sagen, was sie brauchen, oder sich gegen eine ihnen nicht passende Fürsorge zu wehren. Die Macht der Fürsorgeleistenden ist also im Langzeitbereich besonders gross. Damit wächst auch die Verantwortung, diese Macht zum Wohl der Patientinnen zu nutzen.

Es ist unerhört wichtig, dass die Fürsorgeleistenden überhaupt erkennen, welche Macht – oft versteckte Macht – sie besitzen. Hier besteht ein Machtbereich, der nicht von oben zu regeln ist, den jede betreuende Person, Pflegefachperson, Ärztin oder Arzt, Mitarbeiterin oder Mitarbeiter in der Pflege, selbst persönlich zu verantworten hat. Jede Betreuungsperson muss sich fragen: Welche in meiner Macht stehenden Möglichkeiten setze ich ein, um die Fürsorge zu leisten, die wirklich den Bedürfnissen und dem Wohl der betreuten Person entspricht? Auf welche «Fürsorge» verzichte ich, weil sie mehr Schaden anrichten als nützen kann? Erst mit einem solchen verantwortungsvollen Umgang mit Macht in der Fürsorge wird Fürsorge zur «guten» Fürsorge, nämlich einer Sorge für den Andern aus seiner Sicht.

Betreuende brauchen Grundhaltungen (Tugenden) der Wertschätzung, der Empathie, Gerechtigkeit, Klugheit, Unterscheidungsvermögen zwischen eigenen und fremden Wünschen und Ängsten, und sie brauchen ein gutes (geriatrisches) Sachwissen. Nur die Kombination von Selbstreflexion, der Einübung in Grundhaltungen und Fachexpertise garantiert einen angemessenen Umgang mit Macht und Fürsorge.[1]

---

1 Literatur: Schweizerische Akademie der Medizinischen Wissenschaften (SAMW), Behandlung und Betreuung von älteren pflegebedürftigen Menschen. Richtlinien, Basel 2004, aktualisiert 2012; Schweizerische Gesellschaft für Gerontologie (SGG), Freiheit und Sicherheit – Richtlinien zum Umgang mit freiheitsbeschränkenden Massnahmen, Bern 2011.

Céline Ehrwein Nihan

Der paradoxale Zusammenhang von Care-Ökonomie und Machtverhältnissen

Das Interesse am Thema Care-Ökonomie ist in den letzten Jahren kontinuierlich gewachsen. Arbeiten, die an Autorinnen wie Carol Gilligan und Joan Tronto in der Ethik anknüpfen, zielen hauptsächlich darauf, die sozioökonomische Bedeutung und Herausforderungen von Care-Tätigkeiten aus einer feministischen Perspektive zu untersuchen.

Im Rahmen dieses Beitrages möchte ich zeigen, wie Care-Ökonomie einerseits als Instrument zur Analyse und Kritik gesellschaftlicher Ungleichheiten dient, aber andererseits dazu neigt, dieselben Ungleichheiten konzeptionell zu reproduzieren. Meine Überlegungen kreisen – anders formuliert – um das Paradox: Care-Ökonomie dient sowohl als ein *Instrument der Gesellschaftskritik* als auch als potentielles *Vehikel zur Bestätigung ungerechter Machtverhältnisse*.

Mir geht es nicht darum, den in diesem Bereich durchgeführten Forschungsarbeiten ihre Legitimität abzusprechen. Ich möchte im Gegenteil einen positiven Beitrag zu Entwicklung der Care-Ökonomie leisten. Damit sie ihre kritische Rolle im Konzert der Wirtschaftswissenschaften spielen kann, muss sie sich ihre Ambivalenzen und Grenzen bewusst machen.

In einem ersten Schritt geht es um eine Bestimmung der Bedeutung der Care-Ökonomie vor dem Hintergrund der Vielfalt ihrer Topographien und Rationalitäten. Danach wende ich mich dem wesentlichen Anliegen von Care-Ökonomie zu, der Analyse und Dekonstruktion von gesellschaftlichen Machtverhältnissen. Es zeigt sich, dass dieses Anliegen weit über die traditionelle feministische Kritik gesellschaftlicher Ungleichheiten hinausgeht. Der dritte Teil beschäftigt sich mit dem – wie ich es nenne – Bumerangeffekt der Care-Ökonomie, genauer mit dem paradoxen Effekt der Ökonomisierung von Care-Tätigkeiten. Ich möchte zeigen, wie die Konzeptualisierung von Care-Ökonomie entgegen ihrer kritischen Absicht selbst zu Reproduktion jener gesellschaftlichen Ungleichheiten beitragen kann. Der Text endet mit einigen Hinweisen zu einem Verständnis von Care-Ökonomie, das ihrer Zielsetzung, einen umfassenden ökonomischen Ansatz für alle Tätigkeiten zu bieten, entspricht.

I. Definition und Merkmale der Care-Ökonomie

Care-Ökonomie zu definieren ist nicht einfach. Das englische Wort umfasst ein weites semantisches Feld. Abhängig vom Anwendungsbereich und theoretischen Ansatz wird sowohl auf die (therapeutische oder medizinische) Versorgung von Menschen fokussiert, die (aufgrund ihres Alters, ihrer Behinderung usw.) im Heim leben oder die hospitalisiert sind (nach einem Unfall oder auf Grund einer Krankheit) als auch auf die Betreuung von Kindern zu Hause, in Kindergarten oder Schule. Im Blickfeld sind aber auch die freiwillige Unterstützung von Senioren im Rahmen der alltäglichen Haushaltstätigkeiten, die psychische oder emotionale Begleitung eines in Not geratenen Freundes oder sogar die Güterproduktion für den eigenen[1] oder familiären Bedarf.[2]

Tatsächlich lässt sich die Vieldeutigkeit des englischen Wortes *care* kaum in *einem* Ausdruck einer anderen Sprache vollumfänglich wiedergeben. So wird in der deutschsprachigen Literatur *care* mit den Wörtern «Sorge», «Fürsorge», «Versorgung», «Pflege», «Betreuung» oder «Achtsamkeit» wiedergegeben. Auf Französisch spricht man vor allem von *soin* und *sollicitude,* manchmal aber auch von *affection* und *assistance.*

Für ein besseres Verständnis des Begriffs sind Typologien hilfreich. In einem früheren Artikel habe ich versucht, die verschiedenen Care-Tätigkeiten in einer Übersicht zusammenzufassend darzustellen.[3] Ich stütze mich dabei auf Vorschläge aus der Literatur.[4] Natürlich erhebt die Zusammenstellung

—

1 Nancy Folbre, Measuring Care. Gender, Empowerment, and the Care Economy, in: Journal of Human Development and Capabilities 7/2, 2006, 183–199 (186 und die Tabelle 188).

2 Siehe zum Beispiel Silke Staab, Familien, Frauen und «Freiwillige». Die Grenzen unbezahlter Sorgearbeit im entwicklungspolitischen Kontext, in: Peripherie 114–115/29, 2009, 194–214.

3 Céline Ehrwein Nihan, Care Economy aus sozialethischer Sicht. Zwischen wirtschaftlicher Rationalität und Sorge für die Anderen, in: Widerspruch – 62/2013, 93–104.

4 Jane Jenson, Who Cares? Gender and Welfare Regimes, in: Social Politics 4/2, 1997, 182–187; Folbre 2006 (Anm. 1), die Tabelle 188; Mary E. Daly/Jane Lewis, The

keinen Anspruch auf Vollständigkeit. Sie bietet jedoch einen repräsentativen Überblick über Umfang und Komplexität dieses Tätigkeitsbereichs.

Umfang und Komplexität des Care-Bereichs

Sorgende	Finanzierungsquelle	Ort	Umsorgte Personen	Sorgemodus I	Sorgemodus II	Sorgemodus III	Empfänger der Finanzierung
Wer versorgt?	Wer bezahlt?	Wo findet die Betreuung statt?	Wer wird versorgt?	Wie findet die Betreuung statt?			Wer bekommt die finanzielle Unterstützung?
Familie/ Freunde/ Gemeinschaftsmitglieder/ Nachbarn	Familie/ Freunde/ Eigenbeitrag	zu Hause	Abhängige (Kinder, Senioren, Behinderte, Kranke)	gemeinschaftlich	unbezahlt	freiwillig	Sorgende (Personen, Organisationen)
Fachfrau/ Fachmann	Staat/ Sozialversicherungen	in öffentlichen Organisationen	andere gesunde Erwachsene	bürokratisch/legal	bezahlt	vertraglich	Versorgte
	private karitative Organisationen	in privaten Organisationen	selbst	wechselseitig (strategisch-instrumentell)			
			Umwelt				

Quelle: Ehrwein Nihan 2013 (Anm. 3), 62

Care-Ökonomie beschäftigt sich mit der Wirtschaft, die sämtliche Fürsorge-, Versorgung-, Betreuung- und Pflegetätigkeiten umfasst. Sie untersucht die sozial-politischen Strategien von Care-Tätigkeiten und ihre sozio-ökonomi-

---

Concept of Social Care and the Analysis of Contemporary Welfare States, in: British Journal of Sociology 51/2, 2000, 281–298.

schen Auswirkungen. Dazu bestimmt sie alle bezahlt und unbezahlt geleisteten Stunden im Care-Bereich in Geldwerten, um ihre Gesamtkosten zu ermitteln.

Beispiel aus der im Jahre 2000 durchgeführten Studie über unbezahlte Care-Arbeit im Kanton Basel-Stadt

Art der unbezahlten Arbeit	Frauen und Männer		Frauen		Männer	
	Mio. Std.	Wert in Mio. Fr.	Mio. Std.	Wert in Mio. Fr.	Mio. Std.	Wert in Mio. Fr.
Mahlzeiten zubereiten	44.5	1'144.5	31.9	820.7	12.6	323.7
Wohnung putzen/aufräumen	28.0	709.6	20.4	515.6	7.7	194.0
Haustiere, Pflanzen, Garten	22.0	494.3	12.3	277.3	9.6	217.0
Administrative Arbeit	8.9	330.7	4.0	149.1	4.9	181.6
Kinder begleiten	1.6	58.4	1.0	37.9	0.6	20.5

Quelle: Mascha Madörin, 2003, 119[5]

Zwei Eigenschaften der so beschriebenen Care-Ökonomie müssen hervorgehoben werden.

Das erste Merkmal betrifft die *Topographie* von Care. Während sich die traditionelle Wirtschaft mehr oder weniger ausschliesslich auf den institutionalisierten öffentlichen und gewerblichen Bereich konzentriert, bezieht Care-Ökonomie Tätigkeiten, die klar zur Privatsphäre gehören, in ihre Analysen mit ein. Zu ihrem Untersuchungsfeld gehören sowohl die in öffentlichen Institutionen (Spitäler, Kindergärten, Schulen, Altersheime, usw.) als auch die durch das informelle Netz familiärer und naher Beziehungen erbrachten Pflegeleistungen. Diesen Zusammenhang betonen Lewis und Daly:

—

5 Mascha Madörin, Grössenordnungen und wirtschaftliche Bedeutung der unbezahlten Arbeit im Kanton Basel-Stadt, in: Andrea Pfeifer u. a. (Hg.), Der kleine Unterschied in den Staatsfinanzen. Geschlechterdifferenzierte Rechnungsanalysen im Kanton Basel-Stadt. Gleichstellungsbüro, Statistisches Amt und Frauenrat des Kantons Basel-Stadt, 116–129 (119). Die Studie basiert auf der Schweizerische Arbeitskräfteerhebung (SAKE) 2000.

Care «bridges the private and public spheres»;[6] «[it's] a meta concept, that is as an activity that crosses spheres».[7] Diese Transversalität muss sich entsprechend in einer Ökonomie widerspiegeln, die sich mit Care-Tätigkeiten beschäftigt.

Das zweite Merkmal, das ich hervorheben möchte, betrifft die spezifische *Vielfältigkeit der Rationalitäten von Care-Ökonomie*. Wie alle ökonomischen Ansätze unterstellt auch Care-Ökonomie eine zweckgerichtete Tauschrationalität. Im Wesentlichen geht es darum, den ökonomischen Wert und die Kostenwirkungen der im Care-Bereich durchgeführten Tätigkeiten zu evaluieren.

Zugleich verbindet Care-Ökonomie diese wirtschaftliche Betrachtungsweise mit einer *Logik der Gabe*, denn Care-Tätigkeiten werden häufig unentgeldlich gleistet. Häufig ist mit ihnen keine Gegenleistung verbunden. Diese Logik der Gabe geht über die traditionelle Tauschrationalität hinaus und dokumentiert den gesellschaftlichen und menschlichen Wert nichtkommerzieller und nicht marktbestimmter Beziehungen.

II. Bedeutende Stärke der Care-Ökonomie

Der spezifische Fokus von Care-Ökonomie gibt ihr eine besondere soziopolitische Kraft. Im Grenzbereich der Lebenswelten und Rationalitäten gelingt es ihr besser als andere soziologische Ansätze, die gesellschaftlichen Machtverhältnisse in den Blick zu bekommen. Jenseits der traditionellen (liberalen, patriarchalen) Denkweisen angesiedelt, kann sie die komplexen Asymmetrien individueller und gemeinschaftlicher Anerkennung – und Missachtung – als Merkmale struktureller gesellschaftlicher Ungleichheit dekonstruieren. Im Zentrum stehen drei Formen von Ungleichheit.

—

6 Daly/Lewis 2000 (Anm. 4), 287.

7 Daly/Lewis 2000 (Anm. 4), 286. Siehe auch: Margrit Brückner, Der gesellschaftliche Umgang mit menschlicher Hilfsbedürftigkeit. Fürsorge und Pflege in westlichen Wohlfahrtsregimen, in: Österreichische Zeitschrift für Soziologie 29/2, 2004, 7–23, 9: «Denn die Dichotomisierung gesellschaftlichen Lebens in eine hierarchisch geordnete öffentliche und eine private Sphäre und die Zuordnung von Care zur nachrangigen privaten Sphäre – letztlich auch noch in ihrer verberuflichten Form – bedingen eine Entwertung von Care-Tätigkeiten.»

- die Ungleichheiten unter den Sorgenden (1.);
- die Ungleichheiten zwischen Sorgenden und Umsorgten (2.);
- die Ungleichheiten unter den Umsorgten (3.).

1. *Ungleichheiten unter den Sorgenden*

1.1 Männer – Frauen

In erster Linie hebt die Care-Ökonomie die Ungleichheit zwischen den Geschlechtern hervor. Sie unterstreicht die allseits bekannte Tatsache: Überall in der Welt werden Care-Tätigkeiten weit überwiegend von Frauen erbracht. Die zu Hause anfallenden, unbezahlten Care-Tätigkeiten tauchen in den einschlägigen Arbeitsmarktstatistiken nicht auf; sie werden kaum wahrgenommen und sind entsprechend wenig anerkannt. Das ist aber nicht alles. Die Ungleichheit zwischen den Geschlechtern berührt auch den Bereich der bezahlten Care-Tätigkeiten. Trotz regionaler Unterschiede verdienen Frauen in Pflegeberufen in der Regel weniger als Männer im selben Bereich.[8]

1.2 Am Körper – vom Körper entfernt

Care-Ökonomie macht darüber hinaus die bedeutenden Unterschiede sichtbar, die zwischen dem Care-Bereich und anderen Arbeitssektoren bestehen. In einer 2002 erschienenen Studie haben Paula England, Michelle Budig und Nancy Folbre festgestellt: «working in a caring occupation leads to a significant net wage penalty of 5–6 % for both men and women […]. […] the largest penalty by far is for doing childcare, especially for women, who suffer a 41 % penalty for doing this work. Men also receive a large penalty, 12 %, for working in childcare.»[9]

—

8 Siehe Silvia Strub/Désirée Stocker, Analyse der Löhne von Frauen und Männern anhand der Lohnstrukturerhebung 2008. Aktuelle Entwicklungen in der Privatwirtschaft und Situation im öffentlichen Sektor des Bundes. Schlussbericht, BAS, Bern, 30. September 2010; Jane Pillinger, Report of EPSU Study on Pay in the Care Sector in Relation to Overall Pay Levels and the Gender Pay Gap in Different Countries in the European Union, February 2010 (http://www.epsu.org/a/6271).

9 Paula England/Michelle Budig/Nancy Folbre, Wages of Virtue. The Relative Pay of Care Social, in: Problems 49/4, 2002, 455–473, (464f.467). Shahra Razavi und Silke Staab erwähnen diese Studien in dem Artikel: The Social and Political Economy of Care. Contesting Gender and Class Inequalities, United Nations, Department of Economic and Social Affairs, Division for the Advancement of Women, September

Diese Ungleichheiten sind schwer zu erklären und können nicht einfach mit dem Gender-Faktor bebegründet werden.[10] Manche Autorinnen, wie etwa Ann Stewart, sehen in der Körperlichkeit und Unreinheit (*messiness*) von Care-Tätigkeiten einen wesentlichen Grund für deren Abwertung.

> «Care work, in particular, often makes substantial demands of the worker's body and involves intimate contact between worker and service recipient or consumer.»[11]
>
> «Attitudes towards the body are reflected in divisions within the labour market. Proximity to bodily functions is associated with low-status work. The vast majority of care work that is physically tough is also considered menial and not well respected.»[12]

1.3 Hohe Einkommen – niedrige Einkommen

Care-Ökonomie zeigt auch die Folgen von Care-Arbeit für die Ungleichheiten im Blick auf den sozioökonomischen Status auf. Die Zeit, die Familienmitglieder für Selbst- und Fürsorge aufwenden, haben direkte Auswirkungen auf das Haushaltseinkommen.

Valeria Esquivel demonstriert in ihrer Studie über den Zeitaufwand für die Pflege in den Haushalten von Buenos Aires – die ihm Rahmen der United Nations Research Institute for Social Developpement (UNRISD) durchgeführt wurde –, dass Frauen in ökonomische prekären Situationen nicht nur durchschnittlich mehr Zeit mit Care-Tätigkeiten verbringen, sondern auch häufiger diesen Arbeiten nachgehen als ökonomisch besser gestellte Geschlechtsgenossinnen (etwa 70 % arme Frauen, die etwa 6 Stunden/Tag für

---

2008, 14. Online-Version verfügbar unter: http://www.un.org/womenwatch/daw/egm/equalsharing/EGM-ESOR-2008-BP-3%20UNRISD%20Paper.pdf. (10.7.2014).

10 Paula England, Michelle Budig und Nancy Folbre behaupten, dass sie sich auf Faktoren wie «predominantly female nature of the jobs, their location in marginal industries or the public sector, the fact that they are often not unionized, low cognitive or physical demands of the jobs, or low education and experience of incumbents» nicht beziehen können (England/Budig/Folbre 2002 [Anm. 9], 468).

11 Ann Stewart, Gender, Law and Justice in A Global Market, New York, Cambridge 2011, 23.

12 Stewart 2011 (Anm. 11), 22.

Personenpflege aufbringen gegenüber etwa 30 % reichen Frauen, die etwa 5 Stunden/Tag für Personenpflege aufwenden).[13] Valeria Esquivel resümiert:

> «Household poverty is *always* significant in explaining *greater* amounts of time devoted to unpaid care work [...], care of persons [...] and unpaid childcare [...], indicating that very low household incomes *impact* care time patterns beyond household structure and the individuals' labour market status. This means that absolute poverty is related to greater care times, either because there is little possibility for purchasing care – given household income – and/or because absolute poverty is also related to restricted access to care facilities provided by the State or the community».[14]

1.4 Aus einem armen Land – aus einem wohlhabenden Land

Hinzu kommen Ungleichheiten, die mit der Herkunft der Personen, die vorrangig Care-Arbeiten verrichten, verbunden sind. In den vergangenen Jahrzehnten ist die Erwerbsbeteiligung von Frauen in den westlichen Ländern gewachsen. Aber anstatt zu einer anderen und gerechteren Geschlechterverteilung der Care-Tätigkeiten zu führen, hat diese Entwicklung «einer hierarchisierten Geschlechterordnung» Vorschub geleistet[15] und so genannte *care drain*-Effekte erzeugt.

> «Many women in poor countries leave their families behind in order to work as child care or elder care workers in rich countries. Migrants gain access to better employment, but their communities of origin lose caregivers. Host countries enjoy the benefits of the relatively inexpensive care that migrants provide.»[16]

—

13 Valeria Esquivel, Argentina. An Analysis of Time-Use Data on Work/Care Arrangements and Macro Data on the Care Diamond. The Political and Social Economy of Care, in: Argentina Research Report 2, United Nations Research Institute for Social Development, March 2008, 37. Online-Version verfügbar unter: http://www.unrisd.org/80256B3C005BCCF9/(httpAuxPages)/A8ECFF5E FCA90B1 FC1257417002E39BB/$file/ArgRR2.pdf (10.7.2014).

14 Esquivel 2008 (Anm. 13), 47. Siehe auch Bettina Brüschweiler/Annegret Wigger, Prekäre Versorgung mit Care-Leistungen – Trends und Mechanismen, in: Soziale Sicherheit CHSS 4/2014, 215–218, 217.

15 Brückner 2004 (Anm. 7), 15. Siehe auch: Bettina Haidinger, Prekarität mit Geschichte. Die Care-Ökonomie der Privathaushalte, in: FORBA Schriftenreihe 04/2008 1–14. Ebenso erschienen in: Kurswechsel 1/2008, 34–46.

16 Folbre 2006 (Anm. 1), 190.

Häufig ohne Arbeitsvertrag, soziale Absicherungen und Aufenthaltsbewilligung, leiden diese Sorgenden unter ihrem prekären legalen Status.[17] Besonders betroffen sind dabei diejenigen, die aus den ärmeren Ländern stammen.[18]

Betont werden muss dieser Zusammenhang, weil ein grosser Teil der Care-Tätigkeiten von Menschen in diesen Situationen erbracht werden. Nach Schätzungen wenden sich in Zürich «34'400 Haushalte [an eine irreguläre] Hausarbeiterin. Bezogen auf die für 2007 hochgerechnete Zahl der Haushalte im Kanton Zürich (591'900) ergibt dies einen Anteil von 5,8 %. Mit anderen Worten: Etwa jeder 17. Haushalt im Kanton Zürich beschäftigt eine irreguläre Hausarbeiterin.»[19] In Genf werden mehr als 75 % der in Haushalten aufgewendeten Pflegezeit von illegalen Arbeitenden durchgeführt.

Typ	Anzahl der Personen	Wochenstunden je Person	Summe
Illegale Einwanderer	5'000	57	285'000
Angemeldete Einwanderer	1'500	40	60'000
Verwandte/Freunde			25'000
Summe			370'000

Quelle: Flückiger/Pasche 2004 (Anm. 18), 15

2. *Ungleichheiten zwischen Sorgenden und Umsorgten*

Ein zweites signifikantes Machtgefälle besteht zwischen den Sorgenden und den Umsorgten. Alle unter der Care-Perspektive durchgeführte Analysen kommen zum selben Schluss: In unseren westlichen Gesellschaften dominiert

—

17 Helma Lutz/Ewa Palenga-Möllenbeck, Care Work Migration in Germany. Semi-Compliance and Complicity, in: Social Policy and Society 9, 2010, 419–430 (424). Siehe auch Brüschweiler/Wigger 2014 (Anm. 15), 216.

18 Yves Flückiger/Cyril Pasche, Analyse du secteur clandestine de l'économie domestique à Genève. Rapport final, Genève, Observatoire universitaire de l'emploi, 2004, 24. Online-Version verfügbar unter: http://sans-papiers.ch/ (22.7.2014).

19 Andres Frick, Quantitative Bedeutung der «Sans Papiers» für die externe Hausarbeit in Privathaushalten im Kanton Zürich. Studie im Auftrag der Sans-Papiers Anlaufstelle Zürich (SPAZ) und des Denknetzes Schweiz, Zürich, KOF Institut/ETH, 2010, 6. Online-Version verfügbar unter: http://sans-papiers.ch/ (22.7.2014).

das Ideal des liberalen Subjekt als freies, autonomes und selbstverantwortliches Individuum. Die Akteure, insbesondere die wirtschaftlichen Akteure, sollen von sozialen Verpflichtungen und der Verantwortung für andere möglichst unbelastet den eigenen Präferenzen und Entscheidungen frei und rational folgen können.

Als Folge einer solchen Setzung von Prioritäten werden – wie Maia Green und Victoria Lawson scharfsinnig betonen – alle Erfahrungen von Abhängigkeit als Fehlleistung oder Mangel diskreditiert.

> «In this framing, dependency is an attribute of persons within particular kinds of *vertical* relationships with more autonomous persons who mediate what are construed as their dependant's needs. As dependency is defined by assumed neediness and (often temporary) *incapacity for autonomy*, the dependant within liberal thought is thus an individual for whom the full exercise of agency is restricted, and who therefore *lacks the capacity for recognition as an autonomous subject*.»[20]

Das liberale Modell der traditionellen Ökonomie unterstellt also eine klare soziale Hierarchisierung. Oben stehen die gesunden, autonomen und souverän agierenden Subjekte, die durch ihre Arbeit zum Gemeinwohl beitragen. Unten befinden sich die schwachen, abhängigen und nur bedingt verantwortungsfähigen Subjekte, die die sozialen Kosten in die Höhe treiben. Gemäss dieser Einstufung zielt Wirtschaftspolitik darauf, unabhängige Marktsubjekte zu generieren.

> «Where care comes to be perceived as a matter of choice for those who can choose (or not) to accept responsibility for persons in dependent relations, some may find themselves excluded. Similarly, determining who is eligible for care resources comes to hinge upon their own actions; people become eligible for care if they ‹choose› to become autonomous and productive individuals (unemployed who choose to train and job-seek, the sick who choose healthy behaviours, the incarcerated who choose rehabilitation). People become eligible for some care by virtue of their choices which are deemed as moving them towards autonomous and productive status.»[21]

---

20 Maia Green/Victoria Lawson, Recentring Care. Interrogating the Commodification of Care, in: Social and Cultural Geography 12/6, 2011, 639–654 (642).

21 Green/Lawson 2011 (Anm. 20), 647.

Care-Ökonomie betont dagegen nicht nur die alltägliche Erfahrung, dass «Menschen zeitweise von anderen abhängig und zeitweise für andere verantwortlich» sind,[22] sondern auch, dass die Wahrnehmung von Autonomie und Verantwortung nicht von der Tatsache menschlicher Abhängigkeit und Interdependenz getrennt werden kann. Menschen sind grundsätzlich relationale Bedürfniswesen, sodass «much care time is [...] devoted to meeting the needs of healthy adults».[23]

Vor dem Hintergrund dieser elementaren Tatsachen dekonstruiert Care-Ökonomie – wie auch die Care-Diamond-Analysen – die gravierenden Ungerechtigkeiten der sozioökonomischen Strukturen des Gesellschaftssystems, in dem wir leben.

3. *Ungleichheiten unter den Umsorgten*

Nicht zuletzt machen die Analysen im Rahmen von Care-Ökonomie Disparitäten beim Ressourcenzugang unterschiedlicher Care-Klientel sichtbar. Die Verteilungssysteme der Care-Politik variieren je nach Bevölkerungsgruppe stark. Wie Francesca Bettio und Janneke Plantenga in einem Artikel über die unterschiedlichen europäischen Care-Regimes zeigen, werden Kinder und Senioren in Grossbritannien und in den Niederlanden durch die öffentlichen Politiken sehr ungleich behandelt.

> «[There is a] major difference in the policy approach toward children and that toward elderly people. Whereas the care for children is to a large extent privatized, there is a much larger collective interference in services for elderly persons.»[24]

Natürlich variieren diese Hierarchien je nach Gesellschaft und der jeweils betrachteten Bevölkerungsgruppe. Auch politische und rechtliche Entwick-

---

22 Mascha Madörin, Die andere Hälfte der Wirtschaft. Care Economy. Die Ökonomie des Sorgens und Pflegens, in: Attac (Hg.), Actes de la première Université d'été d'attac suisse ‹Comprendre pour transformer›, 10–12 septembre 2004 à Vernamiège (VD), 2004, 22–23, (23). Siehe auch: Chiara Saraceno, «Care» leisten und «Care» erhalten zwischen Individualisierung und Refamilialisierung, in: Berliner Journal für Soziologie 18/2, 2008, 244–256.

23 Folbre 2006 (Anm. 1), 186.

24 Francesca Bettio/Janneke Plantenga, Comparing Care Regimes in Europe, in: Feminist Economics, 10/1, 2004, 85–113 (101).

lungen können das Gefälle beeinflussen. Der Zugang von bestimmten Sorgegruppen zu öffentlichen Ressourcen kann zu Gunsten anderer Begünstigter beschränkt werden.[25]

Das kritische Potential von Care-Ökonomie beruht auf ihrer spezifischen Perspektive jenseits der traditionellen Dichotomien von privat und öffentlich, formell und informell oder gewerblich und nicht gewerblich. Sie kann so die Ungleichheiten von Geschlecht, sozialer Klasse, Herkunft und Status sichtbar machen und einer Kritik unterziehen. Das Ausmass und die Brisanz dieser gesellschaftlichen Asymmetrien zeigt die Notwendigkeit einer tiefgreifenden Revision der gesellschaftlichen Strukturen auf und zwingt zu einem Umdenken bei den politischen Strategien für eine gerechtere Gesellschaft.

III. Bumerangeffekt der Care-Ökonomie

Care-Ökonomie leistet zweifellos einen wichtigen gesellschaftskritischen Beitrag. Indem sie Care-Tätigkeiten mit den ökonomischen Massstäben marktwirtschaftlichen Handelns misst, gelingt es ihr nicht nur, die Sorgenden sichtbarer zu machen, sondern auch den Beitrag von Care-Tätigkeiten zum Wohl und für ein reibungsloses Funktionieren der Gesellschaft aufzuzeigen. Allerdings hat Care-Ökonomie auch ihre Grenzen. Diese sind – so meine These – konstitutiv mit ihrem gesellschaftskritischen Anliegen verbunden. Care-Ökonomie droht – anders formuliert – ständig, Opfer ihrer eigenen Macht zu werden, weil sich das, was ihre Stärke ausmacht, zugleich als ihre grösste Schwäche erweist. Dieser – wie ich ihn nenne – Bumerangeffekt betrifft mindestens zwei Ebenen.

1. *Wenn Aufwertung zur Verdinglichung (Reifizierung) wird*

Wie bereits an anderer Stelle ausgeführt,[26] tendiert die Bemessung von Care-Aktivitäten anhand von Marktkriterien dazu, Care-Arbeit auf ihre physische und materielle Dimension zu beschränken. Anders gesagt neigt Care-

---

25 Gun-Britt Trydegård/Marta Szebehely, Care Services for Older and Disabled Persons in Sweden. A Comparison from the Perspectives of Care Recipients, Families and Care Workers, 2008, Online-Version verfügbar unter: http://www.sfi.dk/Admin/Public/Download.aspx?file=Files%2FFiler%2Ftransforming+care%2FGun-BrittTryd.doc (10.7.2014).

26 Ehrwein Nihan 2013 (Anm. 3).

Ökonomie potenziell zu einer Vermarktung und Reifizierung von Care[27] und fördert somit ihre Entfremdung bzw. Denaturierung.

Wie von vielen Seiten betont wird, besteht nämlich das Spezifische von Care auch in ihrer persönlichen und emotionalen Dimension.

> «Caring is an ambiguous notion stretching from a more pragmatic and practical endeavour of providing physical care, which may to some extent be independent of the relation between the carer and the person cared for, to deeply emotional caring, in which the person doing the caring is inseparable from the care given.»[28]

Die emotionale Dimension von Care darf nicht auf die instrumentell-strategische Rationalität wirtschaftlichen Handelns reduziert werden. Zwar folgen auch die Care-Tätigkeiten den Regeln des Marktes.[29] Das soll nicht

—

27 Wie Maia Green und Vitoria Lawson feststellen, ist die Vermarktung der Care ein breites Phänomen, die weder grundlegend noch ausschliesslich mit Care-Ökonomie verbunden ist: «In the twenty-first century, care has become increasingly framed in terms of choice and resource limits in concert with dramatic shifts associated with various geo-historical expressions of neoliberal globalization [...]. Care is increasingly being framed as a commodity, and in terms of its affordability in particular places [...]. As a result, care is not always an offer. Care also becomes a product for sale which enables providers to care without caring, or to care by contracting others.» (Green/Lawson 2011 [Anm. 21], 646.). Nach Brüschweiler und Wigger bleibt auch die Schweiz von dieser Vermarktung von Care nicht verschont: «Gegenwärtig zeichnet sich in der Wohlfahrtsproduktion der Schweiz ein Trend ab: Während sich der staatliche Akteur eher mit dem Ausbau seiner Angebote zurückhält, springt der Markt in die Lücken und etabliert sich als aufstrebender Akteur. Care wird damit zur Ware, die im Tauschgeschäft ‹Geld gegen Leistung› eingekauft werden muss.» (Büschweiler/Wigger, 2014 [Anm. 14], 215). Siehe auch den interesanten Artikel zum Thema der Komodifizierung des Alters von Simon Biggs/Jason L. Powell, A Foucauldian Analysis of Old Age and the Power of Social Welfare, in: Journal of Aging & Social Policy 12/2, 2001, 93–112.

28 Shahra Razavi, The political and Social Economy of Care in a Developmental Context. Conceptual Issues, Research Questions and Policy Options. Gender and Development. Programme Paper No 3, Geneva 2007, 8. Siehe auch Margrit Brückner, Der gesellschaftliche Umgang mit menschlicher Hilfsbedürftigkeit. Fürsorge und Pflege in westlichen Wohlfahrtsregimen, in: Österreichische Zeitschrift für Soziologie 29/2, 2004, 7–23 (9).

29 Über den arbeitsamen und mühsamen Charakter der Care siehe besondere: Pascale Molinier, Le *care* à l'épreuve du travail, in: Patricia Paperman/Sandra Laugier (Hg.),

unterschlagen werden. Allerdings folgt Care zugleich auch der asymmetrischen Logik der Gabe. Linda McDowell betont, that some aspects of care «are particularly resistant to commodification as the relation of exchange are not susceptible to monetary evaluation.»[30]

Den Buchwert jeder durchgeführten Care-Tätigkeit bemessen zu wollen – auch wenn dies mit der Absicht einer Aufwertung und rechtfertigenden Anerkennung der Sorgenden erfolgt – könnte paradoxerweise zur Entwertung des nicht berechenbaren Wertes der Gabe und der ebenfalls nicht quantifizierbaren Wertes der Beziehungen, die häufig mit Care-Tätigkeiten verbunden sind, führen.

2. *Wenn der Kampf gegen Ungleichheiten Ungleichheiten verschärft*

Ein weiteres Risiko besteht darin, dass der Kampf gegen Ungleichheiten am Ende zur ihrer Verschärfung beiträgt. Die Taxierung von Care-Tätigkeiten nach Marktkriterien setzt die Übernahme einer liberal-ökonomischen Rationalität und ihres Menschenbildes voraus, die sich auf die Wahrnehmung der verschiedenen Akteure von Care auswirkt.

Mit dem Ziel der Berechnung des sozio-ökonomischen Wertes von Care-Tätigkeiten kommt Care-Ökonomie nicht darum herum, jede Pflegetätigkeit als Kostenfaktor zu betrachten. Aus dieser Perspektive stellen alle Personen, die Sorge benötigen, eine Belastung für die Gemeinschaft dar.[31] Darüber

—

Le souci des autres. Ethique et politique du *care*, Paris, Ecoles des Hautes Etudes en Sciences Sociales, 2011, 339–355.

30 Linda McDowell, Father and Ford Revisited. Gender, Class and Employment Change in the New Millenium, in: Transactions of the Institute of Britisch Geographers 26/4, 2001, 448–464 (460), zit. in: Judy Fudge, Feminist reflections on the Scope of Labour Law. Domestic Work, Social Reproduction, and Jurisdiction, in: Fem Leg Stud 22, 2014, 1–23 (5). Siehe auch Shahra Razavi, The Return to Social Policy and the Persistent Neglect of Unpaid Care, in: Development and Change 38/3, 2007, 377–400 (383): «It is neither possible nor desirable to fully de-familialize nor commodify care.» Eine etwas andere Perspkitve begegnet in dem interessanten Artikel von Luca Pattroni über die Auseinandersetzungen im Blick auf die Institutionalisierung von Care (Le care est-il institutionnalisable?, in: Patricia Paperman/Sandra Laugier [Hg.], Le souci des autres. Ethique et politique du *care*, Paris, Ecoles des Hautes Etudes en Sciences Sociales, 2011, 208–233).

31 Zwar sind wir gemäss der Care-Ökonomie tatsächlich alle in dieser partikularen Situation, denn wir alle müssen uns täglich ernähren und waschen. Ausserdem brauchen wir ständig menschliche Beziehungen. Dennoch gibt es Menschen (Kinder, Senioren, Kranken, Behinderten usw.), die eine grössere Aufmerksamkeit

hinaus erscheinen sie als Wesen, denen die Autonomie als wesentliches Merkmal ökonomischer Subjekte, ganz oder teilweise abgeht. Im Vergleich zu den Erwerbstätigen – zu denen auch die Sorgenden gehören – erscheinen die umsorgten Personen als minderwertig und denaturiert.

Wie Maia Green und Victoria Lawson unter anderem feststellen, beschränkt sich die Hierarchisierung von Menschen nach ihren Fähigkeiten nicht auf die traditionellen, liberalen Ansätze in der Wirtschaft. Vielmehr wird dieses Menschenbild auch von den Care Konzepten übernommen.

> «Within diverse strands of care research, most concepts of care are implicitly founded on a specific theory of relationality in which the normatively autonomous individual is central.»[32]

Wie bereits oben betont, kann es im Lichte dieses Menschbildes nur zu einer Abwertung der Sorgebedürftigen kommen.

Die Bewertung und Aufwertung der Care-Arbeit mit Hilfe der Kriterien des Marktes kann also entgegen ihrer antiegalitaristischen Kritik gerade zu einer Verschärfung bestehender Ungleichheiten führen.

3. *Soll Care-Ökonomie verlassen werden?*

Care-Ökonomie bietet zweifellos einen wichtigen Analyseansatz für ökonomische Zusammenhänge und die Gesellschaft als Ganzes. Sie macht bedeutende Mängel liberaler Ökonomien und ungerechte gesellschaftliche Strukturen sichtbar und bildet damit eine wesentliche Voraussetzung für die Kritik und Bearbeitung von ungerechtfertigten sozio-ökonomischen Ungleichheiten.

Allerdings hat Care-Ökonomie auch konstruktionsbedingte Schwächen. Weil sie sich – zumindest teilweise – der gleichen Werkzeuge bedient, wie sie die traditionelle Ökonomie benutzt, steht sie in der Gefahr, in die gleichen Fallen zu tappen. Die Ausblendung der nicht berechenbaren Aspekte von Care-Tätigkeien und die Tendenz zu einem hierarchischen Menschenbild sind permanent drohende Folgen jener konzeptionellen Adaption.

—

benötigen und die hinsichtlich ihrer «sozialen Kosten» eine grössere Last darstellen.

32 Green/Lawson 2011 (Anm. 20), 642. Dies zeigt sich deutlich zum Beispiel in dem schon erwähnten Artikel von Luca Pattroni, in dem die Aufgabe der sozialen Arbeit als «Institutionalisierung eines autonomen Individuums» dargestellt wird; siehe Pattroni 2011 (Anm. 30), 222–223.

Damit wird die Leistungsfähigkeit von Care-Ökonomie nicht bestritten. Allerdings hängen ihre analytische Schärfe und ihr kritisches Potential wesentlich davon ab, wie es ihr gelingt, die eigenen Grenzen und Ambivalenzen zu reflektieren und methodisch zu integrieren. Dazu ist es nötig, die Vielfältigkeit ihrer Topographien und Rationalitäten angemessen zu berücksichtigen und in ein Verhältnis zu setzen. Die Bedeutung von Care-Ökonomie hängt also wesentlich davon ab, wie es ihr gelingt, ihre kritischen Potentiale auf das eigene Vorgehen anzuwenden.

III. Empirische Forschungszugänge und Didaktik

Daniela Ritzenthaler

Fürsorge und Selbstbestimmung bei *end of life*-Entscheidungen bei Menschen mit einer geistigen Behinderung

I. Einleitung

Dieser Artikel zeigt anhand der Werte Fürsorge und Selbstbestimmung in *end of life*-Entscheidungen theoretische Spannungsfelder der Heilpädagogik und der Medizinethik auf. Die Heilpädagogik als Profession beinhaltet die Erziehung und die Ausbildung von Kindern sowie die psychosoziale Begleitung und Förderung von Erwachsenen mit einer kognitiven Beeinträchtigung. Durch den demographischen Wandel und die gestiegene Lebenserwartung ist auch die Betreuung im Alter und das Begleiten in der letzten Lebensphase ein Teilbereich der Heilpädagogik geworden, dessen Bedeutung stark zunimmt. Die Heilpädagogik als Wissenschaft nimmt sich der Theoriebildung dieser Lebensbereiche und Tätigkeiten an. Der erste Teil des Artikels zeigt auf, wie die Heilpädagogik historisch sehr stark geprägt ist durch die Fürsorge im Sinne der Nächstenliebe für Menschen mit Behinderung und wie in den letzten beiden Jahrzehnten der Wert «Respektierung der Selbstbestimmung» sowohl in der Heilpädagogik, wie auch in der Medizinethik zu einer Zielvorgabe bei Entscheidungsfindungen wurde. In der Medizinethik sind die bekanntesten Vertreter einer Prinzipienethik, Thomas Beauchamp und James Childress[1] der Meinung, dass die Respektierung der Selbstbestimmung *eines der vier Prinzipien der Medizinethik* darstelle. Die beiden Autoren fügen keine Gewichtung ihrer vier Prinzipien an.

Der zweite Teil des Artikels zeigt auf wie die Vertreterinnen und Vertreter der Heilpädagogik, die sich für Selbstbestimmung stark machen, meist einen Schritt weiter gehen und die Selbstbestimmung zum Leitwert der aktuellen

—

1 Thomas L. Beauchamp/James J. Childress, Principles of Biomedical Ethics, New York, Oxford [6]2008.

Heilpädagogik erklären wollen. Um die Spannungsfelder rund um Selbstbestimmung und Fürsorge zu verdeutlichen, werden wichtige Theoretiker der Bioethik einerseits und der Heilpädagogik andererseits vorgestellt. Exemplarisch werden im nächsten Schritt Entscheidungen am Lebensende beleuchtet und wird gezeigt, was es bedeutet, wenn die Heilpädagogik von ihrer traditionell fürsorgeorientierten Berufsethik umschwenkt auf eine Ethik der Selbstbestimmung. Am Schluss des Artikels vertrete ich die These, dass bei Menschen mit kognitiven Beeinträchtigungen die Selbstbestimmung als Leitwert bei Entscheidungen am Lebensende meist nicht genügt. Es braucht immer tragende Beziehungen und letztlich ein «sich sorgen um», im Sinne von Care und Fürsorge, um «gute» Entscheidungen am Lebensende zu treffen.

II. Selbstbestimmung und Fürsorge in der Geschichte der Heilpädagogik

Die Heilpädagogik als junge Profession ist seit ihren Anfängen, insbesondere in den deutschsprachigen Ländern, sehr stark von der Fürsorge geprägt. Bis weit ins 20. Jahrhundert ging die grosse Mehrheit der Initiativen der Hilfe für Menschen mit Behinderungen auf kirchliche Träger und engagierte gläubige Menschen zurück. Lange war in der Gesellschaft die Meinung weit verbreitet, dass Nächstenliebe und Mitleid genügt, um sich um Menschen mit Einschränkungen zu kümmern. Ohne diese von Mitmenschlichkeit geprägten Initiativen wäre es Menschen mit einer geistigen Behinderung zweifellos schlechter ergangen in den letzten Jahrhunderten.

Menschen mit Beeinträchtigungen haben zudem, wie andere vulnerable Gruppen (z. B. Patientinnen und Patienten in der Psychiatrie), mit unmenschlichen Lebensbedingungen in Grossinstitutionen und mit wenig Rechten zu kämpfen gehabt.[2] Institutionen für Menschen mit Behinderung wurden bis vor nicht allzu langer Zeit möglichst am Rand des Dorfes gebaut, gesellschaftliche Inklusion war kein Thema. Bevormundung und Machtlosigkeit gegenüber struktureller Gewalt waren an der Tagesordnung. Gerade

—

2 Vgl. Georg Theunissen, Lebensweltbezogene Behindertenarbeit und Sozialraumorientierung. Eine Einführung in die Praxis, Freiburg/Br. 2012.

Menschen mit einer geistigen Behinderung, die sich verbal schlecht ausdrücken können, erlebten wohl noch stärkere Ohnmacht als andere benachteiligte Bevölkerungsgruppen.

Erst nach dem Zweiten Weltkrieg begann eine Professionalisierung der Betreuung von Menschen mit einer Behinderung, die noch im Gange ist. Die Überzeugung, dass zur Förderung und zum Schutz von Menschen mit einer Behinderung Fachwissen und professionelle Kompetenz nötig ist, setzte sich durch.[3]

In den USA begannen sich in den 1960er Jahren Minderheiten in Bürgerbewegungen gegen ihre Rechtlosigkeit zu wehren. In dieser Zeit wurden auch Behindertenbewegungen aktiv, die sog. *independent living*-Bewegung,[4] die sich für das Recht behinderter Menschen, selbst über ihre Lebensbedingungen zu bestimmen, einsetzte. Eine Folge dieser Forderung nach Gleichberechtigung ist in der Schweiz die Verabschiedung des Gleichstellungsgesetz für Menschen mit Behinderung, das seit 2004 in Kraft ist[5] und Diskriminierungen von Menschen mit einer Behinderung gesetzlich verbietet.

Mit der Entwicklung der Bioethik und der zunehmenden Individualisierung der westlichen Gesellschaft wurde auch in der Heilpädagogik der Ruf nach mehr Selbstbestimmung wach.

III. Selbstbestimmung als Paradigma der Heilpädagogik?

Es ist selbstverständlich zu begrüssen, dass Menschen mit kognitiven Beeinträchtigungen mehr in die Entscheidungen, die sie betreffen, einbezogen werden. Es ist auch positiv, dass die Betreuungspersonen heute kritisch

—

3 Detlef Horster/Ursula Hoyningen-Süess/Christian Liesen, Sonderpädagogische Professionalität. Beiträge zur Entwicklung der Sonderpädagogik als Disziplin und Profession, Wiesbaden 2005.

4 Ottmar Miles-Paul, «Wir sind nicht mehr aufzuhalten» – Behinderte auf dem Weg zur Selbstbestimmung, München 1992; Stephan Göthling/Kerstin Schirbort, People first – eine Empowermentbewegung von Menschen mit Lernschwierigkeiten. Ein Blick zurück und einer nach vorn, in: Wolfram Kulig/Kerstin Schirbort/Michael Schubert (Hg.), Empowerment behinderter Menschen. Theorien, Konzepte, Best-Practice, Stuttgart 2011, 57–65.

5 Der Wortlaut des Gesetzes ist auf der Homepage der Schweizerischen Eidgenossenschaft zu finden: http://www.admin.ch/opc/de/classified-compilation/20002658/index.html (1.2.2015).

hinterfragen, in welchen Momenten sie Macht ausüben, oder die Institution mit ihren Rahmenbedingungen strukturelle Gewalt zulässt oder die Freiheit der Menschen, die dort leben, unberechtigt einschränkt wird.[6] Dass die Selbstbestimmung durch das Leben in einer Institution in jedem Fall stark eingeschränkt wird, ist weitgehend unbestritten. Der Personalschlüssel bestimmt zum Beispiel, wann jemand ins Bett gehen muss, wenn die Person auf Pflege angewiesen ist. Die Essenszeiten sind fix, ohne dass mitbestimmt werden kann, die Möglichkeit, ein Menu auszuwählen, besteht selten.

Zusätzlich zu den strukturellen Gegebenheiten gibt es auch begriffliche Schwierigkeiten bei der Umsetzung der Selbstbestimmung: «Der Begriff Selbstbestimmung wird in der Geistigbehindertenpädagogik inflationär vieldeutig verwendet».[7] Kerstin Rock[8] untersucht in ihrer Studie Spannungsfelder der Selbstbestimmung in sozialen Institutionen und kommt zum Schluss, dass eine umfassende Theorie dazu, wie Selbstbestimmung im konkreten Alltag umgesetzt werden könne, nur von wenigen Autoren versucht worden sei. Dies sind die Theorien von Theunissen/Plaute, welche sich an den angloamerikanischen Empowerment-Konzepten orientieren, sowie des Autorenkollektivs Hähner/Niehoff/Sack/Walther[9] aus dem Umfeld der Lebenshilfe. Sie «fassen ihre Überlegungen unter dem einheitlichen Begriff der «Begleitung» zusammen.[10] In beiden Studien geht es u. a. um die Veränderung der Rolle der agogischen Mitarbeiter (siehe Kap. VII), welche zu mehr Mitbestimmung der Bewohner führt.

Trotz der unscharfen Verwendung des Konzeptes Selbstbestimmung sieht Georg Theunissen[11] in ihr und in der Partizipation die zwei Bezugswerte der

—

6 Zu den Bedingungen der Institutionalisierung siehe auch Sigrid Graumann, Selbstbestimmt und unabhängig leben mit Behinderung. Eine ethische Reflexion der Forderungen nach persönlicher und kollektiver Autonomie der Behindertenbewegung, in: Claudia Wiesemann/Alfred Simon (Hg.), Patientenautonomie. Theoretische Grundlagen – Praktische Anwendungen, Münster 2013, 316–328.

7 Christian Weingärtner, Schwer geistig behindert und selbstbestimmt. Orientierung für die Praxis, Freiburg/Br. 2009, 16.

8 Kerstin Rock, Sonderpädagogische Professionaliät unter der Leitidee der Selbstbestimmung, Bad Heilbrunn 2001.

9 Ulrich Haehner u. a., Vom Betreuer zum Begleiter. Eine Neuorientierung unter dem Paradigma der Selbstbestimmung, Marburg 1998.

10 Rock 2001 (Anm. 8), 179.

11 Georg Theunissen, Empowerment behinderter Menschen. Inklusion – Bildung – Heilpädagogik – Soziale Arbeit, Freiburg/Br. 2007, 43.

Heilpädagogik. Andere Autorinnen und Autoren bezeichnen die Selbstbestimmung gar als neues *Paradigma* in der Betreuung von Menschen mit Behinderung, «welches die bisherige Sichtweise des «Förderns» ablösen wird.»[12] Akzeptiert man die Selbstbestimmung als Paradigma oder Leitwert der Betreuung, hat dies tiefgreifende Auswirkungen auf die alltägliche Arbeit in den Wohnheimen.

Die theoretische Diskussion geht noch einen Schritt weiter, indem gefordert wird, dass die Selbstbestimmung nicht nur (Leit-)Wert des agogischen Handelns, sondern gar ein Recht darstellt, das Menschen mit einer geistigen Behinderung einfordern dürfen. Mit Anne Waldschmidt gesagt: [13] «Selbstbestimmung [gilt] in der späten Moderne als ein Grundrecht des Menschen. Damit eng verbunden ist die Vorstellung, der einzelne sei ein autonomes Subjekt, ein Wesen, das losgelöst von Tradition, Erziehung und Sozialstruktur, unabhängig von Zeit, Biographie und Historie persönliche Identität entwickelt und ausgehend von den eigenen Interessen tatkräftig sein Leben gestaltet». Allerdings sieht Anne Waldschmidt[14] auch, dass sich das Recht auf Selbstbestimmung gerade im Hinblick auf den Transfer von der allgemeinen Lebensführung auf die bioethischen Entscheidungen Schwierigkeiten birgt.

In der Medizinethik wird die Selbstbestimmung oft als Absenz von Fremdbestimmung verstanden, also in Anlehnung an John Stuart Mill als *Abwehrrecht*. Im Falle der Entscheidungen am Lebensende bedeutet dies das Recht, medizinische Massnahmen abzulehnen, die aus Sicht der Patientin und des Patienten eine Verletzung der körperlichen Integrität darstellen. Deshalb ist die Selbstbestimmung in diesem Zusammenhang eingeschränkter: Es geht nicht um ein Einforderungsrecht, sondern darum, zu unerwünschten medizinischen Massnahmen keine Zustimmung zu geben.

In der Philosophie wird Selbstbestimmung oft auch mit *Entscheidungsfreiheit und -fähigkeit* gleichgesetzt. Doch wie wir in den folgenden Kapiteln sehen werden, ist es gar nicht so leicht, die Entscheidungsfähigkeit von Menschen mit einer geistigen Behinderung im Sinne dieses Abwehrrechts zu eruieren.

—

12 Helmut Walther, Selbstverantwortung – Selbstbestimmung – Selbständigkeit. Bausteine für eine veränderte Sichtweise von Menschen mit einer Behinderung, in: Ulrich Haehner u. a., Vom Betreuer zum Begleiter. Eine Neuorientierung unter dem Paradigma der Selbstbestimmung, Marburg 1997, 69–90 (70).

13 Anne Waldschmidt, Selbstbestimmung als Konstruktion. Alltagstheorien behinderter Frauen und Männer, Opladen 1999, 7.

14 Waldschmidt 1999 (Anm. 13), 233.

Ein weiteres Verständnis des Konzepts, das bei Therapieentscheidungen Schwierigkeiten mit sich bringt, ist, wenn Selbstbestimmung mit der Realisierung von Wünschen gleichgesetzt wird: «[…] Selbstbestimmung […] meint, dass eine Person ihre eigenen *Vorstellungen oder Wünsche*, beziehungsweise ihr eigenes *Wollen* in wesentlichen Bereichen ihres Lebens *umsetzen* kann».[15] Weingärtner schreibt in seiner Publikation, dass auch Menschen mit einer schweren geistigen Behinderung Wünsche äussern können. Mit dieser Prämisse bin ich einverstanden. Allerdings reicht eine Willensäusserung alleine nicht für eine selbstbestimmte Entscheidung. Sonst würden wir einen Menschen, der sich gefährdet und die Folgen der Gefährdung selbst nicht versteht, nicht mehr vor der Gefahr schützen. Die übergeordnete Frage lautet, was es neben der Äusserung des Willens zusätzlich braucht, damit wir eine Entscheidung als selbstbestimmt beschreiben würden. Mögliche Anforderungen an eine selbstbestimmte Entscheidung bei medizinischen Therapien werden im nächsten Kapitel skizziert.

IV. *End of life*-Situationen und -Entscheidungen bei Menschen mit einer geistigen Behinderung

Bisher gibt es in der Schweiz wenig Informationen und Studien zur palliativen Versorgung und zu *end of life*-Entscheidungen bei Menschen mit einer Behinderung. Erste Daten werden in wenigen Jahren erhältlich sein. Mehrere Forschungsprojekte sind am Laufen, u. a. im Rahmen des Forschungsprogramms NFP 67 «Lebensende» des Schweizerischen Nationalfonds.

In der Schweiz sind bei rund 40 % aller Menschen, die verstorben sind, vor dem Tod Therapieentscheidungen getroffen worden.[16] Die Vermutung liegt nahe, dass diese Zahl bei Menschen mit einer geistigen Behinderung gleich hoch sein dürfte. Vielleicht liegt sie aufgrund komplexer Erkrankungssituationen durch das Vorhandensein der geistigen Behinderung *und* einer lebensbedrohlichen Krankheit noch höher. Laut internationalen Studien haben Menschen mit einer geistigen Behinderung im Durchschnitt eine tiefere

—

15 Weingärtner 2009 (Anm. 7), 34.

16 Georg Bosshard u. a., Behandlungsabbruch und Behandlungsverzicht in sechs europäischen Ländern. Resultate der EURELD/MELS-Studie, in: Primary Care, 39, 2005, 5, 799–802.

Lebenserwartung als die Normalbevölkerung.[17] Allerdings ist zu betonen, dass ihre Lebenserwartung in den letzten beiden Jahrzehnten sehr stark angestiegen ist (im Vergleich zur allgemeinen Bevölkerung). Speziell an der Situation von Menschen mit einer geistigen Behinderung ist, dass viele von ihnen in sozialen Institutionen leben. Der Wohncharakter prägt die professionellen Beziehungen und die Kultur der Institutionen. Je nach Klientel und Behinderungsgrad sind die Betreuungsteams unterschiedlich interdisziplinär zusammengesetzt. Betreuung und Agogik stehen im Vordergrund. Die Pflege stellt, je nach Beeinträchtigung der Bewohnerinnen und Bewohner, einen kleineren oder grösseren Teil der Versorgung dar. Eine Bemühung der palliativen Versorgung ist es, Menschen so lange wie möglich dort begleiten und pflegen zu können, wo sie es wünschen. Bei Menschen, die in einer sozialen Institution leben, stellt sich die Frage, ob sie dort bleiben können und möchten, wenn sich ihre Pflegebedürftigkeit erhöht.

V. *End of life*-Entscheidungen: Gesetzgebung in der Schweiz

Urteilsfähige Patientinnen und Patienten dürfen erst dann medizinisch behandelt werden, wenn sie ihre informierte Zustimmung zur Therapie gegeben haben. Die Anforderungen an die Urteilsfähigkeit werden im nächsten Kapitel erläutert. Viele Menschen mit einer geistigen Behinderung sind nicht urteilsfähig, wenn es um das Treffen von Therapieentscheidungen geht. Mit Inkrafttreten des neuen Erwachsenenschutzrechts ab 2013 sind in der Schweiz Therapieentscheidungen anstelle von urteilsunfähigen Personen geregelt.

Bei Urteilsunfähigkeit gilt gemäss Erwachsenenschutzrecht an erster Stelle die Patientenverfügung. Hat die Patientin oder der Patient vorgängig keine Patientenverfügung erstellt, gibt es von Rechts wegen Personen, die an seiner Stelle in medizinische Therapien einwilligen können, oder diese ablehnen dürfen (siehe Art. 378 ZGB). In folgender Reihenfolge dürfen entscheiden: der Beistand mit Entscheidungsrecht bei medizinischen Massnahmen, der Ehe- oder Konkubinatspartner, Kinder, Eltern, Geschwister. Bei urteilsunfähigen Menschen mit einer geistigen Behinderung entscheiden gemäss Erwachsenenschutzrecht meist der Berufsbeistand oder ein Beistand aus der eigenen

---

17 Meindert J. Haveman, Erhöhte Lebenserwartung für Menschen mit geistiger Behinderung – Erfahrungen aus den Niederlanden, in: Geistige Behinderung 29/1990, 197–206.

Familie. Diese vertretungsberechtigten Personen sollen sich bei ihren Entscheidungen am mutmasslichen Willen und am besten Interessen des Patienten orientieren (siehe Kap. VI).

VI. Anforderungen an die Entscheidungsfähigkeit

Wenn die Person urteilsfähig ist, darf sie selbst in Therapien einwilligen oder diese ablehnen. Die Bestimmung der Urteilsfähigkeit hängt mit folgender Frage zusammen:

1. *Welche Voraussetzungen müssen erfüllt sein, damit ein Patient eine selbstbestimmte Therapieentscheidung trifft?*

Über diese Frage wird in der Medizinethik heftig diskutiert. Claudia Wiesemann[18] kommt zum Schluss, dass es heute sinnvoll ist, die Selbstbestimmung als ein Vermögen zu definieren, welches sich auf eine einzelne Handlung bezieht und rein prozedural zu verstehen ist, d. h. «nur über das Verfahren der Entscheidungsfindung».[19] Sie nennt drei Ansätze mit unterschiedlichen «Anforderungsprofile» an Patientinnen und Patienten:

1.1 Harry Frankfurt

Harry Frankfurt[20] hat eine solche prozedurale Selbstbestimmung vorgeschlagen: Eine Entscheidung gilt dann als selbstbestimmt, wenn sie durch den Willen zu wollen autorisiert wurde. Dies bedeutet nicht, Ziel oder Gehalt der Willenshandlung inhaltlich zu bestimmen. Nach Frankfurt reicht es, dass wir uns mit unseren Zielen identifizieren (Claudia Wiesemann).[21]

1.2 Gerald Dworkin

Ein Verständnis von Selbstbestimmung, welches höhere Anforderungen an den Patienten stellt, ist die *substanzielle* Definition von Selbstbestimmung.

—

18 Claudia Wiesemann, Die Autonomie des Patienten in der modernen Medizin, in: dies./Alfred Simon (Hg.), Patientenautonomie. Theoretische Grundlagen – Praktische Anwendungen, Münster 2013, 14–26 (15).

19 Wiesemann 2013 (Anm. 18), 15.

20 Harry G. Frankfurt, Freiheit und Selbstbestimmung, Berlin 2001.

21 Wiesemann 2013 (Anm. 18), 15.

Hier erwarten wir von einer selbstbestimmten Person, dass «sie gute, nachvollziehbare Gründe für ihr Handeln angeben kann».[22] Gerald Dworkin[23] stellt noch höhere Bedingungen: Eine Person ist autonom, wenn sie sich mit ihren Wünschen, Zielen und Werten identifiziert. Diese Fähigkeit haben nur die wenigsten Menschen mit einer geistigen Behinderung.

1.3 Der *normal-chooser* von Beauchamp/Childress[24]

Das dritte Verständnis ist jenes von Thomas Beauchamp und James Childress des *normal-choosers*. Sie gehen von einer pragmatischen Herangehensweise aus. Jemand, der fähig ist, ein Bankkonto für sich zu eröffnen, wird auch die Einwilligung in eine Operation geben können, wenn er genügend gut informiert wird. Bei diesem Konzept besteht die Gefahr, dass es Menschen mit einer geistigen Behinderung benachteiligt. Gerade jene unter ihnen, die in ihrem bisherigen Lebensweg wenig zur Selbstbestimmung ermuntert wurden, könnten u. U. eine Entscheidung fällen, wenn man ihnen genügend Zeit und Informationen liefern würde. Aber sie sind meist keine *normal-choosers*, weil in vielen Angelegenheiten über sie entschieden wird.

1.4 Auswirkungen auf Menschen mit einer geistigen Behinderung

Es besteht also Uneinigkeit darüber, welche «Qualitätskriterien» an eine Entscheidung gestellt werden sollten, damit sie als selbstbestimmt gelten kann. Je höher die Anforderungen, desto weniger Menschen mit einer geistigen Behinderung werden ihnen genügen können. Gerade die Forderungen von Dworkin, welche die Einnahme einer Metaperspektive erfordern, relativ komplexe Argumentationsmuster verlangen und die Fähigkeit, diese Argumente verbal auszudrücken, können fast alle Menschen mit einer geistigen Behinderung nicht erfüllen.

Wenden wir uns nun von den philosophischen Überlegungen wieder hin zur konkreten Praxis in der Schweiz: Damit eine Patientin oder ein Patient von Rechtes wegen selbst über Therapien entscheiden darf, muss sie oder er urteilsfähig sein, dann kann sie oder er seine informierte Zustimmung in die Therapie geben. Die nächsten beiden Abschnitte gehen den Anforderungen für die «Urteilsfähigkeit» den *informed consent* nach.

---

22 Wiesemann 2013 (Anm. 18), 17.

23 Gerald Dworkin, The Concept of Autonony, in: John Christmas (Hg.), The Inner Citadel. Essays on Individual Autonomy, New York 1989, 54–62.

24 Beauchamp/Childress 2008 (Anm. 1).

2. *Die Urteilsfähigkeit*

Urteilsfähigkeit ist im Recht als die Fähigkeit definiert, vernunftgemäss zu handeln. Urteilsfähigkeit ist immer situationsbezogen auf die jeweilige Entscheidung. Sie ist in Bezug auf eine Entscheidung binär, d. h. sie ist vorhanden oder nicht vorhanden. In den Richtlinien der Schweizerischen Akademie der Medizinischen Wissenschaften (SAMW)[25] stehen Kriterien, wie ein Arzt festlegen kann, dass eine Patientin oder ein Patient urteilsfähig ist:

- die Fähigkeit, die erhaltene Information im Kontext eines kohärenten Wertsystems rational zu gewichten;
- die Fähigkeit, die eigene Wahl zu äussern.
- die Fähigkeit, Information in Bezug auf die zu fällende Entscheidung zu verstehen;
- die Fähigkeit, die Situation und die Konsequenzen, die sich aus alternativen Möglichkeiten ergeben, richtig abzuwägen.

3. *Anforderungen an den informed consent*

Das Standardmodell für den *informed consent* ist jenes von Ruth Faden und Thomas Beauchamp:[26] Eine informierte Zustimmung in eine Therapie ist dann gegeben, wenn die Zustimmung *absichtlich, mit Verständnis* und *frei vom kontrollierenden Einfluss anderer* erfolgt.

Dieses Standardmodell wählt nach Johann Ach und Bettina Schöne-Seifert[27] einen lokalen und prozeduralen Autonomiebegriff. Es ist also auf konkrete Entscheidungen fokussiert und macht keinerlei substanzielle Vorgaben, die die Patientin oder der Patient erfüllen müsste. Interessant ist, dass die Anforderungen an die Urteilsfähigkeit, welche die SAMW aufstellt, höher sind als jene des Standardmodells von Beauchamp/Childress, weil sie die Fähigkeit verlangen, die Informationen in einem Wertesystem zu gewichten.

---

25 Schweizerische Akademie der Medizinischen Wissenschaften, Medizinethische Richtlinien. Betreuung von Patientinnen und Patienten am Lebensende, Basel 2012, 10.

26 Ruth Faden/Thomas L. Beauchamp, A history and theory of informed consent, New York 1986.

27 Johann S. Ach/Bettina Schöne-Seifert, «Relationale Autonomie». Eine kritische Analyse, in: Wiesemann/Simon (Hg.) 2013 (Anm. 18), 42–60 (47).

4. *Die Bestimmung der Urteilsfähigkeit in der Praxis*

Ein Teil der Menschen mit einer geistigen Behinderung ist durch die kognitiven Beeinträchtigungen nicht urteilsfähig im Hinblick auf Therapieentscheidungen. Bei Menschen mit einer leichteren geistigen Behinderung ist es für Ärztinnen und Ärzte in der Praxis nicht leicht, herauszufinden, ob eine Willensäusserung oder die Äusserung eines Wunsches einer Person mit einer geistigen Behinderung *mit Verständnis* getroffen wurde. Wenn jemand in seiner verbalen Kommunikation eingeschränkt ist, ist es um ein Vielfaches schwerer, abzuschätzen, ob die Person die Entscheidung mit ihren Konsequenzen intellektuell erfasst hat.

Es bestehen Instrumente, um die Urteilsfähigkeit zu messen. Das in der klinischen Praxis am häufigsten verwendete ist jenes von Grisso u. a.[28] Allerdings bestehen kaum spezifische Instrumente, welche die Urteilsfähigkeit von Menschen mit einer kognitiven Beeinträchtigung messen.

Eine der Schwierigkeiten der medizinischen Behandlung von Menschen mit einer geistigen Behinderung liegt darin, dass sie oft durch eine eingeschränkte verbale Kommunikation über die Motivationen, über die Hintergründe ihrer Wünsche keine Auskunft geben können. So ist das Behandlungsteam unsicher, warum jemand etwas (nicht) möchte. Bei Menschen mit einer leichten bis mittleren geistigen Behinderung bestehen manchmal *Unsicherheiten bei der Bestimmung der Urteilsfähigkeit*, was mit den beiden folgenden Beispielen illustriert werden soll:

Beispiel 1: Kann die Bewohnerin den Herzschrittmacher ablehnen?

Eine 55-jährige Frau mit einer mittelschweren kognitiven Beeinträchtigung bräuchte einen Herzschrittmacher. Der Kardiologe schätzt die Operation als dringend ein, damit die Überlebenschancen intakt sind. Es handelt sich um einen kleinen Eingriff mit geringem Komplikationsrisiko. Mit dem Herzschrittmacher wird die Frau gut weiterleben können. Für den Kardiologen, ihre Beiständin und für das Betreuungsteam des Wohnheims ist klar, dass die Operation für ihr Weiterleben notwendig wäre, für sie gut wäre und ihre Lebensqualität verbessern würde.

Beim Gespräch mit dem Kardiologen sagt die Patientin, sie wolle keine Operation, um sich einen Herzschrittmacher einoperieren zu lassen. Sie sagt ganz klar, sie wolle nicht ins Spital gehen und sie sei absolut dagegen, dass der Doktor ihr die

---

28 Thomas Grisso/Paul S. Appelbaum/Carolyn Hill-Fotouhi, The MacCAT-T. A clinical tool to assess patients' capacities to make treatment decisions, in: Psychiatr Serv 48, 1997, 1415–1419.

Brust öffne, um etwas an ihrem Herzen zu machen. Sie wolle das Herz ganz behalten. Gleichzeitig sagte sie, sie möchte eigentlich gerne nächsten Sommer wieder ins Lager mitgehen.

Das Beispiel wirft für den Heimarzt viele Fragen auf:

- Welches ist denn nun genau der Wille der Patientin?
- Kann sie die Folgen der Entscheidung für/gegen den Herzschrittmacher wirklich abschätzen?
- Versteht sie, dass sie den Tod in Kauf nimmt, wenn sie auf die Operation verzichtet?
- Welche Vorstellungen hat sie vom Tod?

Dies ist ein Gebiet, in dem wir über sehr wenig klare Informationen verfügen: Welches Verständnis vom Sterben und Tod haben Menschen mit einer geistigen Behinderung und was bedeutet dies für Entscheidungen über Therapien?

Wenn wir die Anforderungen für den *informed consent* ansehen, hat sie klar ihre Absicht geäussert, dass sie die Operation nicht möchte. Diese Aussage geschah ohne Druck von aussen resp. Zwang. Unsicher ist, ob sie *mit Verständnis* entschieden hat. Sie hat zwar verstanden, wie der Eingriff ablaufen wird, wir wissen aber nicht sicher, ob verstanden hat, was die Folgen sind, wenn sie die Operation ablehnt. Und ob sie wirklich bereit ist, den Tod in Kauf zu nehmen, wenn sie die Operation nicht durchführen lässt.

Wir könnten also argumentieren, dass, wenn das Betreuungsteam (oder der Arzt) nachfragt und den Eindruck erhält, dass sie das Risiko zu sterben nicht versteht, sie nicht urteilsfähig sei. Dann wird das Team versuchen, die Bewohnerin zu motivieren, den Eingriff doch durchführen zu lassen. Es wird versuchen, sie mit dem Lager zu motivieren, und damit auch Überzeugungsarbeit leisten in Richtung Einwilligung in die Operation.

Beispiel 2: Handelt es sich um einen Sterbewunsch?
Eine ältere Bewohnerin hat vor einiger Zeit beide Eltern verloren. Ihre Geschwister besuchen sie nicht oft. Kürzlich hat der Hausarzt den Verdacht geäussert, dass eine demenzielle Krankheit vorliegen könnte. Die Bewohnerin sagt ab und zu, vor allem, wenn Ruhe herrscht auf der Gruppe, also keine Aktivitäten vorgesehen sind: «Ich will zu meiner Mutter in den Himmel gehen.»

Wie soll das Betreuungsteam diese Aussage interpretieren? Bedeutet sie lediglich, dass sie ihre Mutter vermisst und wünscht, sie wäre hier? Vielleicht langweilt sie sich oder sehnt sie sich einfach nach dem früheren Leben, als sie mit der Mutter zu Hause gelebt hat. Ist es ein Wunsch, in ihrer Trauer ernst genommen und getröstet zu werden? Ist sie sich bewusst, dass sie selber älter wird und trauert sie deshalb? Ist es ein Sterbewunsch?

Auf Nachfrage hin konnte das Team nicht eruieren, was sie darunter versteht, in den Himmel zu gehen, und ob ihr klar sei, dass dies ein «irreversibler Weg sei». Um welche Art von Wunsch handelt es sich hier, oder anders gesagt, was steckt hinter dem Wunsch? Sehnsucht, Sterben-Wollen, Trauern? Soll diese Aussage berücksichtigt werden, wenn künftig therapeutische Entscheidungen anstehen?

Die beiden Beispiele zeigen, dass die Interpretation von Willensäusserungen oft nicht eindeutig ist und die Gleichsetzung «Selbstbestimmung bedeutet Durchsetzung des eigenen Willens» in der Praxis der Therapieentscheidungen sehr viele Probleme mit sich bringt, weil der Wille allein keine hinreichende Begründung für einen selbstbestimmte Entscheidung ist.

V. Selbstbestimmung bei Urteilsunfähigkeit?

1. *Das Damoklesschwert stellvertretender Entscheidungen*

Stellvertretende Entscheidungen zu treffen ist für alle Beteiligten schwierig, auch Ärztinnen und Ärzte tun sich schwer damit. Ethische Entscheidungen bei Urteilsunfähigkeit sind der häufigste Anlass für Ethikberatung.[29] Für Angehörige ist es meist belastend, an der Stelle der geliebten Person über Weiterleben oder Sterben zu entscheiden.

Auch die Heilpädagogik hat sich sehr emotional mit dem Thema Stellvertreterentscheidungen auseinander gesetzt. Im deutschsprachigen Raum herrscht noch immer eine tiefe Betroffenheit durch die grausamen Tötungen von Menschen mit einer Behinderung während des Nationalsozialismus. In der internationalen Eugenikbewegung vor dem Zweiten Weltkrieg und während der Euthanasie-Aktionen in Deutschland wurde der Wert von Leben mit einer Behinderung grundsätzlich in Frage gestellt. Der nächste Schritt war, diesen Menschen auch das Lebensrecht abzusprechen.

Autoren wie Georg Antor und Ulrich Bleidick[30] problematisieren Stellvertreterentscheide grundsätzlich, weil diese eine implizite Beurteilung des

—

29 Samia Hurst u. a., Ethical difficulties in clinical practice. Experiences of European doctors, in: Journal of Medical Ethics 33, 2007, 51–57.

30 Georg Antor/Ulrich Bleidick, Behindertenpädagogik als angewandte Ethik, Stuttgart 2000, 107.

Lebenswertes und der aktuellen Lebensqualität von aussen beinhalten. So argumentieren verschiedene Vertreter der Heilpädagogik, dass Lebensqualität und Lebenswert nur die selbst betroffene Person definieren können sollte.

Die Gefahr, dass Menschen mit Behinderung aufgrund von solchen Wertungen durch Dritte früher sterben oder dass sie sinnvolle Therapien nicht mehr erhalten, besteht durchaus. Für Behandlungsteams in Intensivstationen, welche oft bei Patienten Entscheidungen treffen müssen, ist diese Position jedoch schwer realisierbar. Ein hoher Prozentsatz der Patientinnen auf der Intensivstation ist nicht urteilsfähig. Nur bei einer Minderheit ist der mutmassliche Wille bekannt. Mit unseren vielen medizinischen Möglichkeiten kommen wir nicht umher, Stellvertreterentscheidungen zu treffen und manchmal auch zum Wohl einer Patientin oder eines Patienten eine lebenserhaltende Massnahme einzustellen.

Aber das Grunddilemma wird durch die kategorische Position von Georg Antor und Ulrich Bleidick klar: Sobald stellvertretend entschieden wird und der mutmassliche Wille nicht bekannt ist, sind die Entscheidungen ein schwer auszuhaltendes Dilemma. Soll das Leben verkürzt werden, damit das Leiden zu Ende geht? Soll das Leben so lange wie möglich aufrechterhalten werden, damit dem Menschen nicht das Lebensrecht abgesprochen wird? Was bedeutet Leiden im jeweils individuellen Fall? Wie soll das sog. *beste Interesse* des Patienten bestimmt werden? Welche Werte oder Kriterien können wir zu Hilfe nehmen, wenn nicht eine von aussen vorgenommene Beurteilung der Lebensqualität?

2. *Verschiebung der Grenzen oder assistierte Selbstbestimmung*

Die These dieses Kapitels lautet, dass Vertreter der Behindertenbewegung intuitiv versuchen, die «Grenzen der Urteilsfähigkeit» zu verschieben. Dies damit möglichst viele Menschen mit einer geistigen Behinderung urteilsfähig sind oder dazu befähigt werden, damit sie in möglichst vielen Situationen selbst entscheiden können. Damit sollen Stellvertreterentscheidungen möglichst vermieden werden. Vier unterschiedliche diesbezügliche Bemühungen sind denkbar:

1. *Tiefe Minimalanforderungen an den informed consent*: Die Minimalanforderungen an die Urteilsfähigkeit sollten tief angesetzt werden, damit Menschen mit einer geistigen Behinderung eher die Chance haben, selbst zu entscheiden. Zumindest sollten für alle Menschen dieselben Voraussetzungen gelten. Ärzte sollten die Urteilsfähigkeit bei allen Menschen gleich beurteilen und von den tatsächlichen Entscheidungsfähigkeiten

ausgehen, unabhängig davon, ob bei einer Patientin oder einem Patienten eine Behinderung vorliegt oder nicht.

2. *Entscheidungshilfe anbieten*: Die zweite Möglichkeit besteht darin, dass ein Patient zwar die kognitiv notwendigen Fähigkeiten hat, um selbst zu entscheiden, dass man ihn aber darin unterstützen muss, damit er die Entscheidung treffen kann (z. B. durch Informationsvermittlung, durch spezifische *decision aids*, durch psychosoziale Beratung zur Entscheidungshilfe etc.). Dies ist eine starke normative Forderung, die in der Praxis mehr Zeit und Aufmerksamkeit von Ärztinnen und Ärzten (oder allenfalls anderen Berufsgruppen im Gesundheitswesen) fordert, als bisher aufgewendet wird. Zudem fehlt es an Anschauungsmaterial, um Menschen mit kognitiven Beeinträchtigungen Erkrankungen und Therapiemöglichkeiten praxisnah zu vermitteln.
3. *Coaching hin zur Entscheidungsfähigkeit:* Die Patientin erfüllt die Kriterien der Entscheidungsfähigkeit, die notwendig sind, um einen *informed consent* zu geben, aktuell nicht. Das Ziel der sog. *assistierten Selbstbestimmung* besteht darin, ihre Entscheidungsfähigkeiten zu erhöhen und ihre Entscheidungskompetenzen zu verbessern.
4. *Natürlicher Wille als Selbstbestimmung*: Die vierte Art, die Selbstbestimmung retten zu wollen, besteht darin, leibliche Äusserungen bei Urteilsunfähigkeit als Willensäusserungen zu verstehen, diese als Selbstbestimmung zu definieren und somit auch Menschen ohne verbale Ausdrucksmöglichkeiten selbstbestimmt entscheiden zu lassen.

Nun folgen einige Bemerkungen zu den oben genannten Strategien. Zum zweiten Punkt (Entscheiungshilfe anbieten) kann man kritisch anfragen, ob es denn überhaupt nötig sei, dass der Patient hier assistiert wird. Wenn der Arzt den *informed consent* ernst nimmt, dann hat er auch gewisse «Autonomiebefähigende Pflichten».[31] Gleichzeitig braucht es bei Arztkonsultationen von Menschen mit einer geistigen Behinderung je nach Schweregrad der Behinderung Unterstützung von Betreuungspersonen oder von Angehörigen, die gemeinsam mit der Ärztin oder dem Arzt die Aufklärung übernehmen. Dies ist in der heutigen Medizin, die stark unter dem Druck der Ökonomisierung steht, alles andere als selbstverständlich. Der Übergang vom zweiten zum dritten Punkt (Coaching hin zur Entscheidungsfähigkeit) ist zudem fliessend, weshalb der Begriff «assistierte Selbstbestimmung» für beide Bemühungen verwendet werden kann.

—

31 Ach/Schöne-Seifert 2013 (Anm. 27), 45.

3. *Unterstützung von Menschen mit kognitiven Beeinträchtigungen zum Erreichen von Entscheidungsfähigkeit*

Zwei Konzepte aus der Heilpädagogik könnten herangezogen werden, um das Ziel, die Menschen mit einer geistigen Behinderung, die bisher nicht urteilsfähig waren, zu unterstützen, damit sie die «Schranke der Urteilsfähigkeit» überschreiten. Es sind dies die Theorien von Sigrid Graumann einerseits und jene der Assistenzformen von Georg Theunissen.

3.1 Assistierte Freiheit (Sigrid Graumann)

Sigrid Graumann[32] hat versucht, das Recht von Menschen mit einer Behinderung auf Selbstbestimmung und Teilhabe philosophisch zu begründen. Ausgehend von Kants Unterscheidung zwischen empirischer und normativer Autonomie entwickelt sie ein Konzept, das normative Autonomie verwirklichen soll: *die assistierte Freiheit*, die sie folgendermassen umschreibt: «Deshalb sind wir, wie ich meine, nicht nur zur Achtung vorhandener empirischer Autonomie, sondern auch zum Schutz und zur Verwirklichung von noch nicht entwickelter oder beschädigter Autonomie verpflichtet.»[33] Den Begriff Freiheit verwendet sie hier im Sinne Kants als «Freiheit von äusseren Zwängen». Dabei hängt es für Menschen mit einer Behinderung davon ab, wie sie mit Rahmen der Beschränkung von Freiheiten berücksichtigt werden. Gelten nur negative Freiheiten, so Graumann, werden Menschen mit einer Behinderung benachteiligt. «Mit dem Konzept der assistierten Autonomie, das nicht nur den Schutz fordert, sondern auch die Verwirklichungsbedingungen von Autonomie beleuchtet, können Wohlfahrtsrechte für behinderte Menschen ausgewiesen werden, die ein selbstbestimmtes und unabhängiges Leben ermöglichen und gleichzeitig Diskriminierung und paternalistische Bevormundung untersagen.»[34]

Das Konzept von Sigrid Graumann hat zweifellos Potenzial, auf sozialethischer Ebene Rechte von Menschen mit einer Behinderung durchzusetzen. Allerdings sehe ich Schwierigkeiten, das Konzept auf die Individualethik zu übertragen. Im Hinblick auf medizinethische Entscheidungen könnte der Rechtsanspruch auf gleiche Behandlung und das Diskriminierungsverbot

—

32 Graumann 2013 (Anm. 6), 322.

33 Graumann 2013 (Anm. 6), 323.

34 Sigrid Graumann, Assistierte Freiheit. Autonomie und Gerechtigkeit für behinderte Menschen, in: Elisabeth List/Harald Stelzer (Hg.), Grenzen der Autonomie, Weilerwist 2010, 215–234 (232).

übernommen werden. Das könnte heissen, dass das Gesundheitswesen urteilsfähige Menschen mit einer geistigen Behinderung unterstützt, damit sie den *informed consent* realisieren können, z. B. mittels Entscheidungshilfe.

3.2 Dank Assistenz zum Empowerment (Georg Theunissen)

Georg Theunissen[35] stellt in seinem agogischen Konzept zum Empowerment für Menschen mit einer geistigen Behinderung fest, dass viele von ihnen die Selbstbestimmung nicht ohne Unterstützung erreichen können. Zu diesem Zweck hat er acht Assistenzformen beschrieben, von der ganz niederschwelligen, der *praktischen Assistenz*, die z. B. Menschen mit einer Körperbehinderung benötigen als Unterstützung im Haushalt oder in der Körperpflege, bis hin zur *intervenierenden Assistenz*, wo ein Betreuender z. B. eingreift, um eine schwere Selbstgefährdung zu vermeiden. Die für uns interessante Form ist die *lernzielorientierte Assistenz*. Sie gibt strukturierte Lernhilfen und systematische Unterstützung zur Entwicklung sinnerfüllter Handlungszwecke oder zum Erwerb subjektiv bedeutsamer Fertigkeiten.[36] Es wäre theoretisch möglich, diese Art von Assistenz für das Training von Entscheidungskompetenzen im Hinblick auf medizinische Massnahmen anzuwenden.

Inwiefern die Urteilsfähigkeit «trainiert» werden kann, also ob durch Assistenz mehr Menschen mit geistiger Behinderung die notwendigen kognitiven Fähigkeiten entwickeln, um über Therapieentscheidungen entscheiden zu können, ist bisher unklar. Es wäre interessant, ein Interventionsprogramm zu entwickeln, zu testen und zu evaluieren.

4. *Natürlicher Wille*

Weil Stellvertreterentscheidungen alle Beteiligten stark herausfordern, besonders wenn keine früheren Willensäusserungen der Patientin oder des Patienten bekannt sind, versuchen verschiedene Autorinnen und Autoren, dank der Interpretation leiblicher Ausdrucksformen die Selbstbestimmung zu «retten»:

Irmgard Hofmann[37] plädiert dafür, dass leibliche Ausdrucksformen grundsätzlich als Ausdruck menschlicher Selbstbestimmung anzuerkennen seien

—

35 Georg Theunissen, Pädagogik bei geistiger Behinderung und Verhaltensauffälligkeiten, Bad Heilbrunn 2005.

36 Theunissen 2005 (Anm. 35), 120.

37 Irmgard Hofmann, Leibliche Ausdrucksformen als Zeichen der Selbstbestimmung, in: Wiesemann/Simon (Hg.) 2013 (Anm. 18), 355–363 (355).

und helfendes Handeln daran zu orientieren sei. Sie gibt jedoch zu, dass diese schwer zu interpretieren seien.

Andere Autoren verwenden dazu den Begriff des *natürlichen Willens*.

Ralf Jox[38] betont, dass es keine eindeutige Definition des natürlichen Willens gibt. In der Online-Enzyklopädie Wikipedia steht die folgende Definition: «Der natürliche Wille betrifft Absichten, Wünsche, Wertungen und Handlungsintentionen eines Menschen».[39]

Eine andere Definition geht von einem Willen aus, der geäussert wird, wenn man nicht urteilsfähig ist. Ralf Jox schreibt: «Einmal wird also explizit von einem Willen gesprochen, das andere Mal von vielfältigen mentalen Zuständen des Menschen, die alle zumindest als Intention zu verstehen sind, d. h. die ein Streben nach bestimmten Zielen darstellen. Damit ist der Begriff überaus vage definiert und umfasst ein Sammelsurium schwer fassbarer Phänomene. Da Willensinhalte, Absichten, Wünsche, Wertungen und andere Intentionen nicht direkt erfahrbar sind, sondern sich nur durch sprachliche Äusserungen und nonverbales Verhalten mitteilen, müssen letztere gedeutet werden, um den ‹natürlichen Willen› zu bestimmen.»[40]

Er folgert daraus, dass der «natürliche Wille» nicht als Selbstbestimmung missgedeutet werden soll: «Insofern können uns die Verhaltensweisen wichtige Hinweise darauf geben, wie wir den medizinethischen Verpflichtungen des Nutzens und Nicht-Schadens gerecht werden, nicht jedoch, wie wir den Respekt vor Autonomie des Patienten wahren (Thomas Beauchamp und James Childress 2008). […] Selbstbestimmte, höchstpersönliche Entscheidungen über die medizinische Behandlung des eigenen Körpers sind Willensakte, die normalerweise bewusst, informiert, reflektiert und freiverantwortlich getroffen werden. Der natürliche Wille ist hinsichtlich dieser vier Kategorien defizitär (sofern das dahintergelegene Verhalten überhaupt als Wille aufgefasst werden kann).»[41]

Ich bin mit Ralf Jox einer Meinung, dass es sich bei leiblichen Äusserungen nicht um einen selbstbestimmt geäusserten Willen handelt. Die Schwierigkeit von Stellvertreterentscheidungen für Menschen mit einer schweren oder Mehrfachbehinderung ist aber gerade, dass wir nur wenige Anhaltspunkte

—

38 Ralf J. Jox, Der «natürliche Wille» bei Kindern und Demenzkranken. Kritik an einer Aufdehnung des Autonomiebegriffs, in: Wiesemann/Simon (Hg.) 2013 (Anm. 18), 329–339 (331).

39 http://de.wikipedia.org/wiki/Nat%C3%BCrlicher_Wille (6.4.2014).

40 Jox 2013 (Anm. 38), 331.

41 Jox, 2013 (Anm. 38), 337.

zum mutmasslichen Willen der Betroffenen haben. Diese Menschen sind meist seit ihrer Geburt schwer behindert. Deshalb konnten sie uns auf ihrem Lebensweg, anders als z. B. Menschen mit einer Demenz, nicht durch Erzählungen sagen, was ihnen wichtig war, was die Qualität ihres Lebens ausmachte und vielleicht, wovor sie sich fürchten. Die Lebensgeschichte von Menschen mit Mehrfachbehinderungen gibt uns meist kaum klare Anhaltspunkte, welche Entscheidung denn nun mit ihrer Biographie «stimmig wäre».

Deshalb ist das Betreuungsteam auch in der Pflege und in der Alltagsgestaltung stark auf die leiblichen Äusserungen angewiesen. Betreuende beschreiben denn auch, dass sie die Bewohner sehr gut kennen und deshalb auch die Mimik und die Ausdrucksformen sehr gut interpretieren und so den Bedürfnissen der Menschen gerecht werden können. Gerade für die Lebensqualität und für eine gute Schmerz- und Symptomkontrolle ist dies ganz zentral.

Leider gibt es kaum empirische Studien die darlegen, wie Stellvertreterentscheidungen bei Menschen mit einer geistigen Behinderung getroffen werden. Leibliche Ausdrucksformen werden wohl in der Praxis zu Hilfe genommen, um zu Therapieentscheidungen zu gelangen. Weil Leibesäusserungen keine klaren Willensäusserungen darstellen, können sie auch zur Bewertung der Lebensqualität von aussen hergezogen werden. Beispielsweise wenn ein Mensch kaum mehr lacht, es ihm nicht mehr wohl zu sein scheint in seinem Körper. Hierbei besteht immer eine gewisse Unsicherheit, an den wahren Empfindungen des betroffenen Menschen vorbei zu interpretieren – und dies macht letztlich die Schwierigkeit der Stellvertreterentscheidung aus.

VI. Beziehungen, die Fürsorge und ihr Einfluss auf *end of life*-Entscheidungen

End of life-Entscheidungen werden in komplexen Beziehungsnetzen getroffen, insbesondere dann, wenn die Patientin oder der Patient mit einer geistigen Behinderung urteilsunfähig ist. Verschiedene Arten von Beziehungen beeinflussen die Entscheidung: einerseits die familiären Beziehungen der Verwandten, die oft ein Vertretungsrecht in medizinischen Entscheidungen haben, andererseits die professionellen Beziehungen des Arztes mit seiner Patientin sowie der Betreuungspersonen der sozialen Institution, wenn die Person in einem Wohnheim lebt. Diese beiden letzten Beziehungen und ihr

Einfluss auf die Fürsorge und Selbstbestimmung werden in diesem Kapitel beschrieben.

1. *Modelle der Arzt-Patienten-Beziehung*

Ein in der Medizinethik gängiges Modell, um Arzt-Patienten-Beziehungen zu beschreiben ist jenes von Emanuel/Emanuel,[42] das vier Arten der Arzt-Patienten-Beziehung unterscheidet. *Im paternalistischen Modell* bestimmt und führt die Ärztin das aus, was für den Patienten am besten ist. Die Rolle des Patienten besteht darin, dem zuzustimmen, was die Ärztin sagt. Dieses Modell geht davon aus, dass es allgemeine, objektiv geteilte Kriterien gibt, was das Beste ist. Beim *informativen Modell* versorgt der Arzt die Patientin mit den notwendigen Informationen. Seine Wertungen dürfen in der Entscheidungsfindung keine Rolle spielen. Die Patientin hat klar definierte Wertvorstellungen, die bekannt sind. Sie entscheidet dank den vom Arzt vermittelten Informationen im Einklang mit ihren Werten. Dieses Modell setzt eine klare Unterscheidung zwischen Tatsachen und Wertvorstellungen voraus. Das *interpretative Modell* will die Wertvorstellungen der Patientin klären. Der Arzt ist Berater, er ermöglicht der Patientin, ihre Ziele zu erreichen. Die Patientin erreicht dabei Selbsterkenntnis: Sie wird sich klarer darüber, wie sich die verschiedenen medizinischen Möglichkeiten auf ihre Identität auswirken. Dabei müssen die Wertevorstellungen der Patientin nicht unbedingt klar festgelegt und ihr bewusst sein. Sie können auch miteinander in Konflikt geraten. Das *deliberative Modell* will der Patientin helfen, die Bestimmung der gesundheitlichen Ziele zu erreichen. Der Arzt informiert über die klinische Situation und hilft dabei, Wertvorstellungen herauszuarbeiten. Dies geschieht in einer gemeinsamen Diskussion über angestrebte Ziele zwischen Arzt und Patientin. Die Entscheidung verläuft in einem Prozess, wobei die Patientin nicht unreflektiert ihren Präferenzen folgt, sondern im Gespräch alternative Zielsetzungen erwägt.

Welche Auswirkungen haben die Modelle von Emanuel/Emanuel (1992) auf Entscheidungen mit Patienten mit einer kognitiven Beeinträchtigung?

Das paternalistische Modell findet heute kaum mehr Anhänger. Das informative Modell hat einige praxisrelevante Vorteile: Der Arzt kann sein Aufklärungsgespräch hauptsächlich auf die Informationsvermittlung der medizinischen Aspekte konzentrieren, die Entscheidungsfindung ist also für

---

42 Ezekiel J. Emanuel/Linda L. Emanuel, Four models of the physician-patient relationship, in: Journal of the American Medical Association, 267, 1992, 2221–2226.

beide Seiten weniger anspruchsvoll als bei dem interpretativen und beim deliberativen Modell, die allerdings näher bei der komplexen Realität der Entscheidungen sein dürften.

Samia Hurst argumentierte an der Tagung im Dezember 2013 am Inselspital Bern, dass das deliberative und das interpretative Modell der Beziehung mit einem stärkeren Engagement des Arztes oder der Ärztin im Gespräch und in der Beratung einhergehe. Intuitiv sind wir wohl geneigt, zu sagen, dass es auf jeden Fall notwendig ist, dass der Arzt oder die Ärztin ein erhöhtes Engagement zeigt, um mit Menschen mit einer kognitiven Beeinträchtigung zu einer guten Entscheidung zu gelangen. Das informative Modell überfordert Menschen mit einer geistigen Behinderung wohl, weil sie oft Assistenz zum Erteilen des *informed consent* benötigen. Gleichzeitig stellen sowohl das deliberative als auch das interpretative Modell hohe Kommunikationsansprüche an den Patienten. Wichtige eigene Werte zu formulieren und sie in eine Hierarchie zu bringen (im interpretativen), die besten gesundheitsbezogenen Werte zu erkennen in der gegebenen Situation (deliberatives Modell) ist eine kognitive und kommunikative Leistung, welche viele Menschen mit einer kognitiven Beeinträchtigung (und auch zahlreiche ohne Behinderung) überfordern wird. Wenn wir also die beiden letzten Modelle als Favoriten der Beziehungsgestaltung sehen, müssen wir uns gleichzeitig eingestehen, dass die meisten Menschen mit einer geistigen Behinderung nicht werden selbstbestimmt entscheiden können.

2. *Beziehungsmodelle der Betreuungspersonen zu Menschen mit einer geistigen Behinderung*

In der Heilpädagogik fehlt ein von der Profession geteiltes «Beziehungsmodell». Professionelle Betreuerinnen und Betreuer sehen sich je nach Art der Ausbildung und persönlicher Werthaltungen in unterschiedlichen Rollen und in unterschiedlicher Nähe zu den Menschen mit einer geistigen Behinderung, die sie betreuen. In den letzten Jahren ist die Disziplin damit konfrontiert, dass ein Teil der Theoretiker der Behindertenpädagogik, aber auch Betroffene mit einer Körperbehinderung, eine Deprofessionalisierung fordern. Es soll ein Beziehungsmodell gelebt werden, das weg vom Therapeuten und von der Expertin, hin zu einer Kunden-Dienstleister-Beziehung geht. Die Erfahrung in der Betreuung von Menschen mit Behinderung zeigt, dass in sozialen Institutionen im Vergleich zu Alters- und Pflegeheimen zum Beispiel eine viel grössere Nähe zwischen Klientinnen und Klienten und Betreuungspersonen zugelassen wird. In einem Beziehungsmodell, das eine Kunden-Dienstleister-Beziehung vorsieht, hat es für diese Nähe wenig Raum.

Gerade dank dieser Nähe und des «Sich-Sorgens» im Sinne von Care ist – im besten Fall – eine Beziehung vorhanden, die trägt. Wenn diese Beziehung mit viel Verantwortung und von der Betreuungsperson mit kritischer Distanz zu den eigenen Werten gelebt wird, kann sie im Sinne eines «Sorgens-für» auch Fürsorge bedeuten. Bei schwierigen Entscheidungen anstelle eines Menschen mit kognitiver Beeinträchtigung kann sich eine Betreuungsperson deshalb für die Interessen und evtl. interpretierten Wünsche der Bewohnerin oder des Bewohners einsetzen. Konkreter formuliert: Eine Betreuungsperson, die die betreute Person seit Jahren kennt und ihr nahe steht, kann in einer Stellvertreterentscheidung um medizinische Massnahmen die Sichtweise des Erlebens und des Empfindens der Person einbringen und in «guter Fürsorge» eine Entscheidung mittragen helfen, die für die betreute Person im gegebenen Moment am angemessensten ist.

3. *Care-Ethik statt des Leitwerts Selbstbestimmung*

Aufgrund der bisherigen Überlegungen liegt der Schluss nahe, dass es im Zusammenhang mit Therapieentscheidungen am Lebensende schwierig ist, wenn die Heilpädagogik auf den Leitwert der Selbstbestimmung fokussiert ist. Die Verwendung einer Prinzipienethik mit einer Wertehierarchie, bei welcher die Selbstbestimmung zuoberst steht, führt zu inneren Wertekonflikten der Betreuungs- und Entscheidungspersonen. Sie versuchen dem Leitwert Selbstbestimmung gerecht zu werden, es klappt jedoch nicht. Entweder entscheiden sie mit einem schlechten Gewissen, weil sie die Selbstbestimmung missachtet haben, oder sie entscheiden vermeintlich nach der Selbstbestimmung der Bewohnerin oder des Bewohners, haben aber ein ungutes Gefühl, weil sie unsicher sind, dass es sich tatsächlich um eine selbstbestimmte Entscheidung handelte (hatte die Person die notwendigen Entscheidungskompetenzen?).

Wenn sich die Profession auf Prinzipien stützen möchte, dann wäre eine ethische Theorie anzustreben, die nicht einzelne Werte priorisiert, sondern mehrere konkurrierende Werte zulässt und der Fürsorge ihren notwendigen Platz lässt.

Eine Alternative zur Prinzipienethik stellt die Care-Ethik dar, bei welcher Selbstbestimmung und Fürsorge nicht so sehr Gegensätze darstellen: Auch wenn wir selbst für uns sorgen, können wir dies nicht ganz alleine tun: Wir sind immer wieder auf Fürsorge angewiesen. Das Konzept relationaler

Autonomie[43] geht davon aus: Damit «Autonomie realisiert werden und sich entfalten kann, braucht es ein Sorge tragendes, verstehendes Gegenüber.»[44]

Dies scheint mir gerade für die Heilpädagogik ein sehr überzeugender Ansatz zu sein, der die Beziehungsaspekte stark gewichtet und dadurch wohl näher bei dem ist, was Menschen mit einer geistigen Behinderung tatsächlich brauchen und sich wünschen. Es sollte in einer ethischen Theorie für Menschen mit einer geistigen Behinderung im Hinblick auf Entscheidungen am Lebensende weniger stark um den Kampf um gleiche Rechte gehen, sondern darum, dass die Person mit einer geistiger Behinderung, wenn möglich, in die Entscheidung einbezogen wird, und wenn dies nicht möglich ist, die vertretungsberechtigten Personen mit den Ärztinnen und Ärzten versuchen, eine möglichst stimmige Entscheidung zu treffen. Über solche Entscheidungen wissen wir noch sehr wenig, darüber, wie sie getroffen werden, und welche Werte in der Entscheidung ausschlaggebend sind. Mein Dissertationsprojekt, das 2015 abgeschlossen sein wird, geht genau diesen Fragen nach: Wie gestalten sich medizinethische Entscheidungen am Lebensende bei Menschen mit einer geistigen Behinderung, die in sozialen Institutionen leben? Welche Werte sind ausschlaggebend für die *end of life*-Entscheidungen?

VII. Fazit

Die betreuerische Aufgabe, erwachsene Menschen mit einer geistigen Behinderung zu begleiten, steht seit jeher in einem Spannungsfeld, fürsorglich die Menschen, die im Alltag Unterstützung brauchen, zu schützen und sie gleichzeitig als erwachsene Menschen zu behandeln, die, soweit möglich, über ihr Leben selbst bestimmen sollen. Ein Machtgefälle besteht in diesen Beziehungen seit jeher. Durch die starke positive Bewertung der Selbstbestimmung kann die Gefahr bestehen, dass sich Betreuungspersonen in eine Richtung drängen lassen, welche den Menschen mit einer Behinderung nicht gut tut. Deshalb ist es zentral, das Personal in sozialen Institutionen zu diesen Themen weiterzubilden. Wenn ein Team die Bedürfnisse der Menschen ernst

—

43 Catriona Mackenzie/Natalie Stoljar, Relational Autonomie. Feminist Perspectives on Autonomy, Agency and the Social Self, Oxford 2000.

44 Tatjana Weidmann-Hügle, Autonomie – ein ethischer Kernbegriff in der klinischen Praxis, in: dies./Markus Christen (Hg.), Ethikdialog in der Wissenschaft, Basel 2009, 33–44 (42).

nimmt, wird es sich immer wieder darüber austauschen und allenfalls darum ringen, wann ein Mensch seine Wünsche und Ziele erreichen und selbst entscheiden kann, und wann Für*sorge* im Sinne von *caring* für die betreffende Person besser ist. Diese Meinung steht den Forderungen der Assistenz- und Empowerment-Bewegung entgegen, die eine Klienten-Dienstleister-Beziehung zwischen Menschen mit einer Behinderung und Betreuenden fordern. Meine Erfahrung zeigt, dass in Institutionen für Menschen mit Behinderung meist eine menschlich sehr gute und engagierte Betreuung mit tragfähigen Beziehungen zu den Menschen geleistet wird. Eine «Erkaltung» dieser Beziehung in Richtung einer Dienstleistungsbeziehung kann nicht im Interesse der Menschen mit einer geistigen Behinderung sein. Sie brauchen Menschen, die sich sensibel für ihre Wünsche und für ihr Wohl einsetzen. Um dies leisten zu können, braucht es nicht nur gut ausgebildetes Personal, sondern auch eine gesellschaftliche Wertschätzung der Betreuungsarbeit. Dies kostet die Gesellschaft etwas, doch nur wenn uns dies etwas wert ist, können wir den Menschen mit einer geistigen Behinderung und ihren Grundbedürfnissen wirklich gerecht werden.

Settimio Monteverde

Fürsorge als Tugend und als Wissen
Zur Genese pflegerischer Ordnungsmacht

«Noch am Abend, gleich nach dem Diner, klopfte Adriatica bei Joachim, als Hans Castorp gerade bei ihm im Zimmer war, und erkundigte sich kreischend nach den Wünschen und Klagen des jungen Offiziers. ‹Halsschmerzen? Heiserkeit?› wiederholte sie. ‹Menschenskind, was machen Sie für Sprünge?›»[1]

I. Pflegerische Ordnungsmacht

Schwester Adriatica von Mylendonk hat als eine der Schlüsselfiguren in Thomas Manns (1875–1955) «Zauberberg» Weltruhm erlangt. An der Seite von Hofrat Dr. Behrens sorgte die Oberin für die tadellose Adhärenz der Kurgäste an die ärztlichen Verordnungen. Ihrem *clinical assessment*, ihren geschärften Sinnen entgeht nichts, was dem ärztlich verordneten Procedere hinderlich sein könnte, selbst nicht die entlegensten Winkel menschlichen Denkens und Fühlens. Den Gästen des Lungen-Sanatoriums «Berghof», die unter ihrer Obhut stehen, wird nicht Fürsorge zuteil. Nein, sie *unterstehen* regelrecht ihrer Fürsorge in einem räumlichen Sinne.[2] Stumm und pflichtbewusst hält sie den Sterbenden fest, der aber nicht sterben möchte und von Dr. Behrens hart angefahren wird mit den Worten: «Stellen Sie sich gefälligst nicht so an!», und kurze Zeit später «ruhig verstarb».[3]

Die pflegerische Ordnungsmacht entfaltet sich parallel zur ärztlichen Therapiemacht. Beide sind aufeinander angewiesen und verhelfen einander zur Durchsetzung. Sie konstituieren gemeinsam den Raum der Fürsorge, in

—

1 Thomas Mann, Der Zauberberg. Roman, Berlin 1954.

2 Mann 1954 (Anm. 1), 387.

3 Mann 1954 (Anm. 1), 85.

dem Arzt, Pflegende und Patient[4] in arbeitsteiliger Kooperation und analog zur Trias Vater – Mutter – Kind einander zugeordnet sind.[5] Der frühe Pablo Picasso (1881–1973) verleiht der Familienmetapher im Gemälde «Ciencia y Caridad» (Wissenschaft und Fürsorge) einen unvergleichlichen gestalterischen Eindruck: Eine schwerkranke Frau liegt im Bett. Links von ihr steht eine Kranken- und Ordensschwester, die ihr ein Glas mit Medikamenten entgegen reicht und dabei ihr Kind im Arm hält. Krankschwester und Kind sind mit ihren Blicken der leidenden Frau zugewandt. Rechts von ihr sitzt ein junger Arzt, der – mit abgewandtem Blick und auf den Sekundenzeiger der Taschenuhr schauend – der blassen Patientin den Puls misst. Wissenschaft *und* Fürsorge: Für Picasso bedarf es beider in der Hinwendung zum kranken Menschen, beide haben eine moralische Grundlage. Das Ethos der Wissenschaft kommt nur dann zur vollen Geltung, wenn es auch das Ethos der Menschlichkeit verwirklicht. Damit wird auch in Picassos bildhafter Darstellung der stehenden Krankenschwester, des sitzenden Arztes und der liegenden Patientin der Raum der Fürsorge konstituiert, in dem sich die pflegerische Ordnungsmacht entfaltet. Neuere Varianten dieser wirkungsmächtigen Konstellation stellten die erfolgreichen deutschen TV-Serien «Die Schwarzwaldklinik», personifiziert durch die Figuren von Chefarzt Professor Klaus Brinkmann und Oberschwester Hildegard (sic) Zeisig, sowie «Für alle Fälle Stefanie» dar. Letztere wurde von 1995 bis 2004 in über 300 Episoden ausgestrahlt. Der Serientitel stand hier für die gütige – aber dennoch verbindliche – Ordnungsmacht der Pflege, welche durch die Krankenschwester Stefanie Engel (sic) verkörpert wurde.[6] Anders als Adriatica von Mylendonk war die Figur von Stefanie Engel sanft, einfühlsam, flexibel und «für alle Fälle» eine gute Ratgeberin.

—

4 Personenbezeichnungen gelten sinngemäss für beide Geschlechter.

5 Thomas Sprecher, Die Krankenschwesterfiguren im frühen Werk Thomas Manns unter besonderer Berücksichtigung von Adriatica von Mylendonk, in: ders. (Hg.), Literatur und Krankheit im Fin-de-Siècle (1890–1914): Thomas Mann im europäischen Kontext, Frankfurt/M. 2002, 35–72; Heinrich Bollinger, Profession – Dienst – Beruf. Der Wandel der Gesundheitsberufe aus professionssoziologischer Perspektive, in: ders./Anke Gerlach/Michaela Pfadenhauer (Hg.), Gesundheitsberufe im Wandel. Soziologische Betrachtungen und Interpretationen, Frankfurt/M. 2005, 13–30.

6 Michael Reufsteck, Das Fernsehlexikon. Alles über 7000 Sendungen von Ally McBeal bis zur ZDF-Hitparade, München 2005.

So unterschiedlich diese Figuren auch sind, ihnen allen ist gemeinsam, dass sie immer auch ins Klischeehafte gesteigerte Erwartungshaltungen gegenüber dem Pflegeberuf zum Ausdruck bringen. Dadurch stecken sie – trotz des fiktionalen Gehaltes – den Raum pflegerischer Ordnungsmacht symbolisch ab. Sie sorgen gleichzeitig für Widerspruch von Pflegenden, welche solche Klischees als Hindernisse auf dem Weg der Professionalisierung von Pflege sehen.[7] Solche Kritik ist aber keineswegs erst ein Kind unserer Zeit. Schon nach Erscheinen des «Zauberbergs» wurden Kritik und Empörung laut an dem verzerrten Ärzte- und Pflegebild des Romans. Auch im Gesundheitswesen des Fin-de-Siècle widersprach diese Karikatur dem Ethos ärztlichen und pflegerischen Handelns, das den Umgang mit Patienten prägte. Eine solche Kritik setzt freilich immer eine realistische Deutung dieser Figuren voraus, und nicht eine literarische. Letztere aber ist es – so der Literaturwissenschaftler Thomas Sprecher – die die Protagonisten erst in das «richtige Licht» zu rücken vermag, nämlich in ihrer erzählerischen Funktion. Thomas Sprecher zeichnet eine solche Intention auch für die Gesamtkomposition des «Zauberbergs» nach. Auf akkurate Weise erörtert er die Frage, wie stark sich Manns Darstellung von Arzt- und Pflegepersonen vom «kurrenten Krankenschwesterbild» der damaligen Zeit abgehoben habe und liefert dadurch ein gutes Bild über den damaligen Status pflegerischer Professionalisierung, von dem sich die Figur Schwester Adriaticas bewusst absetzt:

> «An sich sind Schwestern ideale Figuren, um hinter die Kulissen eines Sanatoriums blicken zu lassen. Sie üben Scharnierfunktionen zwischen innen und aussen aus und zwischen oben und unten. Man muss indes annehmen, dass es Thomas Mann im Zauberberg sehr bewusst bei zwei Schwestern beliess. Ihre geringe Zahl erhöht ihre Bedeutung. Sie sind nicht Staffage, nicht nur anonyme oder im Typischen aufgehende Vertreterinnen ihres Berufsstandes. Vielmehr treten sie mit Namen und durchaus individuell in Erscheinung. Dennoch sind sie eben Krankenschwestern, und ihre Individualität misst sich wesentlich daran, inwiefern sie sich von der Folie des kurrenten Krankenschwesterbildes abheben.»[8]

—

7 Kathrin Grunwald, Schwester! Mein Leben mit der Intensivstation, Hamburg 2005.

8 Sprecher 2002 (Anm. 5), 37.

II. Organisation der Fürsorge

Neben Fragen der literarischen Deutung und Interpretation gewähren die Darstellungen von «Krankenschwesternfiguren» wertvolle Einblicke in die Bedeutungsgeschichte pflegerischer Fürsorge. Das 19. Jahrhundert führte in den industrialisierten Nationen zu einem Fortschritt im medizinischen Grundlagenwissen mit bahnbrechenden Entdeckungen in der Epidemiologie, Hygiene und Chirurgie. Allgemein verfügbar wurden medizinisch wirksame Behandlungen aber erst mit dem Ausbau eines öffentlichen Gesundheits*wesens*, insbesondere des Krankenhaussystems. Damit verbunden war auch eine Aufwertung pflegerischer Tätigkeit. Diese bot sich als wichtige Ergänzung der ärztlichen Diagnostik und Therapie an, nicht zuletzt auch wegen ihrer Affinität zur hauswirtschaftlichen Arbeit und dem tradierten Motiv des altruistischen Diensts am Mitmenschen, der schon die vorberufliche religiöse und kommunale Armen- und Krankenfürsorge geprägt hatte. Es wurde erkannt, wie wichtig die korrekte Behandlungspflege, die Einhaltung von Hygienemassnahmen und die «Normalisierung» des Alltags der Kranken für den Erfolg der ärztlichen Therapie war. So formulierte es auch die Engländerin Florence Nightingale (1820–1910), Pionierin der modernen Krankenpflege, in ihren berühmten «Notes on nursing»:

> «The word nursing […] has been limited to signify little more than the administration of medicines and the application of poultices. It ought to signify the proper use of fresh air, light, warmth, cleanliness, quiet, and the proper selection and administration of diet.»[9]

Diese Aufwertung pflegerischer Arbeit war zunächst eng verbunden mit ihrer *Verberuflichung*, deren sichtbarstes Ergebnis die arbeitsteilige Organisation zwischen Ärzten und Pflegenden innerhalb des Krankenhaussystems war.[10] Die Formalisierung der pflegerischen Ausbildung und das Aufkommen von «freien Schwestern» neben der Ordenskrankenpflege und der Diakonie markierten weitere Schritte in dieser Entwicklung. Freilich darf der Begriff der Arbeitsteiligkeit nicht darüber hinwegtäuschen, dass sich diese in strikter Unterordnung unter den Arzt vollzog, weshalb mit der Verberuflichung

—

9 Florence Nightingale, Notes on nursing: what it is, and what it is not, London 1859, 6.

10 Christoph Schweikardt, Entwicklungen und Trends in der deutschen Krankenpflege-Geschichtsschreibung des 19. und 20. Jahrhunderts, in: Medizinhistorisches Journal 39/2004, 197–218.

keine eigentliche Emanzipation des Standes der Pflegenden und der Rolle der Frau innerhalb der Gesellschaft einhergeht.[11] Die berufliche Emanzipation setzt erst später mit der Professionalisierung von Pflege ein, für welche das Wirken von Florence Nightingale wesentliche Impulse gab. Spezialisierung, wissenschaftlich erarbeitetes Fachwissen, Theoriebildung, klar abgrenzbare Dienstleistungen, selbstverwaltete Ausbildung, berufsständische Organisation, das Vorhandensein eines berufsethischen Kodexes und eine relative Autonomie gegenüber Behörden bilden wichtige Kernelemente einer Profession, auf denen auch die heutige Pflegewissenschaft aufbaut.

III. Fürsorge und Macht

Obwohl aus der im 19. Jahrhundert einsetzenden Verberuflichung zunächst keine Emanzipation *des Berufsstandes* der Pflege und der durch Frauen erbrachten Arbeit hervorgeht, kann zumindest von einer Emanzipation von *Individuen* gesprochen werden insofern, als die pflegerische Tätigkeit den Frauen aus dem Bürgertum «[...] einen sozialen Raum zur Verwirklichung des Anspruchs auf öffentliche Teilhabe» anbietet[12] und zwar im Sinne «geistiger Mütterlichkeit».[13] Damit aber war die triadische Vater-Mutter-Kind-Konstellation konstituiert, in der sich die pflegerische Ordnungsmacht entfaltete, als System hierarchisch organisierter und «industrialisierter» Fürsorge, die sich dem Patientenwohl verpflichtet wusste. Sie machte einerseits der Medizin die Definitionshoheit über das Patientenwohl nicht strittig, andererseits disziplinierte sie die Medizin in «betrieblicher» Hinsicht, indem sie die Alltagsstruktur in den Anstalten sichtbar prägte. Mit dieser Entwicklung aber vollzieht sich auch eine epistemische Wende von Fürsorge als *Haltung* zu Fürsorge als *Wissen*. Folgt man der These des französischen Philosophen und Soziologen Michel Foucault (1926–1984), wie im Werk «Surveiller et punir» (Überwachen und Strafen) ausgeführt, stellt die Wissensanwendung in der «genealogischen Phase» (im Unterschied zur «archäologischen» Phase der Wissensaneignung) immer auch eine Form von Disziplinierung dar und ist damit untrennbar mit Macht verbunden:

---

11 Claudia Bischoff, Frauen in der Krankenpflege – Zur Entwicklung der Frauenrolle und Frauenberufstätigkeit im 19. und 20. Jahrhundert, Frankfurt/M. 1992.

12 Bollinger 2005 (Anm. 5), 24.

13 Ebd.

> «Il faut plutôt admettre que [...] pouvoir et savoir s'impliquent directement l'un l'autre; qu'il n'y a pas de relation de pouvoir sans constitution corrélative d'un champ de savoir, ni de savoir qui ne suppose et ne constitue en même temps des relations de pouvoir.»[14]

In diesem Wissensparadigma konsolidiert sich für das Pflegehandeln die Verbindung von Fürsorge und Macht, wie sie sich in der pflegerischen Ordnungsmacht niederschlägt.[15] Schwester Adriatica, Schwester Hildegard und Schwester Stefanie sind heutzutage als Fiktionen entlarvt. Das Bild der bürgerlichen «heiligen Familie» von Arzt, Pflegefachperson und Patient ist zerrüttet und wird berechtigterweise hinterfragt zugunsten von Modellen interprofessioneller Kooperation, Ansätzen integrierter Versorgung und Partnerschaft, die die Präferenzen von Patienten und die Zufriedenheit von Mitarbeitenden aktiv miteinbeziehen. Pflegerische Ordnungsmacht ist aber nach wie vor sichtbar.[16] Gesundheits- und Pflegeeinrichtungen müssen heutzutage in immer kürzerer Zeit und mit weniger Mitteln auf komplexe Anforderungen antworten. Eine Strategie, die hohe Arbeitsdichte und steigende Komplexität zu bewältigen, stellen standardisierte Arbeitsabläufe dar, eine einheitliche pflegerische Diagnostik, ein Kanon an evidenzbasierten Interventionen und hierarchische Strukturen, die die Zielerreichung gewährleisten und mittels Qualitätsmanagement überwachen. Diese Einrichtungen weisen dadurch Merkmale der «totalen Institution» auf.[17,]

Was aber tun mit dieser Macht institutionalisierter Fürsorge? Spätestens hier zeigt sich, dass eine solche soziologische Sichtweise von Fürsorge und Macht einerseits notwendig ist, weil sie den Blick dafür schärft, wie Wissen generiert, organisiert und verteilt wird. Gerade der «genealogische» Blick auf die Fürsorge als *Wissen* und somit als *Macht* deckt die fast «naturgesetzlichen» Beziehung zwischen beiden Begriffen auf. Andererseits aber legt diese

—

14 Michel Foucault, Surveiller et punir. Naissance de la prison, Paris 1975, 32.

15 Klaus Schroeter, Pflege als Dispositiv. Zur Ambivalenz von Macht, Hilfe und Kontrolle im Pflegediskurs, in: ders. (Hg.) Soziologie der Pflege. Grundlagen, Wissensbestände und Perspektiven, Weinheim 2005, 385–404.

16 Heiner Friesacher, Professionalisierung der Pflege – vom Hilfsberuf zur evidenzbasierten Heilkunde?, in: Intensiv 17/2009, 177–181; Barbara Hellige, Professionalisierung der Pflege – Zum Verhältnis von Wissen und Macht in der Pflege, in: Pflegewissenschaft 12, 2010, 5256.

17 Fabian Göbel, Die stationäre Behindertenarbeit. Begriffe, Vergleiche, Ausblicke, Saarbrücken 2012; Erving Goffman, Asylums. Essays on the social situation of mental patients and other inmates, Garden City, N. Y. 1990.

Sichtweise nicht hinreichend dar, welches der Gehalt von Fürsorge in pflegerischen Beziehungen ist. Insbesondere beantwortet sie nicht die Frage nach einem ethisch verantwortbaren Umgang mit Macht. Für-Sorge ist ein relationaler Begriff, der davon ausgeht, dass sich Menschen in mannigfacher Hinsicht unterscheiden können, dass aber – unabhängig von der Ursache – nicht alle Unterschiede «einfach hinzunehmen» sind. Die Festlegung, welche Unterschiede zu letzteren gehören, unterliegt dem kulturellen und geschichtlichen Wandel und den Werten, und Normen, die die fürsorgende Person oder Institution ihrem Handeln zugrunde legt.

IV. *Gatekeeping* als neue Ordnungsmacht

Auf der perzeptiven Ebene setzt Fürsorge zunächst die Wahrnehmung einer Asymmetrie voraus und auf der motivationalen Ebene die Absicht, auf diese einzuwirken. Das Handeln am pflegebedürftigen Menschen ist durch multiple Asymmetrien geprägt, die nicht allein durch das Gefälle an Faktenwissen zwischen Pflegefachperson und Patient generiert werden. Ebenso ausschlaggebend für die Entstehung von Asymmetrien sind Gefälle in Bezug auf:

- Erfahrung im Umgang mit Krankheit
- Fähigkeiten, Zusammenhänge zu verstehen und Entwicklungen vorauszusehen (z. B. Gesundheitskompetenz im Sinn der *healthcare literacy*)
- technische und manuelle Fertigkeiten (z. B. Blutdruck- oder Blutzuckermessung, Umgang mit modernen Informationstechnologien)
- Möglichkeiten der Einflussnahme und Partizipation bei der Zuteilung von gesundheitsrelevanten Gütern (z. B. Reha-Aufenthalte nach einer grossen Operationen)
- Fähigkeiten, die medizinische und pflegerische Betreuung aufgrund eigener Wertvorstellungen und Präferenzen mitzugestalten.

Gerade der Zugang zu gesundheitsbezogener Information und zu wirksamen pflegerischen und medizinischen Leistungen (z. B. in Form von Beratung oder Prävention) zeigt in Zeiten der Ökonomisierung von Pflege neue Facetten der pflegerischen Ordnungsmacht und ihrer Funktion als *gatekeeper* bei der Zuteilung pflegerisch notwendiger Massnahmen und bei der Vermittlung medizinisch nützlicher Leistungen. Angesichts der positiven Auswirkung von Gesundheitskompetenz auf die Lebensqualität fordert deshalb Carolyn Speros eine aktivere Rolle von Pflegenden in der Überwindung von

Informationsasymmetrien und Barrieren des Verstehens.[18] Hier lässt sich gut aufzeigen, wie Verteilungsfragen in einem Zeitalter evidenzbasierter, in ihrer Wirksamkeit zunehmend belegten Medizin und Pflege schärfer werden. Je grösser Asymmetrien werden, desto stärker wird – *nolens volens* – die Ordnungsmacht von Pflegefachpersonen und Ärzten, aber auch diejenige von Politiker, Ökonomen, öffentlichen und privaten Kostenträgern.

V. Pflegeethik – eine Ethik der Fürsorge?

An dieser Stelle drängt sich die Frage auf, inwiefern das tradierte Paradigma pflegerischer Ethik, das sich stark am Begriff der Fürsorge (*care*) orientiert, in der Lage ist, die beschriebenen Asymmetrien im Zugang zu gesundheitsbezogenen Leistungen zu klären resp. einen verantwortbaren Umgang mit der pflegerischen Ordnungsmacht zu skizzieren. Die Antwort fällt positiv aus.[19] Sie bedingt aber, dass die Gerechtigkeitsperspektive nicht als «männliche», «ärztliche», prinzipienlastige Rivalin einer «weiblichen», pflegerischen Fürsorgeethik stilisiert wird, sondern dass *beide* als komplementäre Perspektiven einer menschen- und beziehungsgerechten Entscheidungskultur in Medizin und Pflege betrachtet werden. Tom Beauchamp und James Childress, Pioniere der klinischen Ethik in den USA und Autoren des breit rezipierten medizinethischen Standardwerks «Principles of Biomedical Ethics», plädieren in der 7. Auflage von 2013 für eine Überwindung der Dichotomie zwischen der prinzipiengeleiteten Perspektive und der Care-Perspektive. Diese gelingt im Wesentlichen durch eine tugendethische Betrachtung von Fürsorge *(virtues of caring)*, welche sich in Form fünf «fokaler Tugenden» manifestiert:

- Mitleid (*compassion*)
- Urteilskraft (*discernment*)
- Vertrauenswürdigkeit (*trustworthiness*)
- Integrität (*integrity*)
- Gewissenhaftigkeit (conscientiousness)[20]

---

18 Carolyn Speros, Health literacy: concept analysis, in: Journal of Advanced Nursing, 50/2005, 633–640 (639).

19 Settimio Monteverde, Pflegeethik und die Sorge um den Zugang zu Pflege, in: Pflege 26/2013, 271–280.

20 Tom L. Beauchamp/James J. Childress, Principles of Biomedical Ethics, Oxford ^{7}2013, 37ff.

In Ergänzung zum Begriff Care und seinen Konnotationen in der Ethik und politischen Philosophie bezeichnet das Gerundium Caring die konkrete Tätigkeit und Bereitschaft, sich mit dem Gegenüber in Beziehung zu setzen und die daraus entstehenden professionellen und nicht-professionellen moralischen Verpflichtungen wahrzunehmen. Caring-Tugenden stehen für Beauchamp und Childress nicht in einem unversöhnlichen Gegensatz zu den vier «mittleren» Prinzipien Autonomie, Fürsorge, Gerechtigkeit und Nichtschaden:

> «We need not reject principles of obligation in favor of the virtues of caring, and we can conceive moral judgments as involving moral skills beyond those of specifying and balancing general principles. An ethic that emphasizes the virtues of caring can serve health care well because it is close to the relationships and processes of decision making found in clinical contexts, gives insight into basic commitments of caring and caretaking, and liberates health professionals from narrow conceptions or role responsibilities often found in professional codes of ethics.»[21]

Die Frage aber, ob diese «tugendethischen Verwandlung» der Care-Ethik und ihre Operationalisierung als fünf fokale Caring-Tugenden den Grundannahmen der Care-Ethikerinnen im vollen Umfang gerecht wird oder ob sie eine Vereinnahmung der Care-Ethik darstellt, muss an dieser Stelle offen bleiben.[22] Der vorsichtig formulierte Vermittlungsvorschlag von Beauchamp und Childress überzeugt jedoch insofern, als er den Akteuren nicht die Entscheidung abverlangt, sich «für die Prinzipien» oder «für die Beziehungen» entscheiden zu müssen, sondern beide Zugänge zur ethischen Reflexion nutzt. Im Übrigen stellt sich das Problem der Vereinnahmung der Care-Ethik nicht nur für die Prinzipienethik, sondern für die umfassende Konzeptualisierung von Caring im Rahmen der pflegewissenschaftlichen Literatur. Zur Überwindung der konzeptionellen Schwächen, der Variabilität der Definitionen und der mangelnden Differenzierung zwischen *caring* und *nursing* schlägt Andrew Sargent vor, Caring primär als «diskursive Praxis» aufzufassen. Diese betrachtet Caring primär als Prozess der Selbstverständigung

---

21 Beauchamp/Childress 213 (Anm. 20), 37.

22 «Although to be caring is no doubt a virtue, the ethics of care is not simply a kind of virtue ethics. Virtue ethics focuses especially on the states of character of individuals, whereas the ethics of care concerns itself especially with caring *relations*. Caring relations have primary value.» Virginia Held, The ethics of care. Personal, political, and global, Oxford 2006, 19.

innerhalb der Pflege, nicht aber als empirisch zu erfassendes, vorfindlich gedachtes Phänomen.[23]

Erschwerend ist in diesem Zusammenhang, dass der Begriff Fürsorge sowohl mit dem englischen Begriff *care* übersetzt wird, und damit Konnotationen zur Care-Ethik aufweist, als auch mit dem Begriff *beneficience*/Gutes tun, und damit auf das Modell der «mittleren» Prinzipien von Beauchamp und Childress Bezug nimmt.[24] Fürsorge weist im deutschen Sprachgebrauch verschiedene Bedeutungen auf, die am besten mit den lateinischen Äquivalenten wiedergegeben werden können: So wird Fürsorge auf Lateinisch einerseits mit *cura, tutela* oder *caritas* wiedergegeben: Während *cura* die intentionale, tätige, entgeltliche oder wohltätige Sorge zu Gunsten eines Menschen oder einer Sache bezeichnet (vgl. die Begriffe kurative Medizin oder Kurator einer Sammlung), bezeichnet *tutela* den (rechtlich auferlegten) Schutz einer gefährdeten Person, wie er im Begriff der «fürsorgerischen Unterbringung» erscheint. *Caritas* schliesslich bezeichnet die religiös motivierte Fürsorge als selbstloser Liebesdienst an den Nächsten.

Die Beantwortung der Frage, inwiefern Pflegeethik eine Ethik der Fürsorge darstellt, muss deshalb vor dem Hintergrund dieser Bedeutungen erfolgen. Während *caritas* als Motivation pflegerisch fürsorglicher Tätigkeit in der vorberuflichen und beruflichen Pflege historisch belegt ist, lässt sich *cura* im Ethos von Florence Nightingale und in der Bedeutung des Fachwissens deutlich erkennen, wobei auch hier der Stellenwert der *caritas* grundlegend bleibt. Die hippokratische, einzig am Patientenwohl orientierte ärztliche Ethik wird oft mit dem *Paternalismus* in Verbindung gebracht, womit eine Einstellung bezeichnet ist, die das Patientenwohl grundsätzlich über den Patientenwillen stellt und dementsprechende Güterabwägungen vornimmt (z. B. zugunsten der Sicherheit im Falle von Weglaufgefahr im Alters- und Pflegeheim).[25] Ein solcher Paternalismus, der dem Begriff der *tutela* am nächsten kommt, gilt nur noch in Notfallsituationen und in Ermangelung besserer Kenntnisse über den Willen und die Werte des Patienten als gerechtfertigt. Gleichermassen wurde auch fürsorgerisches Pflegehandeln des

—

23 Andrew Sargent, Reframing caring as discursive practice: a critical review of conceptual analyses of caring in nursing, in: Nursing Inquiry 19/2012, 134–143.

24 Christa Schnabl, Gerecht sorgen. Grundlagen einer sozialethischen Theorie der Fürsorge. Studien zur theologischen Ethik, Bd. 109, Fribourg; Freiburg/Br.; Wien 2005, 63.

25 Theda Rehbock, Autonomie – Fürsorge – Paternalismus, in: Ethik in der Medizin 14/2002, 131–150.

«Maternalismus» bezichtigt, der Patientenpräferenzen unter den «Mantel der Fürsorge» kehrt. Ein Maternalismus, der von einer überhöhten Mutterrolle der Pflegefachperson ausgeht und Patientenpräferenzen systematisch ignoriert, lässt sich also gerade unter Rückgriff auf die Care-Ethik nicht halten, wie ihre breite Rezeption im Feld pflegerischer und sozialer Arbeit zeigt.[26] Trotzdem aber bleiben die systemisch bedingten, multiplen Asymmetrien bestehen. Diese generieren nach wie vor den Raum pflegerischer Ordnungsmacht, die sich ethisch einzig dadurch legitimiert, dass sie das Wohl des Patienten unter Beizug seiner Präferenzen berücksichtigt und die dafür notwendigen Entscheidungsräume offenhält.[27] Die Pflegeethikerin Annelies van Heijst drückt dies folgendermassen aus:

> «There are reasons to plead for the next paradigm shift, which would define the final goal of professional care as the professional relief of suffering in accordance with the patient's own good.»[28]

Pflegeethik lässt sich also unter diesen Vorzeichen durchaus auch als Ethik der Fürsorge verstehen. Diese zeichnet sich aus durch die Bereitschaft zur Übernahme von Verantwortung und ist sich der «ordnenden» Macht bewusst, die sie dabei ausübt. Sie anerkennt aber auch die Grenzen dieser Macht im berechtigten Anspruch des Gegenübers, als Subjekt anerkannt und respektiert zu werden.

VI. Ausblick

Berufliches Pflegehandeln und Fürsorge als orientierendes Prinzip von Pflegebeziehungen sind weder Synonyme noch Gegensätze. Sie weisen aber eine grosse innere Nähe auf. Diese erzeugt in der pflegephilosophischen und pflegeethischen Diskussion eine produktive Grundspannung, welche seit den letzten 50 Jahren den Prozess der Professionalisierung und Akademisierung von Pflege begleitet. Soziologisch manifestiert er sich als Machtdiskurs einer

—

26 Elisabeth Conradi, Ethik im Kontext sozialer Arbeit, in: EthikJournal 1/2013, 1–19.

27 Monika Bobbert, Entscheidungen Pflegender zwischen Expertise, Patientenselbstbestimmung und Fürsorge, in: Settimio Monteverde (Hg.), Handbuch Pflegeethik. Ethisch denken und handeln in den Praxisfeldern der Pflege, Stuttgart 2012, 58–73.

28 Annelies van Heijst, Professional Loving Care, in: Hilde Lindemann/Marian Verkerk/Margret Urban Walker (Hg.), Naturalized bioethics. Toward responsible knowing and practice, Cambridge 2009, 199–217 (200).

Berufsgruppe, die die Anerkennung der Bedeutung ihrer Arbeit und die soziale Relevanz ihrer Sichtweise auf den pflegebedürftigen Menschen einfordert. Das Fürsorgewissen, das die pflegerische Ordnungsmacht begründet, ist nie statisch und *vorgegeben*, sondern entwickelt sich dynamisch und wird in den diskursiven Praktiken der Akteure in der Patientenversorgung *vorgefunden*. Es ist sozial eingebettet und unter den Akteuren verhandelbar.[29]

In der Wirksamkeit pflegerischen Handelns, welche zu belegen die heutige Pflegewissenschaft und Pflegeforschung bestrebt sind, zeigt sich eine neue Entwicklung der Ordnungsmacht, die auf Evidenz gegründet ist. Durch den Nachweis von Evidenz allein kann aber die Ressourcenfrage noch nicht beantworten werden. Im besten Fall trägt Evidenz zur Rationalisierung von Pflegeleistungen bei, indem sie Wege des wirksameren Einsatzes von Ressourcen aufzeigt. Im schlechtesten Fall aber fördert sie eine Rationierung, die aus einem Missverhältnis zwischen dem Wissen um die *Möglichkeiten* wirksamer Pflege und den dafür zur Verfügung stehenden *Mitteln* entsteht. Um die negativen Auswirkungen solcher Szenarien zu minimieren, braucht es eine Rückbesinnung auf das originäre Tugendparadigma: Der *Wert* der Pflege, für dessen Ermittlung es ihrer Ökonomisierung und Evidenzorientierung bedarf, kann nur unter Einbezug der *Werte* der Pflege bemessen werden, die die vorberufliche, berufliche und professionelle Pflege prägen. Sie sorgen für einen Ausgleich an Macht durch die Begegnung auf Augenhöhe mit dem pflegebedürftigen Menschen. Sie erkennen seine Präferenzen und Wertvorstellungen als «Evidenzen eigener Art» an und würdigen diese im Planen, Ausführen und Evaluieren von Pflege.

Zusammenfassung

Die berufliche Krankenpflege blickt auf eine vielfältige Entwicklung zurück, die zur heutigen Professionalisierung geführt hat. Entscheidend war dabei die neue Konzeptualisierung von Fürsorge als Wissen, welche die klassische Tugendorientierung ablöste. Mit diesem Wandel wird auch die pflegerische Ordnungsmacht etabliert, wodurch sich in der arbeitsteiligen Organisation des Krankenhauses die bürgerliche, triadische Familienkonzeption von Vater –

29 Patricia Benner/Christine Tanner/Catherine Chesla, Expertise in nursing practice. Caring, clinical judgment and ethics, New York ²2009.

Mutter – Kind, resp. Arzt – Pflegende – Patient, fest etabliert. Nach einer Verhältnisbestimmung von Fürsorgewissen, pflegerischer Ordnungsmacht und der Rolle von Fürsorge für die heutige Pflegeethik werden Überlegungen angestellt zu aktuellen Entfaltungen pflegerischer Ordnungsmacht im Zusammenhang mit der Ökonomisierung des Gesundheitswesens, dem Phänomen des *gatekeeping* und der Forderung nach Evidenzbasierung. Eine Rückbesinnung auf das originäre Tugendparadigma pflegerischer Fürsorge wird vorgeschlagen. Dieses anerkennt einerseits den Zuwachs an pflegerischer Ordnungsmacht, welcher durch die Ökonomisierung und Evidenzorientierung hervorgerufen wird. Er kompensiert ihn aber andererseits, indem er den Patientinnen und Patienten auf Augenhöhe begegnet, sie als Expertinnen und Experten ihrer eigenen Situation anerkennt und ihre Präferenzen und Wertvorstellungen als «Evidenzen eigener Art» würdigt.

Andrea Wick/Rouven Porz

Implizite Machtstrukturen in der Psychiatrie – eine Care-Ethik-Perspektive

Der folgende Text handelt von subtilen Formen der – bewussten oder unbewussten – Machtausübung in der Psychiatriepflege. Dementsprechend benennen wir diese Form der Ausübung als «implizite Machtstrukturen». Unsere Aussagen beruhen dabei hauptsächlich auf eigenen Berufserfahrungen. Die Erstautorin verfügt über mehrjährige Erfahrung als Pflegefachfrau in einer psychiatrischen Universitätsklinik, der Zweitautor bezieht sich auf seine Erfahrungen in der Implementierung von klinisch-ethischen Unterstützungsangeboten, sowohl in akutsomatischen als auch in psychiatrischen Institutionen.

Wenn von Macht in der Psychiatrie die Rede ist, dann mag man unweigerlich an das US-amerikanische Filmdrama «Einer flog übers Kuckucksnest» denken. Dem Regisseur Miloš Forman ist mit diesem vielfach preisgekrönten Film über die Insassen einer geschlossenen psychiatrischen Anstalt im Jahr 1975 ein wahres Meisterwerk der Filmgeschichte gelungen.[1] Unvergessen bleibt der erst verdeckte, später offene Machtkampf zwischen dem Gewaltverbrecher Randle Patrick «Mac» McMurphy (der US-amerikanische Schauspieler Jack Nicholson in einer seiner Paraderollen!) und der kaltherzig dargestellten Stationsschwester Mildred Ratched mit ihren ausdrucksstarken, gleichzeitig beängstigend-wirkenden «Eisaugen». Ebenfalls unvergessen bleiben die beeindruckenden Szenen, in denen deutlich wird, dass McMurphy den Kampf gegen die rigorosen Machstrukturen der Psychiatrie verlieren wird: Demütigungen in der Gruppe, Massregelungen, Bestrafungen durch Elektroschocks, am Schluss dann die gefürchtete neurochirurgische Operation am Thalamus, die Lobotomie. Das cineastische Drama endet mit dem Bild des willenlosen, gefügigen McMurphy. Diese krasse Gegendarstellung zum vorher selbstbestimmten, sympathischen, aber durchtriebenen Gewalt-

—

1 Originaltitel: One Flew Over the Cuckoo's Nest, USA 1975.

verbrecher bleibt einem als Zuschauer lange im Gedächtnis, ein offensichtliches Beispiel dafür, wie man sich die Willkür von Zwangsmassnahmen, Freiheitsbeschränkungen und gar Zwangsoperationen in der Psychiatrie vorzustellen hat.

Die Realität von heutigen psychiatrischen Institutionen entspricht natürlich nicht der im Film dargestellten. Dennoch stellt der Umgang mit Zwangsmassnahmen und Freiheitseinschränkungen für das Personal auch heutzutage immer wieder hohe berufsethische Herausforderungen dar.[2] Zunehmend wird auch in der Schweiz versucht, klinisch-ethische Unterstützungsangebote für psychiatrische Institutionen zu entwickeln.[3] Eine geeignete Form von ethischer Unterstützung in der Psychiatrie hängt aber davon ab, was Ärztinnen, Ärzte und Pflegende in ihrem Arbeitsumfeld überhaupt als berufsethisches Problem wahrnehmen und was nicht.[4] Oft trägt nämlich die berufliche Gewöhnung an ein Arbeitsumfeld zwar – positiv gesprochen – zu einer Professionalisierung bei, gleichzeitig mag aber genau diese Professionalisierung auch zu einer ethisch eher bedenklichen «Betriebsblindheit» führen. Diese Betriebsblindheit kann auch zur subtilen Machtausübung beitragen.[5]

—

2 Vgl. Yolande Voskes/Kirsten Evenblij/Eric Noorthoorn/Rouven Porz/Guy Widdershoven, Ethische Fall-Deliberation zu Freiheitseinschränkungen in der Psychiatrie. Dilemmata, Nutzen und Implementierung, in: Psychiatrische Praxis, 41, 2014, 1–7; Elleke Landeweer, Moral Dynamics in Psychiatry. Fostering reflection an change regarding coercion and restraint, Amsterdam 2013.

3 Vgl. Michelle Salathé u. a., Institutionalisierung der Ethikberatung an Akutspitälern, psychiatrischen Kliniken, Pflegeheimen und Einrichtungen der Rehabilitation der Schweiz: Zweite Umfrage der Schweizerischen Akademie der Medizinischen Wissenschaften, in: Bioethica Forum, 1, 2008, 8–14.

4 Vgl. Bert Molewjik/Marit Helene Hem/Reidar Pedersen, How do health care professionals in mental health care deal with ethical challenges related to the use of coercion? A focus group study, in: BMC Medical Ethics, 2014 (in press); Annina Sahli, Ethik in der Psychiatriepflege. Eine qualitative Studie zur Wahrnehmung von ethischen Problemen aus Sicht von Psychiatriepflegefachpersonen, Bern, 2014, Masterthesis BFH.

5 In der Psychiatrie kann es sehr extreme Machtgefälle geben, z. B. in der Ausübung von Zwangsmassnahmen. Wir sind uns dieser extremen – man könnte sagen ‹expliziten› – Machtstrukturen bewusst, wählen für unseren Text aber bewusst die ‹impliziten› Machtgefälle.

I. Methode und Vorgehensweise

Auf methodischer Ebene arbeiten wir nachfolgend mit zwei fiktiven Narrativen von zwei möglichen Patienten in einer geschlossenen psychiatrischen Abteilung. Die thematischen Grundinhalte der Narrative sind allerdings nicht frei erfunden, sondern speisen sich aus der Berufserfahrung der Erstautorin. Diese Form der Darstellung soll zwei Ziele erfüllen. Zum einen bringt die fiktive Darstellung eine Anonymisierung für die Patientinnen und Patienten mit sich (alle Namen sind frei erfunden), zum anderen soll ein Perspektivenwechsel erreicht werden: Der oder die Lesende mag durch die Narration dazu angehalten oder befähigt werden, sich in die Perspektive des psychisch Kranken hineinzuversetzen. Wir erhoffen uns von dieser Form der Darstellung, dass die Rezipientenseite der Machtausübung (d. h. die Ohnmacht der der Macht Ausgesetzen) deutlich und möglichst realitätsnah illustriert werden kann.

Von der Vorgehensweise her führen wir jeweils ein Narrativ auf und kommentieren dieses dann aus berufsethischer Sicht. Unsere Kommentare sind subjektive Interpretationen. Sie erheben keinen Anspruch auf Objektivität oder gar auf *evidence based science*. Wir möchten die Lesenden zu eigenen Interpretationen der Fallbeispiele einladen. Wir enden mit einem Ausblick, der die dargestellten Inhalte abschliessend aus der Perspektive der Care-Ethik illustriert und re-interpretiert. Methodologisch ordnen wir unsere Methodik und Vorgehensweise in den Bereich der narrativen Ethik ein.[6]

—

6 Zum Bewusstsein, dass sich Ansätze der Care-Ethik und narrativen Ethik nicht sinnvoll voneinander trennen lassen, sondern gegenseitig bereichern, vgl. Rouven Porz/Elleke Landeweer/Guy Widdershoven, Theory and Practice of Clinical Ethics Support Services. Narrative and Hermeneutical Perspectives, in: Bioethics, 25, 2011, 354–360; Rouven Porz, Zwischen Entscheidung und Entfremdung. Patientenperspektiven in der Gendiagnostik und Albert Camus' Konzepte zum Absurden, Paderborn 2008 (339ff.); Eva Feder Kittay, The Concept of Care Ethics in Biomedicine. The Case of Disability, in: Christoph Rehmann-Sutter/Marcus Düwell/Dietmar Mieth (Hg.), Bioethics in Cultural Contexts. Reflections on Methods and Finitude, Dordrecht, [28]2006, 319–340; Hille Haker, Narrative Bioethics, in: Rehmann-Sutter/Düwell/Mieth (Hg.) 2006, 353–376.

II. Die Bürotür der Pflege

Das folgende Narrativ handelt von einer jungen, suizidgefährdeten Frau. Sie leidet unter einer starken emotionalen Instabilität mit depressiven Zügen und will die Pflege gerade um weitere Medikamenten bitten. Dabei scheitert sie allerdings beinahe am subtilen Widerstand der Bürotür der Pflegenden.

Mein Name ist Barbara, ich bin 29 Jahre alt und – wieder einmal – «zu Gast» in der Psychiatrie. Zu Hause habe ich es einfach nicht mehr ausgehalten; klar, die Spitex[7] kommt dreimal die Woche vorbei und Frau Greber, die Psychologin, nimmt sich jede Woche eine Stunde Zeit für mich. Aber mal ehrlich: Das soll ausreichen, damit ich zu Hause wieder Fuss fassen kann? Wie soll ich zurechtkommen ohne Familie, ohne Freunde, ohne richtige Arbeit? Diese Gedanken, niemanden zu haben, der sich für mich interessiert und mich liebt, keine Aufgabe im Leben zu haben, machen mich fertig. So fertig, dass ich es gestern einfach nicht mehr ausgehalten habe. Ein Passant hat dann die Polizei gerufen, die haben mich ohne Vorwarnung einfach vom Brückengeländer weggerissen und ohne Umschweife in die mir allzu bekannte Klinik gebracht. Vielleicht wäre ich ja diesmal sogar gesprungen. Vielleicht. Sie kennen mich dort in der Klinik, die Ärzteschaft, die Pflegenden. Und irgendwie fühle ich mich dort auch gut aufgehoben und in Sicherheit, also bleibe ich freiwillig. Die schrecklichen Gedanken über meine nutzlose Existenz begleiten mich hier natürlich erstmal noch weiter, dadurch werde ich angespannt, ich brauche Hilfe. Von meinem Zimmer aus begebe ich mich nach hinten zum Büro der Pflege. Hoffentlich ist die Türe zum Büro offen! Ich brauche jemanden, der mir hilft, mit mir spricht, vielleicht brauche ich auch ein Medikament, damit ich mich entspannen kann. Die Türe ist geschlossen. Verdammter Mist. Ich kenne das ja von früheren Aufenthalten; vielleicht ist niemand im Büro, dann habe ich aber vielleicht die Chance, dass gleich eine Pflegefachperson um die Ecke kommt und ich ihr mein Problem schildern kann. Wenn die Pflegenden aber im Büro sind, dann muss ich jetzt klopfen. Das ist gar nicht gut. Ich habe dann immer das Gefühl, dass ich sie stören würde. Ich klopfe trotzdem, meine Not ist gross. Nach kurzer Zeit öffnet sich die Türe und die nette Pflegende in Ausbildung kommt zum Vorschein. «Entschuldigung Frau Kleiner, wir haben gerade Rapport. Sie müssen sich gedulden, in zehn Minuten sind wir wieder für Sie da.» Sie schliesst die Türe. Ich setze mich vors Büro und warte. Nach 15 Minuten, in denen ich mich zunehmend

---

7 ‹Spitex› steht abgekürzt für «spitalexterne Hilfe und Pflege». Im deutschsprachigen Raum der Schweiz hat sich der Begriff als allgemeine Bezeichnung für die Hilfe und Pflege zu Hause etabliert.

> elender fühle, ist die Türe noch immer geschlossen. Ich halte es nicht mehr aus! Nach meinem erneuten Klopfen erscheint diesmal das Gesicht einer diplomierten Pflegefachfrau, die mag ich nicht sonderlich, aber egal. «Frau Kleiner, wir haben noch immer Rapport, Frau Holzer hat sie ja bereits darauf hingewiesen.» Der Spalt in der Türe wird bereits wieder bedrohlich schmaler. «Bitte, Frau Schneider, es geht mir wirklich nicht gut, ich habe Angst und brauche Hilfe» – der schmale Spalt in der Türe vergrössert sich. Gerade so viel, dass Frau Schneider hinaus schlüpfen kann. Die Tür schliesst sie wieder schnell hinter sich. «Wieso sagen Sie das denn nicht früher, Frau Kleiner? Sie wissen doch, dass wir in dringenden Fällen auch während der Rapport- und Essenszeiten für Sie da sind.» Ja, das weiss ich. Dennoch stören mich diese fünf Zentimeter Holz, die es immer wieder zu überwinden gilt, gerade dann, wenn es mir nicht gut geht.

Die Bürotür ist in diesem fiktiven Fallbeispiel ein typisches Symbol der Verfügbarkeit der Pflege für die Patientinnen und Patienten. Natürlich gibt es in der Regel in allen Spitälern, nicht nur in den psychiatrischen, Stationsbüros oder Stationszimmer, deren Türen mal offen, mal geschlossen sind. Anders als zum Beispiel auf chirurgischen Stationen sind aber psychiatrische Patientinnen und Patienten oft mit den geöffneten bzw. geschlossenen Bürotüren konfrontiert. In der Regel sind psychiatrische Patientinnen und Patienten körperlich mobil und werden deshalb von den Pflegenden auch aktiv aufgefordert, sich bei Bedarf doch bei der Pflege «zu melden» (und nicht umgekehrt). Die beschriebenen «fünf Zentimeter Holz» werden dabei aus unserer Sicht nicht selten zu einem nicht zu unterschätzenden Hindernis für die Patientinnen und Patienten. Das Klopfen an der verschlossenen Bürotür braucht zunächst einmal Überwindung, da verschlossene Türen in unserer Gesellschaft in der Regel «nicht erwünscht», «nicht anwesend» oder «privat» signalisieren. Neben dieser ohnehin abweisend wirkenden verschlossenen Türe lässt sich im Falle des Stationszimmers auch ein Machtgefälle ausmachen. Für die Patientinnen und Patienten ist oftmals unklar, wann diese Tür offen und wann sie geschlossen ist. Die Pflegenden, die sich im Stationszimmer befinden, entscheiden darüber, wie rasch sie die Türe öffnen und vor allem, ob sie nach dem Öffnen der Tür für die Patientinnen und Patienten verfügbar sind oder nicht. Mit dieser Interpretation soll natürlich nicht suggeriert werden, dass die Pflegenden darüber entscheiden, ob sie «Lust» haben, sich mit der Person vor der Türe zu beschäftigen oder nicht; eine Pflegefachperson kann sich aber aus unterschiedlichen fachlichen Gründen, wie hier im Fallbeispiel des Rapports, entscheiden, die Patientin oder den

Patienten vor der Tür warten zu lassen. Das Interessante ist aber: Die Patientinnen und Patienten werden dabei normalerweise nicht aktiv in diesen Entscheidungsprozess miteinbezogen. Hat eine Pflegefachperson die Entscheidung getroffen, nicht sofort für die Patientin oder den Patienten verfügbar zu sein, muss sich die Patientin oder der Patient in der Regel rechtfertigen, warum sie oder er die Aufmerksamkeit der Pflegenden benötigt. Somit gerät die Patientin oder der Patient in den meisten Fällen in eine der Pflege untergeordnete Rolle.

In der Pflegepraxis ist das Problem mit der oftmals geschlossenen Stationstüre in der Regel bekannt und in vielen Fällen werden Massnahmen zur Transparenz und Verfügbarkeit der Pflegenden ergriffen: so existieren beispielsweise unterschiedliche Schilder, welche signalisieren, warum in diesem Moment die Stationstüre geschlossen ist. Diese werden aussen an der Türe angebracht. Oder es wird vor einem längeren Rapport eine Pflegeperson bestimmt, die «draussen die Stellung hält» und für die Patientinnen und Patienten verfügbar ist. Dennoch gibt es bei Weitem nicht für alle Situationen Schilder für das geschlossene Stationszimmer und nicht immer ist es möglich, eine Pflegefachperson nach «draussen» zu schicken. Manchmal mag die Tür auch nur geschlossen sein, weil die Pflege schnell in Ruhe einen Kaffee trinken will. Obwohl das Problem grundsätzlich bekannt ist, wird im Praxisalltag nicht immer darauf geachtet. Wir würden uns aber wünschen, dass solch subtilen bzw. impliziten Formen der Machtausübung im Alltag mehr Beachtung geschenkt werden würde, da im Gegensatz zu Zwangsmassnahmen (Isolation, Fixierung) die Pflegenden hier mindestens einige wenige Handlungsmöglichkeiten zur Reduktion des Machtgefälles zur Verfügung haben.

III. Schlüssel, immer wieder Schlüssel

Eine zweite Narration handelt von einem Lehrer mittleren Alters, dem sein jahrelang andauernder Alkoholkonsum völlig entglitten ist. Er findet sich für sechs Wochen in der geschlossenen psychiatrischen Abteilung wieder. Grundsätzlich versteht er die Notwendigkeit der Sicherheitsmassnahmen auf der Abteilung, dennoch fühlt er sich den «Schlüsseln» hoffnungslos ausgeliefert:

> Schlüssel, immer wieder Schlüssel, und dann dieses Schlüsselrasseln – ich hätte nie gedacht, dass man gegen ein so alltägliches Geräusch eine Abneigung entwickeln

könnte. Ich selbst habe ja auch viele Schlüssel; Schlüssel für meine Wohnung, den Keller, die Garage, das Auto, etliche Schlüssel für die Schule, an der ich als Lehrer tätig bin, oder wohl besser gesagt, war. Seit vier Wochen steht mein Leben nun völlig Kopf. Natürlich bin ich mir bewusst, dass ich dies alles selbst verschuldet habe. Ich bin nun aber auch bereit, mich zu ändern. Diese Bereitschaft zur Verhaltensänderung kann ich den Pflegenden und der Ärzteschaft jeden Tag mitteilen, nur ändert dies nichts an der Tatsache, dass ich mich mit der dämlichen Trinkerei so weit ins Abseits manövriert habe, dass mir die Behörden sechs Wochen Zwangsferien in der Psychiatrie verordnet haben. Um ehrlich zu sein, ist es hier aber weniger schlimm, als ich es mir vorgestellt habe. Natürlich gibt es einige Gestalten, denen man nachts nicht auf offener Strasse begegnen möchte; allerdings habe ich hier wieder einmal gemerkt, wie rasch man sich von vorgefertigten Meinungen und dem Erscheinungsbild anderer Menschen täuschen lässt. Tatsächlich habe ich hier nämlich auch Menschen getroffen, die eine ähnliche Lebenskrise wie ich durchmachen und mit denen ich mich austauschen kann. Mein zuständiger Arzt ist nett und kompetent, nur ein bisschen klein, und er hat eine seltsame Frisur. Er führt Gespräche mit mir, bezieht mich in seine Gedanken zu meiner Situation mit ein und informiert mich über den Entwicklungsstand des Gutachtens, das er bei den Behörden zu meinem «Fall» einreichen muss. Die Pflegefachpersonen sind rund um die Uhr verfügbar, was ich vor allem zu Beginn meines Aufenthalts sehr geschätzt habe: Die Entzugserscheinungen waren ziemlich heftig, und ich war froh, auch nachts um Medikamente gegen das Zittern, Schwitzen und die unerträgliche Nervosität bitten zu können. Zum Glück brauche ich jetzt, wo der körperliche Entzug durch ist, nur noch wenig von den Pflegenden. Genauer gesagt bräuchte ich eigentlich gar nichts mehr von ihnen, wären da nicht die vielen Sicherheitsvorschriften. Und hier kommen wieder die Schlüssel ins Spiel: Es ist schon befremdlich, wenn man als erwachsener, selbständiger Mann andere Menschen darum bitten muss, Türen zu öffnen, damit man Grundbedürfnissen wie der Körperpflege nachgehen kann oder um sich kurz an der frischen Luft die Beine vertreten zu können. Obwohl ich den Sinn dieser Sicherheitsvorschriften nachvollziehen kann, widerstrebt es mir dennoch, durch das ewige Fragen das Personal hier indirekt über meine Alltagsgewohnheiten zu informieren. Dazu kommt, dass nach dem Fragen die entsprechende Tür oder der Schrank sich nicht immer gleich öffnen; neulich habe ich eine geschlagene Stunde gewartet, bis ich den von mir gewünschten Rasierapparat erhalten habe, weil die Pflegenden offenbar mit anderen, dringlicheren Dingen beschäftigt waren. Wenn sich dann mein Wunsch erfüllt, rasseln die Schlüssel. Daher sollte ich für dieses Geräusch eigentlich dankbar sein. Ich werde aber den Verdacht nicht los, dass genau dieses Geräusch für mich noch jahrelang untrennbar mit dieser Lebenskrise verbunden

> sein wird. Denn trotz der positiven Begegnungen, die ich hier gemacht habe, überwiegt das Gefühl des persönlichen Versagens und eines gewissen Autonomieverlusts. Noch zwei Wochen sind übrig, dann müssen die Ärzte mein «Gutachten» bei den Behörden einreichen. Hoffentlich kann ich so schnell wie möglich wieder zurück in meine gewohnte Umgebung, in der ich wieder mit all meinen Schlüsseln rasseln und Türen nach Belieben zu- und aufschliessen kann.

In der Tat sind die dicken Schlüsselbunde, die in «Einer flog über das Kuckucksnest» zelebriert werden, nicht veraltet und sie sind auch kein Auswuchs der Fantasie des Regisseurs Miloš Forman. Der Alltag auf geschlossenen psychiatrischen Abteilungen ist nach wie vor geprägt von Schlüsseln bzw. genauer gesagt von Türen, die vor allem aus Sicherheitsgründen den freien Durchgang für Patientinnen und Patienten verhindern. Die Gründe für diese Sicherheitsmassnahmen sind nachvollziehbar: Zum einen soll dadurch eine vereinfachte Übersicht gegeben sein für die Pflege. Das Geschehen auf den Stationen ist durch geschlossene Türen besser zu kontrollieren. Zum zweiten stellt das Abschliessen auch eine Schutzmassnahme vor allem für selbst- oder fremdgefährdende Patientinnen und Patienten dar.

Natürlich haben die Patientinnen und Patienten grundsätzlich das Recht, dass die Pflegenden von ihren Schlüsselbünden schnell und unkompliziert Gebrauch machen sollten und Bäder, Stationstüren und verschiedene Schränke bei Bedarf zügig für sie öffnen. Dennoch liegt auch hier – wie oben im Beispiel der Tür des geschlossenen Pflegezimmers – die Entscheidung bei den Pflegenden, ob und wann sich die Türen und Schränke für die Patientinnen und Patienten öffnen oder ob sie geschlossen bleiben. Im vorliegenden Beispiel des alkoholkranken Lehrers wird es wohl kaum dazu kommen, dass eine Pflegefachperson sich dazu entschliesst, ihm die Türe oder den Schrank *nicht* zu öffnen. Wie beschrieben wird jemand wie er, der weder selbst- noch fremdgefährdende Züge zu haben scheint, viel eher mit langen Wartezeiten für Dinge umgehen können müssen, die er sich unter anderen Bedingungen problemlos und sofort selber hätte beschaffen können. Während dieser Wartezeiten ist dann vor allem die Geduld der Patientinnen und Patienten gefordert.

Dennoch, aus ethischer Sicht geht mit diesen Situationen ein Verlust an Autonomiefähigkeit einher. Dieser Autonomieverlust lässt sich auch aus pflegerischer Sicht nicht gänzlich von der Hand weisen. Massnahmen, die dazu führen, dass das Fragen nach dem Aufschliessen von Türen oder Schränken weniger mit einem Gefühl des Autonomieverlusts verbunden ist, gibt es allerdings bereits: Einige erscheinen subtil, zum Beispiel die Aufklärung der Patientinnen und Patienten darüber, warum entsprechende Türen und Schränke verschlossen sind. Andere, wie beispielsweise das tägliche Evaluieren des Gefährdungspotenzials jeder einzelnen auf der Station hospitalisierten Person, welches im besten Fall zur Öffnung[8] von vorher verschlossenen Türen führt, scheinen eine weit grössere Tragweite für die Patientinnen und Patienten, aber auch für das zuständige Personal zu haben. Diese weitreichenderen Massnahmen sind in aller Regel aber auch sehr fragil, da sich das Gefährdungspotential der einzelnen Patientinnen und Patienten oftmals sehr schnell ändert. So kommt es nicht selten vor, dass eine Stationstüre, kaum nachdem sie für alle Patientinnen und Patienten geöffnet worden ist, aufgrund der Zustandsverschlechterung einer einzigen hospitalisierten Person wieder geschlossen werden muss. Es scheint also so, als wäre die Autonomie des Einzelnen in der Psychiatrie – zumindest was das Thema mit den rasselnden Schlüsseln anbelangt – abhängig vom gesamten Patientenkollektiv. Oder noch konkreter: Die Autonomiefähigkeit von Person A kann durch eine Sicherheitsverletzung von Person B eingeschränkt werden. Das ist durchaus in sich selbst widersprüchlich, weil die Begründungen für Verhaltensmassnahmen vordergründig übers Kollektiv abgehandelt werden, de facto aber aus den Handlungen Einzelner erwachsen.

IV. Eine Care-Ethik-Perspektive

Gerade im letzten Beispiel ist deutlich geworden, dass es durchaus möglich (und gebräuchlich) ist, die Handlungsweisen der Patientinnen und Patienten aus ethischer Sicht mit den Konzepten der Selbstbestimmung und Autonomie zu klassifizieren. Ableitungen, oder gar normative Schlussfolgerungen lassen sich daraus im psychiatrischen Setting aber kaum ziehen. Selbst die beschreibende Klassifizierung an sich – jemand sei autonomiefähig oder nicht – scheint im Kontext von psychisch Kranken höchst fragwürdig, ja gerade zu ungenau. Es ist eine Beschreibung, die man machen kann (wie wir selbst oben), die aber nach unserer Ansicht einer weiteren nachfolgenden Präzisierung bedarf. Leider ist es der Disziplin der Medizinethik bislang kaum

---

8 Mit «Öffnung» ist in diesem Zusammenhang nicht nur das kurze Aufschliessen einer Tür mit darauffolgender erneuter Schliessung gemeint, sondern das Aufschliessen ohne nachfolgendes Abschliessen – so, dass Patientinnen und Patienten theoretisch jederzeit durch die Tür gehen können.

gelungen, diese Konzepte zu präzisieren, oder gar neue Konzepte zu entwickeln, um den Patienten im Kontext hochspezialisierter Medizin besser aus ethischer Sicht zu erfassen und dessen Situation besser analysieren zu können. Ganz im Gegenteil, fast die gesamte Analysetätigkeit der in Kliniken angewandten Medizinethik (sprich: der klinischen Ethik) fusst epistemologisch auf den so genannten vier biomedizinethischen Prinzipien, entwickelt von Tom Beauchamp und James Childress.[9] Diese vier biomedizinethischen Prinzipien sind einerseits stark geprägt von einer US-amerikanischen Perspektive, andererseits aber auch konstitutiv für diese Sicht, klinische Ethik zu betreiben. Wir möchten gar von einem US-amerikanischen Paradigma sprechen, dass sich schon in der Wortfindung der US-amerikanischen Beschreibung von klinischer Ethik, nämlich *ethics consultancy*, wiederfindet. US-amerikanische klinische Ethik basiert – mehr oder weniger unumstösslich – auf den vier Prinzipien, d. h. auf der Translation des ersten Prinzips in ein «protecting the patient's rights» und das heisst weiter, dass schwierige klinische Situationen von Ethikkommissionen so behandelt werden, dass die Ethikkommission (oder die Ethiker) konkrete Lösungsvorschläge machen, sich auf die Prinzipien berufen, und somit aktiv in den Behandlungspfad eingreifen. Eingehend dargestellt ist das zum Beispiel in einem nationalen *survey* von Ellen Fox u. a. Die befragten Ethikkommissionen gaben deutlich an, dass ihr Primärziel darin besteht, die Rechte des Patienten zu schützen, Konflikte zu lösen und gar die Patientenversorgung zu verbessern.[10] Aber

—

9 Man mag präzisieren, dass Beauchamp und Childress ein sehr klares Buch geschrieben haben, professionell weiterentwickelt von der Erstausgabe 1979 zu bislang letzten Ausgabe 2013. Aber die ‹Übersetzung› der Thesen in den klinischen Alltag wird – aus unserer Sicht – oft von den Anwendern zu einfach vollzogen. Vgl. Tom L. Beauchamp/James J. Childress, Principles of Biomedical Ethics, New York 1979–2013.

10 Vgl. Ellen Fox/Sarah Myers/Robert Pearlman, Ethics Consultation in United States Hospitals. A National Survey, in: The American Journal of Bioethics, 7, 2008, 13–25. Klar wird die paradigmatische Abgrenzung von Europa erst dann, wenn man z. B. versteht, dass die Schweizerische Akademie für medizinische Wissenschaften sich nicht für eine ‹Ethics Consultancy›, sondern eher für eine ‹ethische Unterstützung› ausspricht. Diese Nuance ist entscheidend im europäischen Paradigma von klinischer Ethik, das tendenziell zwar auch auf die Prinzipen abgestimmt ist, aber den Ethikkommissionen generell keine entscheidende, sondern rein ‹unterstützende› Funktion zuspricht. Die europäischen klinischen Ethikkommissionen (und Ethiker in Kliniken) haben somit kaum eine Ergebnisverantwortung, eher

können wir uns mit diesen Prinzipien den subtilen Machtphänomenen im Gesundheitswesen nähern? Wir denken nicht. Deshalb scheint uns zur Darstellung von Machtstrukturen, neben den oben dargestellten weiteren Kritikpunkten an den vier Prinzipen, ein Ansatz von Care-Ethik in der klinischen Ethik eher geeignet als Korrektiv zu einer zu starken Prinzipienverhaftung, um die komplexen Beziehungen, den Kontext und die Verwobenheit der einzelnen Akteure akzentuierter beschreiben und besser verstehen zu können.[11] Aus diesen Beschreibungen mögen sich gar normative Schlussfolgerungen ziehen lassen, wenn man z. B. vorher festlegt, dass eine Hilfestellung für die vulnerabelste Person in der Analyse erarbeitet werden muss (dabei muss die vulnerabelste Person nicht immer der Patient sein!). Wir möchten einige Eckpfeiler der Care-Ethik kurz andeuten und sie dann zur kurzen Re-interpretation der beiden Narrative nutzen.[12]

1. *Beziehungen*

Die Prinzipienethik geht in ihrer Sichtweise davon aus, dass Menschen autonom handeln können, dass wir alle unabhängig voneinander und grundsätzlich gleich sind. Im Gegensatz dazu betont die Sichtweise der Care-Ethik unsere Beziehungen zueinander, unsere Abhängigkeiten und wertschätzt, dass wir uns alle z. B. in Geschlecht, Hautfarbe, Herkunft, Möglichkeiten, Fähigkeiten und sozialer Stellung unterscheiden. Um den Schwerpunkt auf diese unterschiedlichen Beziehungen der Akteure zu legen, lohnt es sich z. B. in einer klinisch-ethischen Problemsituation zu fragen bzw. zu analysieren:

– Wie lassen sich die Beziehungen/Abhängigkeiten der Akteure zueinander beschreiben?

Wenn man diese Frage zu unseren beiden Narrativen stellt, dann erschliessen sich die Machtstrukturen auf den ersten Blick. Die junge Patientin ist von den Pflegenden durchaus abhängig, der ältere Lehrer vollkommen den Sicherheitsmassnahmen ausgesetzt. Beide verfügen weder über Möglichkeiten noch

—

eine Prozessverantwortung. Vgl. Schweizerische Akademie der Medizinischen Wissenschaften (SAMW) (Hg.), Ethische Unterstützung in der Medizin, Basel 2012.

11 Wohlwissend, dass manche Prinzipien, wie z. B. das Prinzip der Menschenwürde, auch in unseren Kontexten als Leitwerte unhinterfragt gegeben bleiben müssen.

12 Eckpfeiler sind inspiriert durch Feder Kittay, 2006 (Anm. 6), 319–340. Diese Eckpfeiler sind auch dargestellt in: Rouven Porz/Andreas Stuck, Skript: Ethikpraktikum Schlusskurs 1. 5. Studienjahr, Humanmedizin, Bern 2014, unveröffentlichte Unterrichtsunterlagen.

Fähigkeiten, diese Situation im Moment zu ändern. Das sind die Spielregeln der Institution. Gerade im ersten Narrativ wird weiter deutlich, dass die Beziehung Pflege – Patient nicht immer gleich sein muss. Das klingt trivial, hat aber Auswirkungen auf die mögliche *compliance* der Patientin. Sie bekennt in ihrem Narrativ deutlich, dass ihr die eine Pflegende sympathischer ist als die andere. Das sind keine Nebensächlichkeiten, es sind die Realitäten, die durch eine vereinfachte Prinzipiensichtweise zu leicht verloren gehen.

Nicht verloren gehen soll auch, dass auch die Pflegenden den Spielregeln ihrer Institution ausgesetzt sein können. Ihre privaten Moralvorstellungen müssen nicht den berufsethischen Werten der Institution entsprechen.

2. *Moralische Verantwortung*

Die Prinzipienethik geht in ihrer Sichtweise davon aus, dass Menschen moralische Rechte haben («protecting patients rights»). Im Gegensatz dazu betont die Sichtweise der Care-Ethik nicht so sehr unsere normativen Verpflichtungen, sondern vielmehr unsere moralischen Verantwortungen gegenüber unseren Mitmenschen, Freunden, Arbeitskollegen, Patienten etc. Natürlich lässt sich im Gesundheitswesen nie vermeiden, dass Verantwortung auch immer normative und durchaus auch rechtliche Konsequenzen nach sich zieht, aber es lohnt sich zu fragen:

– Wer trägt eigentlich die moralische Verantwortung in der Situation?

Aus unserer Sicht liegt die die moralische Verantwortung in beiden Falldarstellungen überwiegend bei den Pflegenden. In Bezug auf die dargestellten Patienten haben die Pflegenden die Verantwortung, letztendlich dazu beizutragen, dass ein Patient in der Lage ist, mit dem zeitlich eingeschränkten Autonomieverlust einigermassen umgehen zu können. Den Aspekt der moralischen Verantwortung erachten wir in beiden Fällen als äusserst wichtig, gleichzeitig als kaum abgrenzbar vom Aspekt der Beziehungen (siehe oben). Denn es ist unserer Ansicht nach weniger die Tatsache, ob die Türe nun physisch wirklich zu ist bzw. ob sich der Schlüssel im Schloss dreht, die ausschlaggebend dafür ist, wie die Patienten sich fühlen. Ausschlaggebend ist vielmehr die Art und Weise, wie die Pflegenden mit der Patientin oder dem Patienten interagieren, ob sie sie genügend aufklären über den Grund einer Handlung. Die Pflegenden haben somit die moralische Verantwortung, eine Beziehung aufzubauen und aufrechtzuerhalten, die transparent und verlässlich ist, damit sich der Patient in Entscheidungsfindungen einbezogen fühlen oder nachvollziehen kann, warum eine Pflegende so handelt, wie sie es eben tut. Gerade im zweiten Fall tragen die Pflegenden ganz klar die moralische Verantwortung für die Mitpatienten, indem sie Entscheidungen bezüglich der Öffnung von Türen nur unter Berücksichtigung der Situation *aller* Patienten treffen.

Im Gegenzug kann gesagt werden: Es mag in der moralischen Verantwortung der Patientin und des Patienten liegen, dass auch sie offen und ehrlich zu den Pflegenden sind, damit die Pflegenden Vertrauen in deren Aussagen fassen können und ihnen auch Selbstverantwortung zugestehen können.

3. *Kontext*

Die Prinzipienethik geht in ihrer Sichtweise davon aus, dass Situationen verallgemeinerbar und immer vergleichbar sind. Im Gegensatz dazu betont die Sichtweise der Care-Ethik die Besonderheiten im Kontext jeder neuen Problemsituation. Als Leitfrage ergibt sich:

- Was ist das Besondere im Kontext genau dieser Situation?

Das Besondere am ersten Fall ist – aus unserer Sicht – zunächst einmal grundsätzlich die Vulnerabilität der Patientin, die sich in einer Lebenskrise befindet und sich von allen und allem verlassen fühlt. Wahrscheinlich nimmt sie die Türe auch so bedrohlich wahr, weil sie diese, wie sie sagt, «schon von früher» kennt und daher auch mit durchaus unangenehmen Erinnerungen in Verbindung bringt. Ein ebenfalls besonderer Aspekt im Kontext ist somit Barbaras «Erfahrung» in der psychiatrischen Situation. Dieser Erfahrung kann positiv Rechnung getragen werden, sie muss aber realisiert werden im Kontext.

Ein besonderer Faktor beim alkoholkranken Lehrer kann z. B. darin gesehen werden, dass er eigentlich den Rahmen der geschlossenen psychiatrischen Einrichtung aufgrund seines aktuellen Zustands nicht mehr braucht; von Gesetzes wegen her «muss» er aber mindestens noch zwei Wochen in der Klinik verweilen. Eigentlich bräuchte er weder eine verschlossene Stationstür noch verschlossene Badezimmer, da er aktuell keine akute Gefahr für sich und andere darstellt. Im Gegensatz zu vielen anderen, psychiatrisch hospitalisierten Patienten ist er kognitiv durchaus in der Lage, seine Situation einzuschätzen und die Spielregeln der Klinik zu verstehen. Gleichzeitig ist er selbst Lehrer. Er mag es – mehr wie die meisten anderen von uns – sehr gut gewöhnt sein, selbst Regeln im Umgang mit seinen Schülerinnen und Schülern aufzustellen und für deren Einhaltung zu plädieren.

4. Perspektivenwechsel

Care-Ethik geht davon aus, dass die unterschiedlichen Akteure unterschiedliche Sichtweisen auf eine Situation haben können, unterschiedliche *storys*.[13] Man kann weiter fragen:

- Wer hat welche Sichtweise auf diese Situation? Welche *story*?

Nehmen wir z. B. die Perspektive Barbaras. Diese scheint zu sein, dass sie Hilfe braucht und diese auch aktiv einfordert. Sie sieht sich mit der geschlossenen Tür mit einer ihr bekannten Hürde konfrontiert und überlegt sich, ob sie die Pflegenden wohl stören dürfe. Prinzipiell geht sie zwar nicht davon aus, dass sie diese Hilfe nicht erhalten wird, sie weiss aber bereits im Voraus, dass sie möglicherweise einige Überzeugungskraft aufbringen muss, damit sie die Hilfe *zeitnah* erhält. Dabei ist es ihr egal, von wem sie die Hilfe erhält (vgl. «[...] diesmal das Gesicht einer diplomierten Pflegefachfrau, die mag ich nicht sonderlich, aber egal»).

Oder schauen wir z. B. durch die Brille der Pflegenden im zweiten Fall: Sie wissen ebenfalls, dass der Lehrer den stationären Rahmen nicht mehr braucht. Das Öffnen von Türen für den Lehrer erfordert von ihnen daher keine vorgängige Einschätzung des Zustands von ihm, er ist stabil. Durch diese Stabilität und Rationalität wird der Lehrer aber anfälliger für Wartezeiten; als Pflegende lässt man solche Patienten eher mal fünf Minuten warten als solche, die unter Umständen bei Wartezeiten aggressiv werden (Deeskalationsstrategie).

5. Persönliche Folgen realisieren

Es lohnt sich auch, zu fragen, wie die Folgen einer Handlungsoption aussehen. Diese Frage muss aber nicht rein konsequentialistisch objektiviert gestellt werden, sondern subjektiv auf den Einzelnen und die Einzelne bezogen.

- Was ist eigentlich das Schlimmste (und/oder was ist das Beste), was konkret passieren kann?

Das konkret «Schlimmste» für Barbara wäre wohl, wenn sie die Hilfe nicht oder nicht genügend *zeitnah* erhalten würde. Das Aushalten ihrer Situation ist

---

13 Vgl. auch Hilde Lindemann (Nelson), Damaged identities, narrative repair, Ithaca 2001; Hilde Lindemann (Nelson), Wrinkles in time: narrative approaches to ethics, in: Georg Pfleiderer/Luzia Rehmann Sutter (Hg.), Zeithorizonte des Ethischen. Zur Bedeutung der Temporalität in der Fundamental- und Bioethik, Stuttgart 2006, 123–132.

für sie im Moment unerträglich; es wäre daher durchaus möglich, dass sie sich selber verletzen oder einen erneuten Suizidversuch durchführen würde. Der Lehrer wartet im schlimmsten Fall sehr lange darauf, dass ihm Bad, Schrank, Stationstüre geöffnet werden. Zudem sind im schlimmsten Fall während des stationären Aufenthalts immer Mitpatienten hospitalisiert, die es aufgrund ihres Zustands verunmöglichen, dass die Station offen geführt werden kann.

6. *Giving voice*

In der Sichtweise der Care-Ethik ist es wichtig anzuerkennen, dass nicht jeder die gleiche Macht hat, die eigenen Interessen durchsetzen zu können. Manche Akteure unseres täglichen Alltags werden erst gar nicht ernst genommen oder es wird ihrer Meinung nicht ausreichend Bedeutung geschenkt. Die Care-Ethik versteht sich deshalb (oft) auch als moralischer Anwalt der Vulnerablen, oft ausgedrückt in dem Slogan «giving voice».[14] Auch für unseren Klinikalltag kann diese Gedanke wichtig sein, und es lohnt sich in ethisch problematischen Situationen auch die folgende Frage zu stellen:

– Wer ist das schwächste Glied hier, welche Stimme wird am wenigsten gehört?

Die Frage ist gleichzeitig Ausgangspunkt und Endpunkt des vorliegenden Textes. Wir sind in unseren eigenen Annahmen des vorliegenden Textes davon ausgegangen, Barbara und den Lehrer als schwächstes Glied darstellen zu wollen. Als Mittel haben wir die fiktiven Narrative gewählt. Uns war es wichtig, aus unserer eigenen berufsethischen Sicht, die impliziten Machtstrukturen des Pflegealltags an zwei – vermeintlich harmlos erscheinenden Alltagssituationen – zu illustrieren. Gleichzeitig wollten wir zeigen, dass die konzeptuellen Eckpfeiler der Care-Ethik als interpretatives Analysewerkzeug in der klinischen Ethik dienen können.

14 Vgl. z. B. Margaret U. Walker, Moral Understandings. A feminist Study in Ethics, Oxford 2007.

Autorinnen und Autoren

Monika Bobbert: Prof. Dr. theol., Dipl. psych., Professorin für Theologische Ethik und Sozialethik; Leiterin des Instituts für Sozialethik, Theologische Fakultät der Universität Luzern.

Pascal Coullery: Dr. iur., Generalsekretär der Gesundheits- und Fürsorgedirektion des Kantons Bern.

Céline Ehrwein Nihan: Dr. theol., Professorin für Ethik an der Haute Ecole d'Ingénierie et de Gestion du Canton de Vaud (HEIG-VD).

Simon Hofstetter: Pfr., Assistent an der Dozentur für Diakoniewissenschaft an der Theologischen Fakultät der Universität Bern sowie Beauftragter für Recht und Gesellschaft beim Schweizerischen Evangelischen Kirchenbund (SEK).

Frank Mathwig: Prof. Dr. theol., Beauftragter für Theologie und Ethik beim Schweizerischen Evangelischen Kirchenbund (SEK) und Titularprofessor für Ethik an der Theologischen Fakultät der Universität Bern.

Torsten Meireis: Prof. Dr. theol., Professor für Systematische Theologie/Ethik an der Theologischen Fakultät der Universität Bern.

Settimio Monteverde: MME, MAE, lic. theol., RN, Dozent an der Berner Fachhochschule, Fachbereich Gesundheit, mit Schwerpunkt Ethik; PhD-Student am Institut für Biomedizinische Ethik der Universität Zürich (Careum-Fellowship) sowie Mitglied der Zentralen Ethikkommission der Schweizerischen Akademie der Medizinischen Wissenschaften.

Rouven Porz: PD Dr. phil., Dipl. biol., ist der Leiter der Fachstelle für klinische Ethik im Inselspital/Spital Netz Bern. Er ist ausserdem der Generalsekretär der EACME (European Association of Centres of Medical Ethics).

Daniela Ritzenthaler: Heilpädagogin, Doktorandin am Institut für Erziehungswissenschaft an der Universität Zürich sowie wissenschaftliche Mitarbeiterin bei Dialog Ethik, Zürich.

Bianca Schaffert-Witvliet: MNS, Pflegeexpertin am Spital Limmattal in Schlieren und Präsidentin der Ethikkommission des Schweizerischen Berufsverbands der Pflegefachfrauen und -männer (SBK).

Regula Schmitt: Dr. med., FMH Innere Medizin, spez. Geriatrie, Ärztin in der tilia Stiftung für Langzeitpflege Bern, Ittigen, Köniz.

Bettina Seebeck: lic. rer. soc., Leiterin der Abteilung Grundlagen im Generalsekretariat der Gesundheits- und Fürsorgedirektion des Kantons Bern.

Andrea Wick: dipl. Pflegefachfrau BSc, ist pflegerische Stationsleiterin einer allgemeinpsychiatrischen Station in einer psychiatrischen Universitätsklinik. Sie absolviert zur Zeit das Masterstudium (MSc) in Pflege an der Berner Fachhochschule Gesundheit.

Markus Zimmermann: Prof. Dr. theol., Lehr- und Forschungsrat für theologische Ethik an der Theologischen Fakultät der Universität Fribourg.